药品注射剂使用指南

POCKET GUIDE TO INJECTABLE DRUGS

——美国《药品注射剂手册》第14版缩略本

主编 [美] Lawrence A.Trissel
主译 梁铭会 俞汝龙

北京大学医学出版社
Peking University Medical Press

Lawrence A.Trissel

POCKET GUIDE TO INJECTABLE DRUGS

ISBN 978-1-58528-146-6

北京市版权局著作权合同登记号：图字：01-2007-5224

图书在版编目（CIP）数据

药品注射剂使用指南 /（美）特里赛尔（Trissel, L.A.）主编；梁铭会，俞汝龙主译. —北京：北京大学医学出版社，2007

书名原文：Pocket Guide to Injectable Drugs

ISBN 978-7-81071-617-8

Ⅰ.药… Ⅱ.①特… ②梁… ③俞… Ⅲ.注射剂－配伍禁忌－指南 Ⅳ.R944. 1-62

中国版本图书馆 CIP 数据核字（2007）第 168929 号

药品注射剂使用指南

主　　译：梁铭会　俞汝龙

出版发行：北京大学医学出版社 (电话：010-82802230)

地　　址：(100083) 北京市海淀区学院路 38 号　北京大学医学部院内

网　　址：http://www.pumpress.com.cn

E-mail：booksale@bjmu.edu.cn

印　　刷：北京圣彩虹制版印刷技术有限公司

经　　销：新华书店

责任编辑：张彩虹　责任校对：杜悦　责任印制：郭桂兰

开　　本：889mm × 1194mm　1/32　印张：21　字数：600 千字

版　　次：2008 年 1 月第 1 版　2008 年 1 月第 2 次印刷

书　　号：ISBN 978-7-81071-617-8

定　　价：86.00 元

药品注射剂使用指南

——美国《药品注射剂手册》第14版缩略本

翻译委员会名单

中华人民共和国卫生部医院管理研究所　组织翻译

主　译　梁铭会　俞汝龙

副主译　罗　仁　舒　婷　盛桢智

译　审　周海钧　金有豫　凌静萍

翻译委员会（按姓氏笔画排序）

丁　云　王英凯　仇玉敏　朱微微
芦玉环　李　涛　李　萍　李金平
张文燕　陈建河　罗　仁　金有豫
周海钧　俞汝龙　俞柏青　凌静萍
盛桢智　梁铭会　舒　婷　戴行锷

中文版序

医药卫生人员的职责是为患者提供优良的医疗服务，最大限度地保障患者得到正确的诊断和最佳的药物治疗。

20世纪发展起来的受体学说和药代动力学为现代临床药理学奠定了重要基础，也为临床药学制定药物治疗方案积累了不可缺少的理论和数据。临床药理学的进步推动了临床治疗观点的重大变化，从几十年前的经验用药转变为科学诊断后的合理用药，从而提高了疗效，减少了副作用。随着科学技术的飞跃发展和新药的不断研发，药品类别和品种骤增，真是五光十色，眼花缭乱。准确地合理用药已引起了整个社会的严重关注。

我国临床药学起步较晚。药物的科学、合理使用尚未引起医药卫生工作者足够的重视，特别是注射剂在临床上多药合并使用，不良反应时有发生。美国卫生系统药剂师学会（ASHP）组织编撰的《药品注射剂使用指南》是在临床长期积累的经验基础上，又经过科学实验而获得的注射剂配伍禁忌信息，是由美国教学与研究的专家学者编著的具有实用价值的参考书。其翻译出版无疑将对我国临床药学研究的迅速发展及临床医师用药水平的提高起到重要的推动作用。

我衷心期望广大医药卫生工作者在医疗卫生实践中追踪信息科学的前沿，指导我国的临床实际工作，努力做到勇于开拓，积极进取，在实际应用中不断总结出符合我国国情的“使用指南”。

中国药学会名誉理事长 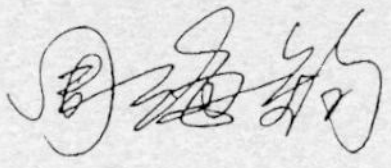

2007 年 8 月

中文版前言

现代科学技术强调以人为本。医院药学随着科学技术的发展，已由传统的供应型转变为服务型——药学服务(Pharmaceutical Care)。药学服务的核心是药师为患者药物治疗提供安全、有效、经济的用药品种和用药安全有关的服务，以保证患者在药物治疗中获得最大利益。

在口服给药中，加强药师咨询服务，引导患者遵从医嘱做好自我服务，是医院药学服务的重要内容之一。

但是对注射给药，由于其技术、环境等要求，一般均由护理人员或药学人员调配后在医院内进行。早在20世纪五六十年代，注射室内就挂有各种药物配伍表，以指导注射剂的配伍和配伍禁忌。但是近年来，新药、新剂型的大量涌现，一张处方多种药品的相互配伍，使药品治疗情况越来越复杂化。如何保证患者安全、有效地使用好注射剂，合理配伍，科学使用，是重要一环。

临床急需新的注射剂配伍禁忌信息，我国目前这类参考资料还很少，已有的资料大多是根据溶液的pH值进行推算，而不是科学实验的结果。为此，我们通过和美国卫生系统药剂师学会(ASHP)合作，出版由该学会组织编撰的《药品注射剂手册》第14版缩略本——《药品注射剂使用指南》，奉献给广大在卫生系统辛勤工作的医师、药师和护师。

ASHP是美国最大的卫生系统全国性药剂师专业学会，该学会的前身是成立于1936年的美国药剂师学会医院药剂师分会。

ASHP自成立之日起，通过向其会员和广大在卫生系统工作的药师、医师、护师提供杰出的出版物、培训及各种活动中，尽力地宣传在药学服务的整个过程中的安全、合理地使用药品的观念。

在ASHP众多杰出的出版物中，《药品注射剂手册》是已发行了29年之久，修订了14版，被广泛誉为“黄金标准”的参考读物。《药品注射剂使用指南》是2007年修订的《药品注射剂手册》

第14版的缩略本，是由美国德克萨斯州立大学药学院临床药学系主任、安德森癌症治疗中心主任 Lawrence A. Trissel 医学博士主编，与《药品注射剂手册》配套使用。本书的内容是从 2620 多种有关药品注射剂稳定性和配伍禁忌的研究报告中遴选出来的，由 137 个药品专题构成。

我们希望本书中的信息，能为广大医疗卫生工作者带来方便，使在医疗卫生系统工作的医师、药师和护师，能更好地在药学服务的全过程中，为我们的患者提供更安全、更有效的药学服务。

随着科学技术的不断发展，药品研究和应用也在不断进步，为了确保本书信息的精确性和完整性，ASHP 的学者们做了许多努力，我们谨向 Lawrence A. Trissel 医学博士和他的同行们表示感谢。

鉴于我们的水平有限，译文的准确性和完整性肯定会存在一些缺陷和不足，敬请读者和同行们不吝指教，以便再版时修正。来信地址：北京市海淀区学院路38号，邮政编码：100083。E-mail：yurulong@126.com

中华人民共和国卫生部医院管理研究所

2007 年 8 月

如何使用本书

《药品注射剂使用指南》是一本便携用书，常用于快速查询多种使用频率较高的注射药物产品的可靠的参考信息。本书适用于在医疗卫生机构中工作繁忙的护士、药剂师和医师。本书的内容是从2620多种最初的、已出版的有关药品注射剂稳定性和配伍禁忌的研究报告中精选出来的。本书简要地摘录了这些报告中的研究成果。

《药品注射剂使用指南》2007 版是本丛书最新的版本。此版本出版以后，先前的版本即宣告废止。

本书的结构

《药品注射剂使用指南》由137个药品专题构成，其中包括新收录的 7 个药品专题。专题内药品的英文非专利名称按字母顺序排列（非专利名称和商品名的列表请见本书的最后索引部分）。

本书中的信息是《药品注射剂手册》第14版的缩略本。每个药品的第一项说明中都列出了对应手册中相应的信息。这样读者可以将每个药品的使用指南与《药品注射剂手册》第14版对照使用，以查找相关的更全面的信息。在手册中列出了最初的、已出版的资料来源。（译者注：《药品注射剂手册》目前没有中文版，读者如果需要了解相关的更全面的信息，请查阅该手册原版。）

本书专题内容由下列小标题构成：

【描述】 对药品的简要描述。

【制品】 提供一些药品的商品名及其包装、规格和容量等。（此处所列各项不必要全面，也不应视作对产品的支持。）制品的包装可能不适用于所有的包装类型。此处还列出了制品的 pH 值范围。

【制备】 在适当情况下，用于给药的药品的配制和稀释方法。

【用法】 推荐的使用方法，源于正式的说明书和美国医院处方药品服务的规定。

【稳定性】 关于药品稳定性所需考虑的重要因素，包括了已知药品的吸附特性。

配伍禁忌表 包括已出版的有关本药品与其他药品或溶液的可配伍相容、忌配伍不相容，以及有条件的或可变的研究结果。

配伍禁忌表的构成

配伍禁忌表由两部分组成：静脉滴注液和药品。静脉滴注液部分列出的必然是主要的，只列出了最常用的溶液。因此，如果某一种溶液没有被列出，既不意味着它与该药品可配伍相容，也不意味着忌配伍不相容。表中所列出的药品内容相对更全面，由此可见大多数药品的合用配伍情况已被研究过。

不论是静脉滴注液还是药品，在本书中均基于《药品注射剂手册》的列表原则被标示为“可配伍”、“忌配伍”或“可变”。

如果药品或溶液出现以下的一种或多种现象，表明该药品或溶液是可配伍相容的：

- 物理性相容（无可见的忌配伍不相容迹象）。
- 在实验条件下，在静脉注射液中有效成分稳定至少24h（分解 10% 或更少）。
- 成分在实验的全过程中是稳定的，尽管在某些情况下其过程不足 24h。

如果出现以下的一种或两种现象，表明该药品或溶液是忌配伍不相容的：

- 物理性不相容（混浊、沉淀、变色等）。
- 在实验条件下，24h 内，在静脉注射液中有大于 10% 的一种或多种有效成分被分解。

如果出现以下的一种或两种现象，表明该药品或溶液的配伍是可变的：

- 配伍相容的特性取决于特定的情况。
- 有关配伍的相容性或禁忌的问题存在着有矛盾的资料。

本书不包括治疗性的配伍禁忌或其他药品的相互作用。

本书的局限

本书的内容是摘要性的，其目的是为了方便使用。有些重要的信息，如药品浓度、贮存条件和确切的药品属性等，没有收录在本书中。所以建议将本书作为《药品注射剂手册》的一本便携的缩略本，而《药品注射剂手册》会对药品的配伍禁忌性和稳定性有更全面的解释。

译者注

1. 本书由美国卫生系统药剂师学会（ASHP）提供原著。

2. 中文药品名称按照《中国药品通用名称》（中华人民共和国卫生部药典委员会编，化学工业出版社出版，1997年）收载的名称及其命名原则进行翻译。

3. 制品部分所列的药品商品名，都是在美国上市的品种，其中大多数也已在中国上市。为了方便中国读者使用本书，尽可能标出已在中国境内使用的中文商品名译名，但也有未找到中文译名的。药品商品名翻译参照《化学药品（原料、制剂）分类与代码商品名异名手册》（俞汝龙主编，中国科学技术出版社，1998年）收载的商品名。

4. 配伍禁忌表中，● 表示可以配伍和配伍可变两种情况；● 表示有配伍禁忌，不可配伍。

5. 按照中华人民共和国药典的使用习惯，英文药名各词条的首字母均改为大写。

6. 书中一种溶液中含有另一种药品的情况，如Dextrose 5% in Ringer's Injection（5% 葡萄糖林格注射液），或者 Hetastarch in Sodium Chloride 0.9%（羟乙基淀粉0.9% 氯化钠溶液），译文均按照当前医学界惯用法翻译，而不译作“含……的……溶液”。

7. 译文中，大都使用我国的法定计量单位表示符号，如：小时（h）；分钟（min）；秒钟（s）；天/日（d）；公斤/千克（kg）；

毫克（mg）；微克（μg）；纳克（ng）；毫米（mm）；微米（μm）；升（L）；毫升（ml）；微升（μl）；单位（U/IU）等。

但也有为了与原文数值保持不变而直译的，如mEq，我国的法定计量单位为mmol，1价离子的mEq值与mmol值相同，2价离子的mEq值与1/2的mmol值相同，翻译时没有去计算mmol的值，而直译为mEq。

目　录

专题

专　题

Acyclovir Sodium
阿昔洛韦钠

【描述】 一种抗病毒的鸟嘌呤核苷类似物。

【制品】 舒维疗（**Zovirax**）：500mg/瓶和1g/瓶。pH值：制备后溶液为10.5～11.6。

【制备】 500mg/瓶装阿昔洛韦钠用10ml灭菌注射用水溶解，1g/瓶装阿昔洛韦钠用20ml灭菌注射用水溶解，振摇，配制成浓度为50mg/ml的溶液。然后加入50～125ml相容的稀释溶液进一步稀释至浓度为7mg/ml或更低浓度的静脉滴注液。

【用法】 用于静脉滴注，滴注时间应在1h或1h以上；确保入量适当。

【稳定性】 在室温下贮存。制备的溶液在12h内使用。冷藏贮存该溶液将产生沉淀，沉淀在室温下即可溶解。稀释好的静脉滴注液在室温下保存，并在24h内使用。在10%或10%以上浓度的葡萄糖溶液内，溶液可能呈黄色，但不影响其效力。塑料、玻璃容器或人造橡胶的容器不吸附本品。

配伍禁忌表

溶　液	可配伍	忌配伍	可　变
Dextrose 5% 5% 葡萄糖溶液	●		
Dextrose 5% in Sodium Chloride 0.2%, 0.45%, & 0.9% 5% 葡萄糖 0.2% 或 0.45% 或 0.9% 氯化钠溶液	●		

溶 液	可配伍	忌配伍	可 变
Ringer's Injection, Lactated 乳酸盐林格注射液	●		
Sodium Chloride 0.9% 0.9% 氯化钠溶液	●		

药 品	可配伍	忌配伍	可 变
Amifostine 氨磷汀		●	
Amikacin Sulfate 硫酸阿米卡星	●		
Amphotericin B Cholesteryl Sulfate Complex 两性霉素 B– 硫酸胆甾醇酯复合物	●		
Ampicillin Sodium 氨苄西林钠	●		
Anidulafungin 阿尼芬净	●		
Aztreonam 氨曲南		●	
Caffeine Citrate 枸橼酸咖啡因		●	
Cefamandole Nafate 头孢孟多钠	●		
Cefazolin Sodium 头孢唑林钠	●		
Cefepime Hydrochloride 盐酸头孢吡肟		●	
Cefotaxime Sodium 头孢噻肟钠	●		
Cefoxitin Sodium 头孢西丁钠	●		
Ceftazidime 头孢他啶	●		
Ceftizoxime Sodium 头孢唑肟钠	●		
Ceftriaxone Sodium 头孢曲松钠	●		
Cefuroxime Sodium 头孢呋辛钠	●		
Chloramphenicol Sodium Succinate 氯霉素琥珀酸钠	●		
Cimetidine Hydrochloride 盐酸西咪替丁	●		
Cisatracurium Besylate 苯磺酸顺阿曲库铵			●
Clindamycin Phosphate 磷酸克林霉素	●		

药　品	可配伍	忌配伍	可　变
Dexamethasone Sodium Phosphate 地塞米松磷酸钠	●		
Diltiazem Hydrochloride 盐酸地尔硫䓬			●
Dimenhydrinate 茶苯海明	●		
Diphenhydramine Hydrochloride 盐酸苯海拉明	●		
Dobutamine Hydrochloride 盐酸多巴酚丁胺		●	
Docetaxel 多西他赛	●		
Dopamine Hydrochloride 盐酸多巴胺		●	
Doxorubicin Hydrochloride Liposome Injection 盐酸多柔比星脂质体注射液	●		
Doxycycline Hyclate 盐酸多西环素	●		
Erythromycin Lactobionate 乳糖酸红霉素	●		
Etoposide Phosphate 依托泊苷磷酸酯	●		
Famotidine 法莫替丁	●		
Filgrastim 非格司亭	●		
Fluconazole 氟康唑	●		
Fludarabine Phosphate 磷酸氟达拉滨		●	
Foscarnet Sodium 膦甲酸钠		●	
Gallium Nitrate 硝酸镓	●		
Gemcitabine Hydrochloride 盐酸吉西他滨		●	
Gentamicin Sulfate 硫酸庆大霉素	●		
Granisetron Hydrochloride 盐酸格拉司琼	●		
Heparin Sodium 肝素钠	●		
Hydrocortisone Sodium Succinate 氢化可的松琥珀酸钠	●		

药　品	可配伍	忌配伍	可　变
Hydromorphone Hydrochloride 盐酸氢吗啡酮	●		
Idarubicin Hydrochloride 盐酸伊达比星		●	
Imipenem-Cilastatin Sodium 亚胺培南－西司他丁钠	●		
Lansoprazole 兰索拉唑	●		
Levofloxacin 左氧氟沙星	●		
Lorazepam 劳拉西泮	●		
Magnesium Sulfate 硫酸镁	●		
Meperidine Hydrochloride 盐酸哌替啶			●
Meropenem 美罗培南			●
Methylprednisolone Sodium Succinate 甲泼尼龙琥珀酸钠	●		
Metoclopramide Hydrochloride 盐酸甲氧氯普胺	●		
Metronidazole 甲硝唑	●		
Milrinone Lactate 乳酸米力农	●		
Morphine Sulfate 硫酸吗啡			●
Multivitamins 复合维生素制剂	●		
Nafcillin Sodium 萘夫西林钠	●		
Ondansetron Hydrochloride 盐酸昂丹司琼		●	
Oxacillin Sodium 苯唑西林钠	●		
Paclitaxel 紫杉醇	●		
Pantoprazole Sodium 泮托拉唑钠		●	
Pemetrexed Disodium 培美曲塞二钠	●		
Penicillin G Potassium 青霉素钾	●		
Pentobarbital Sodium 戊巴比妥钠	●		
Piperacillin Sodium 哌拉西林钠	●		

药　品	可配伍	忌配伍	可　变
Piperacillin Sodium-Tazobactam Sodium 哌拉西林钠－他唑巴坦钠		●	
Potassium Chloride 氯化钾	●		
Propofol 丙泊酚	●		
Ranitidine Hydrochloride 盐酸雷尼替丁	●		
Remifentanil Hydrochloride 盐酸瑞芬太尼	●		
Sargramostim 沙格司亭		●	
Sodium Bicarbonate 碳酸氢钠	●		
Tacrolimus 他克莫司			●
Teniposide 替尼泊苷	●		
Theophylline 茶碱	●		
Thiotepa 塞替派	●		
Tobramycin Sulfate 硫酸妥布霉素	●		
Trimethoprim-Sulfamethoxazole 复方磺胺甲噁唑（甲氧苄啶－磺胺甲噁唑）	●		
Vancomycin Hydrochloride 盐酸万古霉素	●		
Vinorelbine Tartrate 酒石酸长春瑞滨		●	
Zidovudine 齐多夫定	●		

Allopurinol Sodium
别嘌醇钠

【描述】 一种治疗痛风、高尿酸血症的黄嘌呤氧化酶抑制剂。

【制品】 **Aloprim**：500mg/瓶。pH值：制备后溶液为11.1～11.8。

【制备】 500mg/瓶装别嘌醇钠用25ml灭菌注射用水溶解。用5%葡萄糖溶液或0.9%氯化钠溶液稀释成浓度不大于6mg/ml的注射液。

【用法】 配制好的注射液每日滴注一次，或者分相等时间间隔滴注，时间间隔可为6h、8h或12h。滴注速度根据要滴注的容量而定。

【稳定性】 在室温下贮存。配制好的溶液和稀释的滴注混合液不能冷藏贮存。新配制的药液应在10h内使用。

配伍禁忌表

溶　液	可配伍	忌配伍	可　变
Dextrose 5% 5% 葡萄糖溶液	●		
Sodium Chloride 0.9% 0.9% 氯化钠溶液	●		

药　品	可配伍	忌配伍	可　变
Acyclovir Sodium 阿昔洛韦钠	●		
Amikacin Sulfate 硫酸阿米卡星		●	
Aminophylline 氨茶碱	●		
Amphotericin B 两性霉素 B		●	
Aztreonam 氨曲南	●		
Bleomycin Sulfate 硫酸博来霉素	●		
Bumetanide 布美他尼	●		
Buprenorphine Hydrochloride 盐酸丁丙诺啡	●		
Butorphanol Tartrate 酒石酸布托啡诺	●		
Calcium Gluconate 葡萄糖酸钙	●		
Carboplatin 卡铂	●		
Carmustine 卡莫司汀		●	
Cefazolin Sodium 头孢唑林钠	●		
Cefotaxime Sodium 头孢噻肟钠		●	
Cefotetan Disodium 头孢替坦二钠	●		
Ceftazidime 头孢他啶	●		
Ceftizoxime Sodium 头孢唑肟钠	●		
Ceftriaxone Sodium 头孢曲松钠	●		
Cefuroxime Sodium 头孢呋辛钠	●		
Chlorpromazine Hydrochloride 盐酸氯丙嗪		●	
Cimetidine Hydrochloride 盐酸西咪替丁		●	
Cisplatin 顺铂	●		
Clindamycin Phosphate 磷酸克林霉素		●	
Cyclophosphamide 环磷酰胺	●		
Cytarabine 阿糖胞苷		●	
Dacarbazine 达卡巴嗪		●	
Dactinomycin 放线菌素 D	●		
Daunorubicin Hydrochloride 盐酸柔红霉素		●	

药　品	可配伍	忌配伍	可　变
Dexamethasone Sodium Phosphate 地塞米松磷酸钠	●		
Diphenhydramine Hydrochloride 盐酸苯海拉明		●	
Doxorubicin Hydrochloride 盐酸多柔比星		●	
Doxorubicin Hydrochloride Liposome Injection 盐酸多柔比星脂质体注射液	●		
Doxycycline Hyclate 盐酸多西环素		●	
Droperidol 氟哌利多		●	
Enalaprilat 依那普利拉	●		
Etoposide 依托泊苷	●		
Famotidine 法莫替丁	●		
Filgrastim 非格司亭	●		
Fluconazole 氟康唑	●		
Fludarabine Phosphate 磷酸氟达拉滨	●		
Fluorouracil 氟尿嘧啶	●		
Gallium Nitrate 硝酸镓	●		
Ganciclovir Sodium 更昔洛韦钠	●		
Gentamicin Sulfate 硫酸庆大霉素		●	
Granisetron Hydrochloride 盐酸格拉司琼	●		
Haloperidol Lactate 乳酸氟哌啶醇		●	
Heparin Sodium 肝素钠	●		
Hydrocortisone Sodium Phosphate 氢化可的松磷酸钠	●		
Hydrocortisone Sodium Succinate 氢化可的松琥珀酸钠	●		
Hydromorphone Hydrochloride 盐酸氢吗啡酮	●		

药　品	可配伍	忌配伍	可　变
Hydroxyzine Hydrochloride 盐酸羟嗪		●	
Idarubicin Hydrochloride 盐酸伊达比星		●	
Ifosfamide 异环磷酰胺	●		
Imipenem-Cilastatin Sodium 亚胺培南－西司他丁钠		●	
Lorazepam 劳拉西泮	●		
Mannitol 甘露醇	●		
Mechlorethamine Hydrochloride 盐酸氮芥		●	
Meperidine Hydrochloride 盐酸哌替啶		●	
Mesna 美司钠	●		
Methotrexate Sodium 甲氨蝶呤钠	●		
Methylprednisolone Sodium Succinate 甲泼尼龙琥珀酸钠		●	
Metoclopramide Hydrochloride 盐酸甲氧氯普胺		●	
Metronidazole 甲硝唑	●		
Mitoxantrone Hydrochloride 盐酸米托蒽醌	●		
Morphine Sulfate 硫酸吗啡	●		
Nalbuphine Hydrochloride 盐酸纳布啡		●	
Ondansetron Hydrochloride 盐酸昂丹司琼		●	
Piperacillin Sodium 哌拉西林钠	●		
Potassium Chloride 氯化钾	●		
Prochlorperazine Edisylate 乙二磺酸丙氯拉嗪		●	
Promethazine Hydrochloride 盐酸异丙嗪		●	
Ranitidine Hydrochloride 盐酸雷尼替丁	●		
Sodium Bicarbonate 碳酸氢钠		●	
Streptozocin 链佐星		●	

药 品	可配伍	忌配伍	可 变
Teniposide 替尼泊苷	●		
Thiotepa 塞替派	●		
Ticarcillin Disodium-Clavulanate Potassium 替卡西林钠－克拉维酸钾	●		
Tobramycin Sulfate 硫酸妥布霉素		●	
Trimethoprim-Sulfamethoxazole 复方磺胺甲噁唑（甲氧苄啶－磺胺甲噁唑）	●		
Vancomycin Hydrochloride 盐酸万古霉素	●		
Vinblastine Sulfate 硫酸长春碱	●		
Vincristine Sulfate 硫酸长春新碱	●		
Vinorelbine Tartrate 酒石酸长春瑞滨		●	
Zidovudine 齐多夫定	●		

Amikacin Sulfate
硫酸阿米卡星

【描述】 一种半合成的氨基糖苷类抗生素。

【制品】 **阿米卡星（Amikin）**：浓度为50mg/ml、250mg/ml。pH值：3.5~5.5。

【制备】 成人用静脉注射液：500mg硫酸阿米卡星用100~200ml相容的稀释溶液稀释。儿科用静脉注射液的稀释量应根据患者而定，婴儿用静脉注射液的稀释量应为1~2h的滴注用量，儿童用静脉注射液稀释量应为30~60min的滴注用量。

【用法】 用于肌内注射或静脉滴注，成人和儿童静脉滴注时间30~60min，婴儿静脉滴注时间1~2h。

【稳定性】 未开启的本品在室温下贮存。硫酸阿米卡星溶液为无色、淡黄色或浅米色溶液。由于空气的氧化作用，溶液颜色可能变深，但不影响其效力。制备后的注射液冷冻30d内保持稳定，冷藏60d内保持稳定。塑料制品不吸附本品。

配伍禁忌表

溶 液	可配伍	忌配伍	可 变
Dextrose 5% & 10% 5%或10%葡萄糖溶液	●		
Dextrose 5% in Ringer's Injection 5%葡萄糖林格注射液	●		
Dextrose 5% in Ringer's Injection, Lactated 5%葡萄糖乳酸盐林格注射液	●		

溶　液	可配伍	忌配伍	可　变
Dextrose 5% in Sodium Chloride 0.2%, 0.45%, & 0.9% 5% 葡萄糖 0.2% 或 0.45% 或 0.9% 氯化钠溶液	●		
Sodium Chloride 0.45% & 0.9% 0.45% 或 0.9% 氯化钠溶液	●		

药　品	可配伍	忌配伍	可　变
Acyclovir Sodium 阿昔洛韦钠	●		
Aldesleukin 阿地白介素	●		
Allopurinol Sodium 别嘌醇钠		●	
Amifostine 氨磷汀	●		
Aminophylline 氨茶碱			●
Amiodarone Hydrochloride 盐酸胺碘酮	●		
Amobarbital Sodium 异戊巴比妥钠	●		
Amphotericin B 两性霉素 B		●	
Amphotericin B Cholesteryl Sulfate Complex 两性霉素 B－硫酸胆甾醇酯复合物		●	
Ampicillin Sodium 氨苄西林钠		●	
Anidulafungin 阿尼芬净	●		
Ascorbic Acid Injection 维生素 C 注射液	●		
Azithromycin 阿奇霉素		●	
Aztreonam 氨曲南	●		
Bivalirudin 比伐卢定	●		
Bleomycin Sulfate 硫酸博来霉素	●		
Caffeine Citrate 枸橼酸咖啡因	●		
Calcium Chloride 氯化钙	●		
Calcium Gluconate 葡萄糖酸钙	●		

药　品	可配伍	忌配伍	可　变
Cefazolin Sodium 头孢唑林钠		●	
Cefepime Hydrochloride 盐酸头孢吡肟	●		
Cefotaxime Sodium 头孢噻肟钠			●
Cefoxitin Sodium 头孢西丁钠	●		
Ceftazidime 头孢他啶			●
Ceftriaxone Sodium 头孢曲松钠	●		
Chloramphenicol Sodium Succinate 氯霉素琥珀酸钠	●		
Chlorothiazide Sodium 氯噻嗪钠		●	
Cimetidine Hydrochloride 盐酸西咪替丁	●		
Ciprofloxacin 环丙沙星	●		
Cisatracurium Besylate 苯磺酸顺阿曲库铵	●		
Clindamycin Phosphate 磷酸克林霉素	●		
Cloxacillin Sodium 氯唑西林钠	●		
Colistimethate Sodium 多粘菌素 E 甲磺酸钠	●		
Cyclophosphamide 环磷酰胺	●		
Dexamethasone Sodium Phosphate 地塞米松磷酸钠			●
Dexmedetomidine Hydrochloride 盐酸右美托咪啶	●		
Diltiazem Hydrochloride 盐酸地尔硫草	●		
Dimenhydrinate 茶苯海明	●		
Diphenhydramine Hydrochloride 盐酸苯海拉明	●		
Docetaxel 多西他赛	●		
Doxapram Hydrochloride 盐酸多沙普仑	●		
Enalaprilat 依那普利拉	●		
Epinephrine Hydrochloride 盐酸肾上腺素	●		

药　品	可配伍	忌配伍	可　变
Esmolol Hydrochloride 盐酸艾司洛尔	●		
Etoposide Phosphate 依托泊苷磷酸酯	●		
Fenoldopam Mesylate 甲磺酸非诺多泮	●		
Filgrastim 非格司亭	●		
Fluconazole 氟康唑	●		
Fludarabine Phosphate 磷酸氟达拉滨	●		
Foscarnet Sodium 膦甲酸钠	●		
Furosemide 呋塞米	●		
Gemcitabine Hydrochloride 盐酸吉西他滨	●		
Granisetron Hydrochloride 盐酸格拉司琼	●		
Heparin Sodium 肝素钠		●	
Hetastarch in Sodium Chloride 0.9% 羟乙基淀粉 0.9% 氯化钠溶液		●	
Hextend 羟乙基淀粉电解质平衡溶液	●		
Hyaluronidase 玻璃酸酶	●		
Hydrocortisone Sodium Phosphate 氢化可的松磷酸钠	●		
Hydrocortisone Sodium Succinate 氢化可的松琥珀酸钠	●		
Hydromorphone Hydrochloride 盐酸氢吗啡酮	●		
Idarubicin Hydrochloride 盐酸伊达比星	●		
IL-2 白介素 -2	●		
Labetalol Hydrochloride 盐酸拉贝洛尔	●		
Lansoprazole 兰索拉唑	●		
Levofloxacin 左氧氟沙星	●		
Lincomycin Hydrochloride 盐酸林可霉素	●		
Lorazepam 劳拉西泮	●		

药　品	可配伍	忌配伍	可　变
Magnesium Sulfate 硫酸镁	●		
Melphalan Hydrochloride 盐酸美法仑	●		
Meperidine Hydrochloride 盐酸哌替啶	●		
Metronidazole 甲硝唑	●		
Midazolam Hydrochloride 盐酸咪达唑仑	●		
Milrinone Lactate 乳酸米力农	●		
Morphine Sulfate 硫酸吗啡	●		
Nicardipine Hydrochloride 盐酸尼卡地平	●		
Norepinephrine Bitartrate 重酒石酸去甲肾上腺素	●		
Ondansetron Hydrochloride 盐酸昂丹司琼	●		
Oxacillin Sodium 苯唑西林钠			●
Paclitaxel 紫杉醇	●		
Pantoprazole Sodium 泮托拉唑钠		●	
Pemetrexed Disodium 培美曲塞二钠	●		
Penicillin G Potassium 青霉素钾			●
Pentobarbital Sodium 戊巴比妥钠	●		
Phenobarbital Sodium 苯巴比妥钠	●		
Phenytoin Sodium 苯妥英钠		●	
Phytonadione 维生素 K_1	●		
Polymyxin B Sulfate 硫酸多粘菌素 B	●		
Potassium Chloride 氯化钾			●
Prochlorperazine Edisylate 乙二磺酸丙氯拉嗪	●		
Promethazine Hydrochloride 盐酸异丙嗪	●		
Propofol 丙泊酚		●	
Ranitidine Hydrochloride 盐酸雷尼替丁	●		
Remifentanil Hydrochloride 盐酸瑞芬太尼	●		

药　品	可配伍	忌配伍	可　变
Sargramostim 沙格司亭	●		
Sodium Bicarbonate 碳酸氢钠	●		
Succinylcholine Chloride 氯琥珀胆碱	●		
Teniposide 替尼泊苷	●		
Thiopental Sodium 硫喷妥钠		●	
Thiotepa 塞替派	●		
Vancomycin Hydrochloride 盐酸万古霉素	●		
Verapamil Hydrochloride 盐酸维拉帕米	●		
Vinorelbine Tartrate 酒石酸长春瑞滨	●		
Warfarin Sodium 华法林钠	●		
Zidovudine 齐多夫定	●		

Aminophylline
氨茶碱

【描述】 一种茶碱乙二胺盐。

【制品】 供静脉注射用的有10ml（250mg）和20ml（500mg）两种瓶装。pH 值：8.6～9.0。

【用法】 稀释或未稀释的静脉注射液均应缓慢给药。

【稳定性】 在室温下贮存；不能冷藏，否则可能结晶。塑料制品（如注射器、袋、输液装置、过滤器等）不吸附本品。

配伍禁忌表

溶　液	可配伍	忌配伍	可　变
Dextrose 5% 5% 葡萄糖溶液	●		
Dextrose 5% in Ringer's Injection 5% 葡萄糖林格注射液	●		
Dextrose 5% in Ringer's Injection, Lactated 5% 葡萄糖乳酸盐林格注射液	●		
Dextrose 5% in Sodium Chloride 0.2%, 0.45%, & 0.9% 5% 葡萄糖 0.2% 或 0.45% 或 0.9% 氯化钠溶液	●		
Fat Emulsion 10%, IV 10% 脂肪乳静脉注射液			●

溶　液	可配伍	忌配伍	可　变
Invert Sugar 10% in Sodium Chloride 0.9% or Water 10% 转化糖 0.9% 氯化钠溶液		●	
Sodium Chloride 0.45% & 0.9% 0.45% 或 0.9% 氯化钠溶液	●		

药　品	可配伍	忌配伍	可　变
Allopurinol Sodium 别嘌醇钠	●		
Amifostine 氨磷汀	●		
Amikacin Sulfate 硫酸阿米卡星			●
Amiodarone Hydrochloride 盐酸胺碘酮		●	
Amobarbital Sodium 异戊巴比妥钠	●		
Amphotericin B Cholesteryl Sulfate Complex 两性霉素 B- 硫酸胆甾醇酯复合物	●		
Anidulafungin 阿尼芬净	●		
Ascorbic Acid Injection 维生素 C 注射液			●
Atracurium Besylate 苯磺酸阿曲库铵		●	
Aztreonam 氨曲南	●		
Bivalirudin 比伐卢定	●		
Bleomycin Sulfate 硫酸博来霉素		●	
Caffeine Citrate 枸橼酸咖啡因	●		
Calcium Gluconate 葡萄糖酸钙	●		
Cefepime Hydrochloride 盐酸头孢吡肟		●	
Ceftazidime 头孢他啶			●
Ceftriaxone Sodium 头孢曲松钠		●	
Chloramphenicol Sodium Succinate 氯霉素琥珀酸钠	●		
Chlorpromazine Hydrochloride 盐酸氯丙嗪		●	

药　品	可配伍	忌配伍	可　变
Cimetidine Hydrochloride 盐酸西咪替丁	●		
Ciprofloxacin 环丙沙星		●	
Cisatracurium Besylate 苯磺酸顺阿曲库铵			●
Cladribine 克拉屈滨	●		
Clindamycin Phosphate 磷酸克林霉素		●	
Corticotropin 促皮质素			●
Dexamethasone Sodium Phosphate 地塞米松磷酸钠	●		
Dexmedetomidine Hydrochloride 盐酸右美托咪啶	●		
Diltiazem Hydrochloride 盐酸地尔硫䓬			●
Dimenhydrinate 茶苯海明			●
Diphenhydramine Hydrochloride 盐酸苯海拉明	●		
Dobutamine Hydrochloride 盐酸多巴酚丁胺		●	
Docetaxel 多西他赛	●		
Dopamine Hydrochloride 盐酸多巴胺	●		
Doxapram Hydrochloride 盐酸多沙普仑		●	
Doxorubicin Hydrochloride 盐酸多柔比星		●	
Doxorubicin Hydrochloride Liposome Injection 盐酸多柔比星脂质体注射液	●		
Enalaprilat 依那普利拉	●		
Epinephrine Hydrochloride 盐酸肾上腺素		●	
Erythromycin Lactobionate 乳糖酸红霉素	●		
Esmolol Hydrochloride 盐酸艾司洛尔	●		
Etoposide Phosphate 依托泊苷磷酸酯	●		
Famotidine 法莫替丁	●		
Fenoldopam Mesylate 甲磺酸非诺多泮		●	

药　品	可配伍	忌配伍	可　变
Filgrastim 非格司亭	●		
Fluconazole 氟康唑	●		
Fludarabine Phosphate 磷酸氟达拉滨	●		
Flumazenil 氟马西尼	●		
Foscarnet Sodium 膦甲酸钠	●		
Furosemide 呋塞米	●		
Gallium Nitrate 硝酸镓	●		
Gemcitabine Hydrochloride 盐酸吉西他滨	●		
Granisetron Hydrochloride 盐酸格拉司琼	●		
Heparin Sodium 肝素钠	●		
Hextend 羟乙基淀粉电解质平衡溶液	●		
Hydralazine Hydrochloride 盐酸肼屈嗪		●	
Hydrocortisone Sodium Succinate 氢化可的松琥珀酸钠	●		
Hydroxyzine Hydrochloride 盐酸羟嗪		●	
Insulin, Regular 正规胰岛素		●	
Isoproterenol Hydrochloride 盐酸异丙肾上腺素		●	
Labetalol Hydrochloride 盐酸拉贝洛尔	●		
Lansoprazole 兰索拉唑		●	
Levofloxacin 左氧氟沙星	●		
Lidocaine Hydrochloride 盐酸利多卡因	●		
Linezolid 利奈唑胺	●		
Melphalan Hydrochloride 盐酸美法仑	●		
Meperidine Hydrochloride 盐酸哌替啶		●	
Mephentermine Sulfate 硫酸美芬丁胺	●		
Meropenem 美罗培南	●		
Methyldopate Hydrochloride 盐酸甲基多巴	●		

药　品	可配伍	忌配伍	可　变
Methylprednisolone Sodium Succinate 甲泼尼龙琥珀酸钠			●
Metoclopramide Hydrochloride 盐酸甲氧氯普胺	●		
Midazolam Hydrochloride 盐酸咪达唑仑			●
Morphine Sulfate 硫酸吗啡			●
Nafcillin Sodium 萘夫西林钠			●
Nitroglycerin 硝酸甘油	●		
Norepinephrine Bitartrate 重酒石酸去甲肾上腺素		●	
Ondansetron Hydrochloride 盐酸昂丹司琼		●	
Paclitaxel 紫杉醇	●		
Pancuronium Bromide 泮库溴铵	●		
Pantoprazole Sodium 泮托拉唑钠	●		
Pemetrexed Disodium 培美曲塞二钠	●		
Penicillin G Potassium 青霉素钾		●	
Pentazocine Lactate 乳酸喷他佐辛		●	
Pentobarbital Sodium 戊巴比妥钠	●		
Phenobarbital Sodium 苯巴比妥钠	●		
Piperacillin Sodium-Tazobactam Sodium 哌拉西林钠－他唑巴坦钠	●		
Potassium Chloride 氯化钾	●		
Procaine Hydrochloride 盐酸普鲁卡因			●
Prochlorperazine Edisylate 乙二磺酸丙氯拉嗪		●	
Promethazine Hydrochloride 盐酸异丙嗪		●	
Propofol 丙泊酚	●		
Ranitidine Hydrochloride 盐酸雷尼替丁	●		

药　品	可配伍	忌配伍	可　变
Remifentanil Hydrochloride 盐酸瑞芬太尼	●		
Sargramostim 沙格司亭	●		
Sodium Bicarbonate 碳酸氢钠	●		
Tacrolimus 他克莫司	●		
Teniposide 替尼泊苷	●		
Terbutaline Sulfate 硫酸特布他林	●		
Thiopental Sodium 硫喷妥钠	●		
Thiotepa 塞替派	●		
Vancomycin Hydrochloride 盐酸万古霉素			●
Vecuronium Bromide 维库溴铵	●		
Verapamil Hydrochloride 盐酸维拉帕米			●
Vinorelbine Tartrate 酒石酸长春瑞滨		●	
Warfarin Sodium 华法林钠		●	

Amiodarone Hydrochloride

盐酸胺碘酮

【描述】 一种抗心律失常药。

【制品】 可达龙（**Cordarone Intravenous**）：浓度为50mg/ml，3ml 安瓿装。pH 值：约为 4。

【制备】 用 5% 葡萄糖溶液稀释浓缩液。浓度为 1.5mg/ml 的负荷剂量，通常以100ml混合配成。维持静脉滴注通常使用浓度为 1 ~ 6mg/ml 的溶液。浓度大于 2mg/ml 时需要使用中心静脉导管。

【用法】 静脉滴注时，使用计量输液泵和专用中心静脉导管，如有可能，再使用一个内连过滤器。**注意**：计滴输液装置可能使剂量明显不足。

【稳定性】 淡黄色浓缩液在室温下避光、避热贮存。给药过程中，并不需要避光。聚氯乙烯（PVC）容器及输液装置可吸附盐酸胺碘酮；2h 内损失 10%。推荐使用非聚氯乙烯（non-PVC）容器及输液装置。

配伍禁忌表

溶　液	可配伍	忌配伍	可　变
Dextrose 5% * 5% 葡萄糖溶液 *	●		
Sodium Chloride 0.9% 0.9% 氯化钠溶液			●

注：* 仅用于非聚氯乙烯（non-PVC）容器。

药　品	可配伍	忌配伍	可　变
Amikacin Sulfate 硫酸阿米卡星	●		
Aminophylline 氨茶碱		●	
Amphotericin B 两性霉素 B	●		
Ampicillin Sodium-Sulbactam Sodium 氨苄西林钠－舒巴坦钠		●	
Atracurium Besylate 苯磺酸阿曲库铵	●		
Atropine Sulfate 硫酸阿托品	●		
Bivalirudin 比伐卢定		●	
Calcium Chloride 氯化钙	●		
Calcium Gluconate 葡萄糖酸钙	●		
Cefamandole Nafate 头孢孟多钠		●	
Cefazolin Sodium 头孢唑林钠			●
Ceftazidime 头孢他啶		●	
Ceftizoxime Sodium 头孢唑肟钠	●		
Ceftriaxone Sodium 头孢曲松钠	●		
Cefuroxime Sodium 头孢呋辛钠	●		
Ciprofloxacin 环丙沙星	●		
Clindamycin Phosphate 磷酸克林霉素	●		
Dexmedetomidine Hydrochloride 盐酸右美托咪啶	●		
Digoxin 地高辛		●	
Dobutamine Hydrochloride 盐酸多巴酚丁胺	●		
Dopamine Hydrochloride 盐酸多巴胺	●		
Doxycycline Hyclate 盐酸多西环素	●		
Drotrecogin Alfa（Activated）α-屈曲可近（重组人活化蛋白 C）		●	
Epinephrine Hydrochloride 盐酸肾上腺素	●		

药　品	可配伍	忌配伍	可　变
Eptifibatide 埃替非巴肽	●		
Erythromycin Lactobionate 乳糖酸红霉素	●		
Esmolol Hydrochloride 盐酸艾司洛尔	●		
Famotidine 法莫替丁	●		
Fenoldopam Mesylate 甲磺酸非诺多泮	●		
Fentanyl Citrate 枸橼酸芬太尼	●		
Fluconazole 氟康唑	●		
Furosemide 呋塞米			●
Gentamicin Sulfate 硫酸庆大霉素	●		
Heparin Sodium 肝素钠		●	
Hextend 羟乙基淀粉电解质平衡溶液	●		
Imipenem-Cilastatin Sodium 亚胺培南－西司他丁钠		●	
Insulin, Regular 正规胰岛素	●		
Isoproterenol Hydrochloride 盐酸异丙肾上腺素	●		
Labetalol Hydrochloride 盐酸拉贝洛尔	●		
Lepirudin 来匹卢定	●		
Lidocaine Hydrochloride 盐酸利多卡因	●		
Lorazepam 劳拉西泮	●		
Magnesium Sulfate 硫酸镁			●
Methylprednisolone Sodium Succinate 甲泼尼龙琥珀酸钠	●		
Metronidazole Hydrochloride 盐酸甲硝唑	●		
Midazolam Hydrochloride 盐酸咪达唑仑	●		
Milrinone Lactate 乳酸米力农	●		
Morphine Sulfate 硫酸吗啡	●		
Nitroglycerin 硝酸甘油	●		

药　品	可配伍	忌配伍	可　变
Norepinephrine Bitartrate 重酒石酸去甲肾上腺素	●		
Pantoprazole Sodium 泮托拉唑钠		●	
Penicillin G Potassium 青霉素钾	●		
Phenylephrine Hydrochloride 盐酸去氧肾上腺素	●		
Piperacillin Sodium 哌拉西林钠		●	
Piperacillin Sodium-Tazobactam Sodium 哌拉西林钠－他唑巴坦钠		●	
Potassium Chloride 氯化钾	●		
Potassium Phosphates 磷酸钾		●	
Procainamide Hydrochloride 盐酸普鲁卡因胺	●		
Quinidine Gluconate 葡萄糖酸奎尼丁			●
Sodium Bicarbonate 碳酸氢钠		●	
Sodium Nitroprusside 硝普钠			●
Sodium Phosphates 磷酸钠		●	
Tirofiban Hydrochloride 盐酸替罗非班	●		
Tobramycin Sulfate 硫酸妥布霉素	●		
Vancomycin Hydrochloride 盐酸万古霉素	●		
Vasopressin 加压素	●		
Vecuronium Bromide 维库溴铵	●		
Verapamil Hydrochloride 盐酸维拉帕米	●		

Amphotericin B
两性霉素 B

【描述】 一种抑制真菌的抗生素。

【制品】 **Amphocin，两性霉素** B（**Fungizone**）：50mg/ 瓶。pH 值：100mg/L 的两性霉素 B 在 5% 葡萄糖溶液中的 pH 值为 5.7。

【制备】 用不含防腐剂的灭菌注射用水 10ml 稀释，振摇，溶解，配制成浓度为5mg/ml的胶状悬浮液。**注意**：若用其他稀释液，如 0.9% 氯化钠溶液或含防腐剂的溶液稀释可能引起沉淀。进一步稀释，可以用 5% 葡萄糖溶液（pH 值大于 4.2），通常稀释至 0.1mg/ml 的浓度。

【用法】 用于缓慢静脉滴注，约 2 ~ 6h 以上。建议注射液浓度为 0.1mg/ml。**警告**：确保使用正确的药品、剂量及用法；不要与其他药品混淆。

【稳定性】 未开启的本品应冷藏、避光贮存。配制好的注射溶液在室温下至少 24h 内保持稳定，冷藏 7d 内保持稳定。

配伍禁忌表

溶 液	可配伍	忌配伍	可 变
Dextrose 5% 5% 葡萄糖溶液	●		
Dextrose 5% in Ringer's Injection, Lactated 5% 葡萄糖乳酸盐林格注射液		●	
Dextrose 5% in Sodium Chloride 0.9% 5% 葡萄糖 0.9% 氯化钠溶液		●	

溶　液	可配伍	忌配伍	可　变
Fat Emulsion 10% & 20%, IV 10% 或 20% 脂肪乳静脉注射液		●	
Ringer's Injection, Lactated 乳酸盐林格注射液		●	
Sodium Chloride 0.9% 0.9% 氯化钠溶液		●	

药　品	可配伍	忌配伍	可　变
Aldesleukin 阿地白介素	●		
Allopurinol Sodium 别嘌醇钠		●	
Amifostine 氨磷汀		●	
Amikacin Sulfate 硫酸阿米卡星		●	
Amiodarone Hydrochloride 盐酸胺碘酮	●		
Anidulafungin 阿尼芬净		●	
Aztreonam 氨曲南		●	
Bivalirudin 比伐卢定		●	
Calcium Salts 多种钙盐		●	
Cefepime Hydrochloride 盐酸头孢吡肟		●	
Chlorpromazine Hydrochloride 盐酸氯丙嗪		●	
Cimetidine Hydrochloride 盐酸西咪替丁		●	
Ciprofloxacin 环丙沙星		●	
Cisatracurium Besylate 苯磺酸顺阿曲库铵			●
Dexmedetomidine Hydrochloride 盐酸右美托咪啶		●	
Diltiazem Hydrochloride 盐酸地尔硫䓬	●		
Diphenhydramine Hydrochloride 盐酸苯海拉明		●	
Docetaxel 多西他赛		●	

药　品	可配伍	忌配伍	可　变
Dopamine Hydrochloride 盐酸多巴胺		●	
Doxorubicin Hydrochloride Liposome Injection 盐酸多柔比星脂质体注射液		●	
Edetate Calcium Disodium 依地酸钙钠		●	
Enalaprilat 依那普利拉		●	
Etoposide Phosphate 依托泊苷磷酸酯		●	
Fenoldopam Mesylate 甲磺酸非诺多泮		●	
Filgrastim 非格司亭		●	
Fluconazole 氟康唑			●
Fludarabine Phosphate 磷酸氟达拉滨		●	
Foscarnet Sodium 膦甲酸钠		●	
Gemcitabine Hydrochloride 盐酸吉西他滨		●	
Gentamicin Sulfate 硫酸庆大霉素		●	
Granisetron Hydrochloride 盐酸格拉司琼		●	
Heparin Sodium 肝素钠	●		
Hextend 羟乙基淀粉电解质平衡溶液		●	
Hydrocortisone Sodium Phosphate 氢化可的松磷酸钠	●		
Hydrocortisone Sodium Succinate 氢化可的松琥珀酸钠	●		
Kanamycin Sulfate 硫酸卡那霉素		●	
Lansoprazole 兰索拉唑		●	
Lidocaine Hydrochloride 盐酸利多卡因		●	
Linezolid 利奈唑胺		●	
Magnesium Sulfate 硫酸镁		●	
Melphalan Hydrochloride 盐酸美法仑		●	
Meropenem 美罗培南		●	
Methyldopate Hydrochloride 盐酸甲基多巴		●	

药　品	可配伍	忌配伍	可　变
Ondansetron Hydrochloride 盐酸昂丹司琼		●	
Paclitaxel 紫杉醇		●	
Pantoprazole Sodium 泮托拉唑钠		●	
Pemetrexed Disodium 培美曲塞二钠		●	
Penicillin G Potassium 青霉素钾		●	
Penicillin G Sodium 青霉素钠		●	
Piperacillin Sodium-Tazobactam Sodium 哌拉西林钠－他唑巴坦钠		●	
Polymyxin B Sulfate 硫酸多粘菌素 B		●	
Potassium Chloride 氯化钾		●	
Procaine Hydrochloride 盐酸普鲁卡因		●	
Prochlorperazine Mesylate 甲磺酸丙氯拉嗪		●	
Propofol 丙泊酚		●	
Ranitidine Hydrochloride 盐酸雷尼替丁		●	
Remifentanil Hydrochloride 盐酸瑞芬太尼			●
Sargramostim 沙格司亭			●
Sodium Bicarbonate 碳酸氢钠	●		
Streptomycin Sulfate 硫酸链霉素		●	
Tacrolimus 他克莫司	●		
Teniposide 替尼泊苷	●		
Thiotepa 塞替派	●		
Verapamil Hydrochloride 盐酸维拉帕米		●	
Vinorelbine Tartrate 酒石酸长春瑞滨		●	
Zidovudine 齐多夫定	●		

Amphotericin B Cholesteryl Sulfate Complex
两性霉素 B – 硫酸胆甾醇酯复合物

【描述】 抑制真菌的抗生素两性霉素 B 与硫酸胆甾醇酯，按 1:1 比例，配制成的一种复方制剂。

【制品】 **安浮特克（Amphotec）**：50mg/ 瓶和 100mg/ 瓶。

【制备】 50mg/瓶用10ml灭菌注射用水溶解，100mg/瓶用20ml灭菌注射用水溶解，轻摇，逐渐溶解成浓度为5mg/ml的两性霉素 B 乳白色或透明胶状悬浮液。**注意**：避免使用其他稀释液，如 0.9% 氯化钠溶液、其他电解质溶液或含防腐剂的溶液进行稀释，否则可能引起沉淀。使用时，用 5% 葡萄糖溶液进一步稀释成 0.16 ~ 0.83mg/ml 的浓度。

【用法】 适当稀释至约 0.6mg/ml（浓度范围为 0.16 ~ 0.83mg/ml）后，可用于静脉注射。对于每一新病例，在给药前，应使用 10ml（含 1.6 ~ 8.3mg）的剂量进行试验，给药时间不少于 15 ~ 30min。静脉滴注的速度应为每小时 1mg/kg，但是当患者无明显不耐受或不良反应时，静脉滴注时间可缩短至2h。当患者有不良反应史或不能耐受静脉滴注流量时，静脉滴注时间需要延长。**警告**：确保使用正确的药品、剂量及用法；不要与其他药品混淆。

【稳定性】 在室温下贮存。制备的注射液需冷藏贮存，不能冷冻，并在24h内使用。用5%葡萄糖溶液进一步稀释成的浓度为 0.16 ~ 0.83mg/ml 的注射液必须冷藏，并在 24h 内使用。胶状悬浮液不需过滤。

注意：其他脂质复合物和脂质体两性霉素B与两性霉素B–硫酸胆甾醇酯复合物有很大不同，根据后者的相容性来推断前两者的相容性是不合适的。

配伍禁忌表

溶　液	可配伍	忌配伍	可　变
Dextrose 5% 5% 葡萄糖溶液	●		
Sodium Chloride 0.9% 0.9% 氯化钠溶液		●	

药　品	可配伍	忌配伍	可　变
Acyclovir Sodium 阿昔洛韦钠	●		
Alfentanil Hydrochloride 盐酸阿芬太尼		●	
Amikacin Sulfate 硫酸阿米卡星		●	
Aminophylline 氨茶碱	●		
Ampicillin Sodium 氨苄西林钠		●	
Ampicillin Sodium-Sulbactam Sodium 氨苄西林钠－舒巴坦钠		●	
Atenolol 阿替洛尔		●	
Aztreonam 氨曲南		●	
Buprenorphine Hydrochloride 盐酸丁丙诺啡		●	
Butorphanol Tartrate 酒石酸布托啡诺		●	
Calcium Chloride 氯化钙		●	
Calcium Gluconate 葡萄糖酸钙		●	
Carboplatin 卡铂		●	
Cefazolin Sodium 头孢唑林钠		●	
Cefepime Hydrochloride 盐酸头孢吡肟		●	
Cefoxitin Sodium 头孢西丁钠	●		
Ceftazidime 头孢他啶		●	
Ceftizoxime Sodium 头孢唑肟钠	●		
Ceftriaxone Sodium 头孢曲松钠		●	
Chlorpromazine Hydrochloride 盐酸氯丙嗪		●	

药　品	可配伍	忌配伍	可　变
Cimetidine Hydrochloride 盐酸西咪替丁		●	
Cisatracurium Besylate 苯磺酸顺阿曲库铵		●	
Cisplatin 顺铂		●	
Clindamycin Phosphate 磷酸克林霉素	●		
Cyclophosphamide 环磷酰胺		●	
Cyclosporine 环孢素		●	
Cytarabine 阿糖胞苷		●	
Dexamethasone Sodium Phosphate 地塞米松磷酸钠	●		
Diazepam 地西泮		●	
Digoxin 地高辛		●	
Diphenhydramine Hydrochloride 盐酸苯海拉明		●	
Dobutamine Hydrochloride 盐酸多巴酚丁胺		●	
Dopamine Hydrochloride 盐酸多巴胺		●	
Doxorubicin Hydrochloride 盐酸多柔比星		●	
Doxorubicin Hydrochloride Liposome Injection 盐酸多柔比星脂质体注射液		●	
Droperidol 氟哌利多		●	
Enalaprilat 依那普利拉		●	
Esmolol Hydrochloride 盐酸艾司洛尔		●	
Famotidine 法莫替丁		●	
Fentanyl Citrate 枸橼酸芬太尼	●		
Fluconazole 氟康唑		●	
Fluorouracil 氟尿嘧啶		●	
Furosemide 呋塞米	●		
Ganciclovir Sodium 更昔洛韦钠	●		
Gentamicin Sulfate 硫酸庆大霉素		●	

药　品	可配伍	忌配伍	可　变
Granisetron Hydrochloride 盐酸格拉司琼	●		
Haloperidol Lactate 乳酸氟哌啶醇		●	
Heparin Sodium 肝素钠		●	
Hydrocortisone Sodium Succinate 氢化可的松琥珀酸钠	●		
Hydromorphone Hydrochloride 盐酸氢吗啡酮		●	
Hydroxyzine Hydrochloride 盐酸羟嗪		●	
Ifosfamide 异环磷酰胺	●		
Imipenem-Cilastatin Sodium 亚胺培南－西司他丁钠		●	
Labetalol Hydrochloride 盐酸拉贝洛尔		●	
Leucovorin Calcium 亚叶酸钙		●	
Lidocaine Hydrochloride 盐酸利多卡因		●	
Lorazepam 劳拉西泮	●		
Magnesium Sulfate 硫酸镁		●	
Mannitol 甘露醇	●		
Meperidine Hydrochloride 盐酸哌替啶		●	
Mesna 美司钠		●	
Methotrexate Sodium 甲氨蝶呤钠	●		
Methylprednisolone Sodium Succinate 甲泼尼龙琥珀酸钠	●		
Metoclopramide Hydrochloride 盐酸甲氧氯普胺		●	
Metoprolol Tartrate 酒石酸美托洛尔		●	
Metronidazole 甲硝唑		●	
Midazolam Hydrochloride 盐酸咪达唑仑		●	
Mitoxantrone Hydrochloride 盐酸米托蒽醌		●	

药　品	可配伍	忌配伍	可　变
Morphine Sulfate 硫酸吗啡		●	
Nalbuphine Hydrochloride 盐酸纳布啡		●	
Naloxone Hydrochloride 盐酸纳洛酮		●	
Nitroglycerin 硝酸甘油	●		
Ondansetron Hydrochloride 盐酸昂丹司琼		●	
Paclitaxel 紫杉醇		●	
Pentobarbital Sodium 戊巴比妥钠		●	
Phenobarbital Sodium 苯巴比妥钠		●	
Phenytoin Sodium 苯妥英钠		●	
Piperacillin Sodium 哌拉西林钠		●	
Piperacillin Sodium-Tazobactam Sodium 哌拉西林钠－他唑巴坦钠		●	
Potassium Chloride 氯化钾		●	
Prochlorperazine Edisylate 乙二磺酸丙氯拉嗪		●	
Promethazine Hydrochloride 盐酸异丙嗪		●	
Propranolol Hydrochloride 盐酸普萘洛尔		●	
Ranitidine Hydrochloride 盐酸雷尼替丁		●	
Remifentanil Hydrochloride 盐酸瑞芬太尼		●	
Sodium Bicarbonate 碳酸氢钠		●	
Sufentanil Citrate 枸橼酸舒芬太尼	●		
Ticarcillin Disodium-Clavulanate Potassium 替卡西林钠－克拉维酸钾		●	
Tobramycin Sulfate 硫酸妥布霉素		●	
Trimethoprim-Sulfamethoxazole 复方磺胺甲嘧唑（甲氧苄啶－磺胺甲嘧唑）	●		
Vancomycin Hydrochloride 盐酸万古霉素		●	
Vecuronium Bromide 维库溴铵		●	

药　品	可配伍	忌配伍	可　变
Verapamil Hydrochloride 盐酸维拉帕米		●	
Vinblastine Sulfate 硫酸长春碱	●		
Vincristine Sulfate 硫酸长春新碱	●		
Vinorelbine Tartrate 酒石酸长春瑞滨		●	
Zidovudine 齐多夫定	●		

Ampicillin Sodium
氨苄西林钠

【描述】 一种广谱的半合成青霉素。

【制品】 125mg ~ 2g/ 瓶。pH 值：制备后溶液为 8 ~ 10。

【制备】 用于肌内注射，用灭菌注射用水或含抑菌剂的注射用水溶解。不同产品的溶解剂量略有不同，可得到浓度为 125mg/ml 或 250mg/ml 的注射液。用于静脉注射时，含量为 125mg、250mg、500mg 的制品用 5ml 灭菌注射用水溶解，含量为1g、2g的制品分别需用7.4ml和14.8ml灭菌注射用水溶解。

【用法】 用于肌内注射、静脉滴注或静脉直接注射，注射都应缓慢，小剂量的注射时间 3 ~ 5min，大于 500mg 剂量的注射时间 10 ~ 15min。

【稳定性】 制备的注射液在室温下至少 1h 内保持稳定，冷藏 4h 内保持稳定。塑料制品（如注射器、袋、输液装置、过滤器等）不吸附本品。

译者注：静脉直接注射，是字面直译，相当于静脉推注。

配伍禁忌表

溶 液	可配伍	忌配伍	可 变
Dextrose 5%* 5% 葡萄糖溶液 *		●	
Dextrose 5% in Sodium Chloride 0.45%* & 0.9% 5% 葡萄糖 0.45% * 或 0.9% 氯化钠溶液		●	

溶　液	可配伍	忌配伍	可　变
Dextrose 10% 10% 葡萄糖溶液		●	
Ringer's Injection 林格注射液			●
Ringer's Injection, Lactated* 乳酸盐林格注射液 *			●
Sodium Bicarbonate 1.4% 1.4% 碳酸氢钠溶液		●	
Sodium Chloride 0.9% 0.9% 氯化钠溶液			●

注：* 尽管在室温下保持稳定的溶液不一定是完全相容的，但是药品在几个小时内能够保持稳定，可供使用。

药　品	可配伍	忌配伍	可　变
Acyclovir Sodium 阿昔洛韦钠	●		
Amifostine 氨磷汀	●		
Amikacin Sulfate 硫酸阿米卡星		●	
Amphotericin B Cholesteryl Sulfate Complex 两性霉素 B- 硫酸胆甾醇酯复合物		●	
Anidulafungin 阿尼芬净	●		
Aztreonam 氨曲南			●
Bivalirudin 比伐卢定	●		
Calcium Gluconate 葡萄糖酸钙			●
Cefepime Hydrochloride 盐酸头孢吡肟			●
Chloramphenicol Sodium Succinate 氯霉素琥珀酸钠	●		
Chlorpromazine Hydrochloride 盐酸氯丙嗪		●	
Cimetidine Hydrochloride 盐酸西咪替丁			●

药　品	可配伍	忌配伍	可　变
Cisatracurium Besylate 苯磺酸顺阿曲库铵			●
Clindamycin Phosphate 磷酸克林霉素			●
Colistimethate Sodium 多粘菌素 E 甲磺酸钠	●		
Cyclophosphamide 环磷酰胺	●		
Dexmedetomidine Hydrochloride 盐酸右美托咪啶	●		
Diltiazem Hydrochloride 盐酸地尔硫䓬			●
Dimenhydrinate 茶苯海明	●		
Docetaxel 多西他赛	●		
Dopamine Hydrochloride 盐酸多巴胺		●	
Doxapram Hydrochloride 盐酸多沙普仑	●		
Doxorubicin Hydrochloride Liposome Injection 盐酸多柔比星脂质体注射液	●		
Enalaprilat 依那普利拉	●		
Epinephrine Hydrochloride 盐酸肾上腺素		●	
Erythromycin Lactobionate 乳糖酸红霉素			●
Esmolol Hydrochloride 盐酸艾司洛尔	●		
Etoposide Phosphate 依托泊苷磷酸酯	●		
Famotidine 法莫替丁	●		
Fenoldopam Mesylate 甲磺酸非诺多泮		●	
Filgrastim 非格司亭	●		
Fluconazole 氟康唑		●	
Foscarnet Sodium 膦甲酸钠	●		
Furosemide 呋塞米	●		
Gemcitabine Hydrochloride 盐酸吉西他滨	●		
Gentamicin Sulfate 硫酸庆大霉素		●	
Granisetron Hydrochloride 盐酸格拉司琼	●		
Heparin Sodium 肝素钠			●

药　品	可配伍	忌配伍	可　变
Hextend 羟乙基淀粉电解质平衡溶液	●		
Hydralazine Hydrochloride 盐酸肼屈嗪		●	
Hydrocortisone Sodium Succinate 氢化可的松琥珀酸钠			●
Hydromorphone Hydrochloride 盐酸氢吗啡酮			●
Insulin, Regular 正规胰岛素	●		
Kanamycin Sulfate 硫酸卡那霉素		●	
Labetalol Hydrochloride 盐酸拉贝洛尔	●		
Lansoprazole 兰索拉唑		●	
Levofloxacin 左氧氟沙星	●		
Lidocaine Hydrochloride 盐酸利多卡因			●
Lincomycin Hydrochloride 盐酸林可霉素		●	
Linezolid 利奈唑胺	●		
Magnesium Sulfate 硫酸镁	●		
Melphalan Hydrochloride 盐酸美法仑	●		
Meperidine Hydrochloride 盐酸哌替啶	●		
Metoclopramide Hydrochloride 盐酸甲氧氯普胺		●	
Metronidazole 甲硝唑			●
Midazolam Hydrochloride 盐酸咪达唑仑		●	
Milrinone Lactate 乳酸米力农	●		
Morphine Sulfate 硫酸吗啡	●		
Nicardipine Hydrochloride 盐酸尼卡地平		●	
Ondansetron Hydrochloride 盐酸昂丹司琼		●	
Pantoprazole Sodium 泮托拉唑钠	●		
Pemetrexed Disodium 培美曲塞二钠	●		
Polymyxin B Sulfate 硫酸多粘菌素 B			●
Potassium Chloride 氯化钾	●		

药　品	可配伍	忌配伍	可　变
Procaine Hydrochloride 盐酸普鲁卡因	●		
Prochlorperazine Edisylate 乙二磺酸丙氯拉嗪		●	
Propofol 丙泊酚	●		
Ranitidine Hydrochloride 盐酸雷尼替丁			●
Remifentanil Hydrochloride 盐酸瑞芬太尼	●		
Sargramostim 沙格司亭		●	
Streptomycin Sulfate 硫酸链霉素			●
Tacrolimus 他克莫司	●		
Teniposide 替尼泊苷	●		
Theophylline 茶碱	●		
Thiotepa 塞替派	●		
Vancomycin Hydrochloride 盐酸万古霉素			●
Verapamil Hydrochloride 盐酸维拉帕米			●
Vinorelbine Tartrate 酒石酸长春瑞滨		●	

Ampicillin Sodium-Sulbactam Sodium
氨苄西林钠－舒巴坦钠

【描述】 一种半合成青霉素与β-内酰胺酶抑制剂组成的复方制剂。

【制品】 优立新（**Unasyn**）：1.5g/瓶和3g/瓶及便携输液装置（piggyback）包装。pH值：制备后溶液为8～10。

【制备】 用于肌内注射，1.5g/瓶和3g/瓶可分别用3.2ml或6.4ml灭菌注射用水、或0.5%或2%盐酸利多卡因配制成浓度为375mg/ml的注射液，其中氨苄西林浓度为250mg/ml，舒巴坦浓度为125mg/ml。

用于静脉注射，1.5g和3g便携输液装置包装，可用相容的稀释溶液稀释至浓度为3～45mg/ml的静脉滴注液，其中氨苄西林浓度为2～30mg/ml，舒巴坦浓度为1～15mg/ml。1.5g和3g瓶装的可配制肌内注射液，或稀释至浓度为3～45mg/ml的静脉滴注液。

溶解时可能产生泡沫。

【用法】 用于深部肌内注射和静脉注射，静脉注射时间10～15min，静脉滴注时间15～30min。

【稳定性】 制备后的注射液应在1h内使用。用相容的稀释溶液稀释的静脉滴注液，应在8h内使用完。

配伍禁忌表

溶 液	可配伍	忌配伍	可 变
Dextrose 5%* 5% 葡萄糖溶液 *		●	
Dextrose 5% in Sodium Chloride 0.45%* 5% 葡萄糖 0.45% 氯化钠溶液 *		●	
Ringer's Injection, Lactated 乳酸盐林格注射液	●		
Sodium Chloride 0.9% 0.9% 氯化钠溶液	●		

注：* 尽管在室温下保持稳定的溶液不一定是完全相容的，但是药品在几个小时内能够保持稳定，可供使用。

药 品	可配伍	忌配伍	可 变
Amifostine 氨磷汀	●		
Amiodarone Hydrochloride 盐酸胺碘酮		●	
Amphotericin B Cholesteryl Sulfate Complex 两性霉素 B- 硫酸胆甾醇酯复合物		●	
Anidulafungin 阿尼芬净	●		
Aztreonam 氨曲南	●		
Bivalirudin 比伐卢定	●		
Cefepime Hydrochloride 盐酸头孢吡肟	●		
Ciprofloxacin 环丙沙星			●
Cisatracurium Besylate 苯磺酸顺阿曲库铵			●
Dexmedetomidine Hydrochloride 盐酸右美托咪啶	●		
Diltiazem Hydrochloride 盐酸地尔硫䓬			●
Docetaxel 多西他赛	●		

药　品	可配伍	忌配伍	可　变
Drotrecogin Alfa（Activated） α - 屈曲可近（重组人活化蛋白 C）	●		
Enalaprilat 依那普利拉	●		
Etoposide Phosphate 依托泊苷磷酸酯	●		
Famotidine 法莫替丁	●		
Fenoldopam Mesylate 甲磺酸非诺多泮	●		
Filgrastim 非格司亭	●		
Fluconazole 氟康唑	●		
Fludarabine Phosphate 磷酸氟达拉滨	●		
Gallium Nitrate 硝酸镓	●		
Gemcitabine Hydrochloride 盐酸吉西他滨	●		
Granisetron Hydrochloride 盐酸格拉司琼	●		
Heparin Sodium 肝素钠	●		
Hextend 羟乙基淀粉电解质平衡溶液	●		
Idarubicin Hydrochloride 盐酸伊达比星		●	
Insulin, Regular 正规胰岛素	●		
Lansoprazole 兰索拉唑		●	
Linezolid 利奈唑胺	●		
Meperidine Hydrochloride 盐酸哌替啶	●		
Morphine Sulfate 硫酸吗啡	●		
Nicardipine Hydrochloride 盐酸尼卡地平		●	
Ondansetron Hydrochloride 盐酸昂丹司琼		●	
Paclitaxel 紫杉醇	●		
Pemetrexed Disodium 培美曲塞二钠	●		
Remifentanil Hydrochloride 盐酸瑞芬太尼	●		
Sargramostim 沙格司亭		●	
Tacrolimus 他克莫司	●		
Teniposide 替尼泊苷	●		

药　品	可配伍	忌配伍	可　变
Theophylline 茶碱	●		
Thiotepa 塞替派	●		
Vancomycin Hydrochloride 盐酸万古霉素			●

Argatroban
阿加曲班

【描述】 一种半合成的左旋精氨酸衍生物的抗凝血药。

【制品】 浓度为100mg/ml的浓缩液2.5ml（250mg）/瓶。pH值：稀释后溶液为3.2～7.5。

【制备】 使用时，浓度为100mg/ml的浓缩液，应使用5%葡萄糖溶液、0.9%氯化钠溶液、乳酸盐林格注射液稀释100倍至浓度为1mg/ml的注射液。对于每瓶2.5ml的浓缩液，应配制成250ml的静脉滴注液。稀释后应将注射液瓶反复倒置1min使其完全混合。由于有短暂的极微小的沉淀存在，溶液会有混浊现象，但完全混合后的溶液会澄清。

【用法】 浓度稀释100倍后，可用于连续的静脉滴注。

【稳定性】 注射液呈澄明、无色至淡黄色，微带粘性，未开启的注射液在室温下避光贮存于包装盒内。应避免冷冻。稀释后的静脉滴注液在室温下及正常室内光下24h内保持稳定，避光冷藏48h内保持稳定。静脉滴注液不宜直接暴露于阳光下。

配伍禁忌表

溶　液	可配伍	忌配伍	可　变
Dextrose 5% 5% 葡萄糖溶液	●		
Ringer's Injection, Lactated 乳酸盐林格注射液	●		
Sodium Chloride 0.9% 0.9% 氯化钠溶液	●		

药　品	可配伍	忌配伍	可　变
Amiodarone Hydrochloride 盐酸胺碘酮		●	
Atropine Sulfate 硫酸阿托品	●		
Diltiazem Hydrochloride 盐酸地尔硫䓬	●		
Diphenhydramine Hydrochloride 盐酸苯海拉明	●		
Dobutamine Hydrochloride 盐酸多巴酚丁胺	●		
Dopamine Hydrochloride 盐酸多巴胺	●		
Fenoldopam Mesylate 甲磺酸非诺多泮	●		
Fentanyl Citrate 枸橼酸芬太尼	●		
Furosemide 呋塞米	●		
Hydrocortisone Sodium Succinate 氢化可的松琥珀酸钠	●		
Lidocaine Hydrochloride 盐酸利多卡因	●		
Metoprolol Tartrate 酒石酸美托洛尔	●		
Midazolam Hydrochloride 盐酸咪达唑仑	●		
Milrinone Lactate 乳酸米力农	●		
Morphine Sulfate 硫酸吗啡	●		
Nesiritide 奈西利肽	●		
Nitroglycerin 硝酸甘油	●		
Norepinephrine Bitartrate 重酒石酸去甲肾上腺素	●		
Phenylephrine Hydrochloride 盐酸去氧肾上腺素	●		
Sodium Nitroprusside 硝普钠	●		
Vasopressin 加压素	●		
Verapamil Hydrochloride 盐酸维拉帕米	●		

Atracurium Besylate
苯磺酸阿曲库铵

【描述】 一种合成的非去极化肌松药。

【制品】 卡肌宁（**Tracrium**）：浓度为10mg/ml，2.5ml和5ml单剂量瓶装，以及 10ml 多剂量瓶装。pH 值：3.25 ~ 3.65。

【用法】 用于快速静脉注射或静脉滴注。用相容的输液稀释成浓度为 0.2 ~ 0.5mg/ml 的溶液。本品不能用于肌内注射。

【稳定性】 澄明、无色溶液，应冷藏贮存，但不能冷冻。未开启的注射液在室温下 3 个月内保持稳定。用相容的输液配制的浓度为 0.2 ~ 0.5mg/ml 的注射液在 5 ~ 25℃之间 24h 内保持稳定。本品不能与碱性溶液混合。

配伍禁忌表

溶　液	可配伍	忌配伍	可　变
Dextrose 5% 5% 葡萄糖溶液	●		
Dextrose 5% in Sodium Chloride 0.9% 5% 葡萄糖 0.9% 氯化钠溶液	●		
Ringer's Injection, Lactated 乳酸盐林格注射液		●	
Sodium Chloride 0.9% 0.9% 氯化钠溶液	●		

药　品	可配伍	忌配伍	可　变
Alfentanil Hydrochloride 盐酸阿芬太尼	●		
Aminophylline 氨茶碱		●	
Amiodarone Hydrochloride 盐酸胺碘酮	●		
Barbiturates 巴比妥酸盐		●	
Cefazolin Sodium 头孢唑林钠			●
Cefuroxime Sodium 头孢呋辛钠	●		
Cimetidine Hydrochloride 盐酸西咪替丁	●		
Ciprofloxacin 环丙沙星	●		
Diazepam 地西泮		●	
Dobutamine Hydrochloride 盐酸多巴酚丁胺	●		
Dopamine Hydrochloride 盐酸多巴胺	●		
Epinephrine Hydrochloride 盐酸肾上腺素	●		
Esmolol Hydrochloride 盐酸艾司洛尔	●		
Etomidate 依托咪酯	●		
Fenoldopam Mesylate 甲磺酸非诺多泮	●		
Fentanyl Citrate 枸橼酸芬太尼	●		
Gentamicin Sulfate 硫酸庆大霉素	●		
Heparin Sodium 肝素钠			●
Hextend 羟乙基淀粉电解质平衡溶液	●		
Hydrocortisone Sodium Succinate 氢化可的松琥珀酸钠	●		
Isoproterenol Hydrochloride 盐酸异丙肾上腺素	●		
Lidocaine Hydrochloride 盐酸利多卡因	●		
Lorazepam 劳拉西泮	●		
Midazolam Hydrochloride 盐酸咪达唑仑	●		
Milrinone Lactate 乳酸米力农	●		
Morphine Sulfate 硫酸吗啡	●		

药　品	可配伍	忌配伍	可　变
Nitroglycerin 硝酸甘油	●		
Potassium Chloride 氯化钾	●		
Procainamide Hydrochloride 盐酸普鲁卡因胺	●		
Propofol 丙泊酚		●	
Quinidine Gluconate 葡萄糖酸奎尼丁		●	
Ranitidine Hydrochloride 盐酸雷尼替丁			●
Sodium Nitroprusside 硝普钠			●
Sufentanil Citrate 枸橼酸舒芬太尼	●		
Thiopental Sodium 硫喷妥钠		●	
Trimethoprim-Sulfamethoxazole 复方磺胺甲噁唑（甲氧苄啶－磺胺甲噁唑）	●		
Vancomycin Hydrochloride 盐酸万古霉素	●		

Atropine Sulfate
硫酸阿托品

【描述】一种解痉和作用于中枢神经的抗胆碱药物。

【制品】不同厂商的产品，浓度在0.4mg/0.5ml ~ 1mg/ml之间，分装于单剂量或多剂量的容器内。pH 值：3 ~ 6.5。

【用法】硫酸阿托品注射液可用于皮下注射、肌内注射或静脉直接注射。

【稳定性】硫酸阿托品注射液在室温下贮存是稳定的，但应防止温度在 40℃ 以上或冷冻。

配伍禁忌表

溶　液	可配伍	忌配伍	可　变
Sodium Chloride 0.9% 0.9% 氯化钠溶液	●		

药　品	可配伍	忌配伍	可　变
Abciximab 阿昔单抗	●		
Amiodarone Hydrochloride 盐酸胺碘酮	●		
Argatroban 阿加曲班	●		
Buprenorphine Hydrochloride 盐酸丁丙诺啡	●		
Butorphanol Tartrate 酒石酸布托啡诺	●		
Chlorpromazine Hydrochloride 盐酸氯丙嗪	●		
Cimetidine Hydrochloride 盐酸西咪替丁	●		

药　品	可配伍	忌配伍	可　变
Dimenhydrinate 茶苯海明	●		
Diphenhydramine Hydrochloride 盐酸苯海拉明	●		
Dobutamine Hydrochloride 盐酸多巴酚丁胺	●		
Droperidol 氟哌利多	●		
Etomidate 依托咪酯	●		
Famotidine 法莫替丁	●		
Fenoldopam Mesylate 甲磺酸非诺多泮	●		
Fentanyl Citrate 枸橼酸芬太尼	●		
Furosemide 呋塞米	●		
Glycopyrrolate 格隆溴铵	●		
Heparin Sodium 肝素钠	●		
Hydrocortisone Sodium Succinate 氢化可的松琥珀酸钠	●		
Hydromorphone Hydrochloride 盐酸氢吗啡酮	●		
Hydroxyzine Hydrochloride 盐酸羟嗪	●		
Meperidine Hydrochloride 盐酸哌替啶	●		
Meropenem 美罗培南	●		
Methadone Hydrochloride 盐酸美沙酮	●		
Methohexital Sodium 美索比妥钠		●	
Metoclopramide Hydrochloride 盐酸甲氧氯普胺	●		
Midazolam Hydrochloride 盐酸咪达唑仑	●		
Milrinone Lactate 乳酸米力农	●		
Morphine Sulfate 硫酸吗啡	●		
Nafcillin Sodium 萘夫西林钠	●		
Nalbuphine Hydrochloride 盐酸纳布啡	●		

药品	可配伍	忌配伍	可变
Norepinephrine Bitartrate 重酒石酸去甲肾上腺素		●	
Ondansetron Hydrochloride 盐酸昂丹司琼	●		
Pantoprazole Sodium 泮托拉唑钠		●	
Pentazocine Lactate 乳酸喷他佐辛	●		
Pentobarbital Sodium 戊巴比妥钠			●
Potassium Chloride 氯化钾	●		
Prochlorperazine Edisylate 乙二磺酸丙氯拉嗪	●		
Promethazine Hydrochloride 盐酸异丙嗪	●		
Propofol 丙泊酚			●
Ranitidine Hydrochloride 盐酸雷尼替丁	●		
Scopolamine Hydrobromide 氢溴酸东莨菪碱	●		
Sodium Bicarbonate 碳酸氢钠			●
Sufentanil Citrate 枸橼酸舒芬太尼	●		
Thiopental Sodium 硫喷妥钠		●	
Tirofiban Hydrochloride 盐酸替罗非班	●		
Verapamil Hydrochloride 盐酸维拉帕米	●		

Atropine Sulfate 硫酸阿托品

Azithromycin
阿奇霉素

【描述】 一种半合成氮环内酯类抗生素，其抗菌谱广于红霉素和克拉霉素。

【制品】 希舒美（**Zithromax**）：500mg粉针剂瓶装。pH值：制备后溶液为6.4～6.6。

【制备】 500mg真空包装的本品用4.8ml灭菌注射用水稀释，振摇，配制成浓度为100mg/ml的注射液。

【用法】 用于静脉滴注。用相容的输液稀释，浓度为1～2mg/ml，滴注时间应在60min以上。

【稳定性】 未开启的阿奇霉素粉针剂，应在室温下或30℃及30℃以下贮存。制备好的溶液可在室温下保存24h。稀释成浓度为1～2mg/ml的静脉滴注液可在室温下保存24h，冷藏贮存7d。

配伍禁忌表

溶　液	可配伍	忌配伍	可　变
Dextrose 5% 5% 葡萄糖溶液	●		
Dextrose 5% in Ringer's, Lactated 5% 葡萄糖乳酸盐林格注射液	●		
Dextrose 5% in Sodium Chloride 0.45% 5% 葡萄糖 0.45% 氯化钠溶液	●		
Ringer's Injection, Lactated 乳酸盐林格注射液	●		

溶　液	可配伍	忌配伍	可　变
Sodium Chloride 0.9% 0.9% 氯化钠溶液	●		

药　品	可配伍	忌配伍	可　变
Amikacin Sulfate 硫酸阿米卡星		●	
Aztreonam 氨曲南		●	
Bivalirudin 比伐卢定	●		
Cefotaxime Sodium 头孢噻肟钠		●	
Ceftazidime 头孢他啶		●	
Ceftriaxone Sodium 头孢曲松钠		●	
Cefuroxime Sodium 头孢呋辛钠		●	
Ciprofloxacin 环丙沙星		●	
Clindamycin Phosphate 磷酸克林霉素		●	
Dexmedetomidine Hydrochloride 盐酸右美托咪啶	●		
Diphenhydramine Hydrochloride 盐酸苯海拉明	●		
Dolasetron Mesylate 甲磺酸多拉司琼	●		
Droperidol 氟哌利多	●		
Famotidine 法莫替丁		●	
Fentanyl Citrate 枸橼酸芬太尼		●	
Furosemide 呋塞米		●	
Gentamicin Sulfate 硫酸庆大霉素		●	
Hextend 羟乙基淀粉电解质平衡溶液	●		
Imipenem-Cilastatin Sodium 亚胺培南－西司他丁钠		●	
Ketorolac Tromethamine 酮洛酸氨丁三醇		●	
Levofloxacin 左氧氟沙星		●	

药　品	可配伍	忌配伍	可　变
Morphine Sulfate 硫酸吗啡		●	
Piperacillin Sodium-Tazobactam Sodium 哌拉西林钠－他唑巴坦钠		●	
Potassium Chloride 氯化钾		●	
Ticarcillin Disodium-Clavulanate Potassium 替卡西林钠－克拉维酸钾		●	
Tobramycin Sulfate 硫酸妥布霉素		●	

Aztreonam
氨曲南

【描述】 一种单酰胺环类抗生素。

【制品】 君克单（菌克单）（**Azactam**）：含量为500mg、1g、2g，粉针剂瓶装和输液瓶装，或预先配制好的冷冻溶液包装。pH值：制备后溶液为 4.5 ~ 7.5。

【制备】 用于深部肌内注射，每 1g 药品用 3ml 苯甲醇或灭菌注射用水或 0.9% 氯化钠溶液溶解。用于静脉直接注射，每 1g 药品用 6 ~ 10ml 灭菌注射用水溶解。用于静脉滴注，输液瓶装的每1g药品至少要加50ml相容的输液，或用相容的输液将瓶装的配制好的溶液进一步稀释至所需浓度。

【用法】 用于静脉滴注、静脉直接注射或深部肌内注射。静脉直接注射时，应缓慢，注射时间 3 ~ 5min。间歇性静脉滴注应在 20 ~ 60min 内滴完。

【稳定性】 未开启的本品在室温下贮存。溶液颜色为无色至黄色。如出现淡粉红色，不影响效力。2%及其以下浓度的氨曲南溶液可在室温下保存 48h，冷藏贮存 7d。高浓度的氨曲南溶液应立即使用。用灭菌注射用水或0.9%氯化钠溶液溶解的高浓度溶液在室温下保存 48h，冷藏贮存 7d。

配伍禁忌表

溶　液	可配伍	忌配伍	可　变
Dextrose 5% & 10% 5% 或 10% 葡萄糖溶液	●		
Dextrose 5% in Ringer's Injection, Lactated 5% 葡萄糖乳酸盐林格注射液	●		
Dextrose 5% in Sodium Chloride 0.2%, 0.45%, & 0.9% 5% 葡萄糖 0.2% 或 0.45% 或 0.9% 氯化钠溶液	●		
Ringer's Injection 林格注射液	●		
Ringer's Injection, Lactated 乳酸盐林格注射液	●		
Sodium Chloride 0.9% 0.9% 氯化钠溶液	●		

药　品	可配伍	忌配伍	可　变
Acyclovir Sodium 阿昔洛韦钠		●	
Allopurinol Sodium 别嘌醇钠	●		
Amifostine 氨磷汀	●		
Amikacin Sulfate 硫酸阿米卡星	●		
Aminophylline 氨茶碱	●		
Amphotericin B 两性霉素 B		●	
Amphotericin B Cholesteryl Sulfate Complex 两性霉素 B– 硫酸胆甾醇酯复合物		●	
Ampicillin Sodium 氨苄西林钠			●
Ampicillin Sodium-Sulbactam Sodium 氨苄西林钠 – 舒巴坦钠	●		

药　品	可配伍	忌配伍	可　变
Anakinra 阿那白滞素			●
Azithromycin 阿奇霉素		●	
Bivalirudin 比伐卢定	●		
Bleomycin Sulfate 硫酸博来霉素	●		
Bumetanide 布美他尼	●		
Buprenorphine Hydrochloride 盐酸丁丙诺啡	●		
Butorphanol Tartrate 酒石酸布托啡诺	●		
Calcium Gluconate 葡萄糖酸钙	●		
Carboplatin 卡铂	●		
Carmustine 卡莫司汀	●		
Cefazolin Sodium 头孢唑林钠	●		
Cefepime Hydrochloride 盐酸头孢吡肟	●		
Cefotaxime Sodium 头孢噻肟钠	●		
Cefotetan Disodium 头孢替坦二钠	●		
Cefoxitin Sodium 头孢西丁钠			●
Ceftazidime 头孢他啶	●		
Ceftizoxime Sodium 头孢唑肟钠	●		
Ceftriaxone Sodium 头孢曲松钠	●		
Cefuroxime Sodium 头孢呋辛钠	●		
Chlorpromazine Hydrochloride 盐酸氯丙嗪		●	
Cimetidine Hydrochloride 盐酸西咪替丁	●		
Ciprofloxacin 环丙沙星	●		
Cisatracurium Besylate 苯磺酸顺阿曲库铵	●		
Cisplatin 顺铂	●		
Clindamycin Phosphate 磷酸克林霉素	●		
Cyclophosphamide 环磷酰胺	●		
Cytarabine 阿糖胞苷	●		
Dacarbazine 达卡巴嗪	●		

药　品	可配伍	忌配伍	可　变
Dactinomycin 放线菌素 D	●		
Daptomycin 达托霉素	●		
Daunorubicin Hydrochloride 盐酸柔红霉素		●	
Dexamethasone Sodium Phosphate 地塞米松磷酸钠	●		
Dexmedetomidine Hydrochloride 盐酸右美托咪啶	●		
Diltiazem Hydrochloride 盐酸地尔硫䓬	●		
Diphenhydramine Hydrochloride 盐酸苯海拉明	●		
Dobutamine Hydrochloride 盐酸多巴酚丁胺	●		
Docetaxel 多西他赛	●		
Dopamine Hydrochloride 盐酸多巴胺	●		
Doxorubicin Hydrochloride 盐酸多柔比星	●		
Doxorubicin Hydrochloride Liposome Injection 盐酸多柔比星脂质体注射液	●		
Doxycycline Hyclate 盐酸多西环素	●		
Droperidol 氟哌利多	●		
Enalaprilat 依那普利拉	●		
Etoposide 依托泊苷	●		
Etoposide Phosphate 依托泊苷磷酸酯	●		
Famotidine 法莫替丁	●		
Fenoldopam Mesylate 甲磺酸非诺多泮	●		
Filgrastim 非格司亭	●		
Fluconazole 氟康唑	●		
Fludarabine Phosphate 磷酸氟达拉滨	●		

药　品	可配伍	忌配伍	可　变
Fluorouracil 氟尿嘧啶	●		
Foscarnet Sodium 膦甲酸钠	●		
Furosemide 呋塞米	●		
Gallium Nitrate 硝酸镓	●		
Ganciclovir Sodium 更昔洛韦钠		●	
Gemcitabine Hydrochloride 盐酸吉西他滨	●		
Gentamicin Sulfate 硫酸庆大霉素	●		
Granisetron Hydrochloride 盐酸格拉司琼	●		
Haloperidol Lactate 乳酸氟哌啶醇	●		
Heparin Sodium 肝素钠	●		
Hextend 羟乙基淀粉电解质平衡溶液	●		
Hydrocortisone Sodium Phosphate 氢化可的松磷酸钠	●		
Hydrocortisone Sodium Succinate 氢化可的松琥珀酸钠	●		
Hydromorphone Hydrochloride 盐酸氢吗啡酮	●		
Hydroxyzine Hydrochloride 盐酸羟嗪	●		
Idarubicin Hydrochloride 盐酸伊达比星	●		
Ifosfamide 异环磷酰胺	●		
Imipenem-Cilastatin Sodium 亚胺培南－西司他丁钠	●		
Insulin, Regular 正规胰岛素	●		
Lansoprazole 兰索拉唑		●	
Leucovorin Calcium 亚叶酸钙	●		
Linezolid 利奈唑胺	●		
Lorazepam 劳拉西泮		●	
Magnesium Sulfate 硫酸镁	●		

药　品	可配伍	忌配伍	可　变
Mannitol 甘露醇	●		
Mechlorethamine Hydrochloride 盐酸氮芥	●		
Melphalan Hydrochloride 盐酸美法仑	●		
Meperidine Hydrochloride 盐酸哌替啶	●		
Mesna 美司钠	●		
Methotrexate Sodium 甲氨蝶呤钠	●		
Methylprednisolone Sodium Succinate 甲泼尼龙琥珀酸钠	●		
Metoclopramide Hydrochloride 盐酸甲氧氯普胺	●		
Metronidazole 甲硝唑		●	
Mitomycin 丝裂霉素		●	
Mitoxantrone Hydrochloride 盐酸米托蒽醌		●	
Morphine Sulfate 硫酸吗啡	●		
Nafcillin Sodium 萘夫西林钠		●	
Nalbuphine Hydrochloride 盐酸纳布啡	●		
Nicardipine Hydrochloride 盐酸尼卡地平	●		
Ondansetron Hydrochloride 盐酸昂丹司琼	●		
Pemetrexed Disodium 培美曲塞二钠	●		
Piperacillin Sodium 哌拉西林钠	●		
Piperacillin Sodium-Tazobactam Sodium 哌拉西林钠－他唑巴坦钠	●		
Potassium Chloride 氯化钾	●		
Prochlorperazine Edisylate 乙二磺酸丙氯拉嗪		●	
Promethazine Hydrochloride 盐酸异丙嗪	●		
Propofol 丙泊酚	●		

药　品	可配伍	忌配伍	可　变
Quinupristin-Dalfopristin 喹奴普丁－达福普丁	●		
Ranitidine Hydrochloride 盐酸雷尼替丁	●		
Remifentanil Hydrochloride 盐酸瑞芬太尼	●		
Sargramostim 沙格司亭	●		
Sodium Bicarbonate 碳酸氢钠	●		
Streptozocin 链佐星		●	
Teniposide 替尼泊苷	●		
Theophylline 茶碱	●		
Thiotepa 塞替派	●		
Ticarcillin Disodium-Clavulanate Potassium 替卡西林钠－克拉维酸钾	●		
Tobramycin Sulfate 硫酸妥布霉素	●		
Trimethoprim-Sulfamethoxazole 复方磺胺甲噁唑（甲氧苄啶－磺胺甲噁唑）	●		
Vancomycin Hydrochloride 盐酸万古霉素			●
Vinblastine Sulfate 硫酸长春碱	●		
Vincristine Sulfate 硫酸长春新碱	●		
Vinorelbine Tartrate 酒石酸长春瑞滨	●		
Zidovudine 齐多夫定	●		

Bivalirudin
比伐卢定

【描述】 一种合成的水蛭素类似物，用作抗凝血药。

【制品】 **Angiomax**：250mg/瓶。pH值：制备后溶液为5～6。

【制备】 250mg/瓶用5ml灭菌注射用水溶解，振摇，配制成浓度为50mg/ml的溶液。用于静脉滴注时，注射液必须用5%葡萄糖溶液或0.9%氯化钠溶液稀释成0.5～5mg/ml的浓度。

【用法】 本品只能用于静脉注射和静脉滴注，不可用于其他途径给药。

【稳定性】 未开启的白色粉针剂在室温下贮存。制备后的注射液应为澄明至乳白色或无色至淡黄色溶液，可冷藏贮存24h，应避免冷冻。稀释后浓度为0.5～5mg/ml的静脉滴注液可在室温下保存24h。

配伍禁忌表

溶　液	可配伍	忌配伍	可　变
Dextrose 5% 5% 葡萄糖溶液	●		
Sodium Chloride 0.9% 0.9% 氯化钠溶液	●		

药　品	可配伍	忌配伍	可　变
Abciximab 阿昔单抗	●		
Alfentanil Hydrochloride 盐酸阿芬太尼	●		
Alteplase 阿替普酶		●	
Amikacin Sulfate 硫酸阿米卡星	●		
Aminophylline 氨茶碱	●		
Amiodarone Hydrochloride 盐酸胺碘酮		●	
Amphotericin B 两性霉素 B		●	
Ampicillin Sodium 氨苄西林钠	●		
Ampicillin Sodium-Sulbactam Sodium 氨苄西林钠－舒巴坦钠	●		
Azithromycin 阿奇霉素	●		
Aztreonam 氨曲南	●		
Bumetanide 布美他尼	●		
Butorphanol Tartrate 酒石酸布托啡诺	●		
Calcium Gluconate 葡萄糖酸钙	●		
Cefazolin Sodium 头孢唑林钠	●		
Cefepime Hydrochloride 盐酸头孢吡肟	●		
Cefotaxime Sodium 头孢噻肟钠	●		
Cefotetan Disodium 头孢替坦二钠	●		
Cefoxitin Sodium 头孢西丁钠	●		
Ceftazidime 头孢他啶	●		
Ceftizoxime Sodium 头孢唑肟钠	●		
Ceftriaxone Sodium 头孢曲松钠	●		
Cefuroxime Sodium 头孢呋辛钠	●		
Chlorpromazine Hydrochloride 盐酸氯丙嗪		●	
Cimetidine Hydrochloride 盐酸西咪替丁	●		
Ciprofloxacin 环丙沙星	●		
Clindamycin Phosphate 磷酸克林霉素	●		

药　品	可配伍	忌配伍	可　变
Dexamethasone Sodium Phosphate 地塞米松磷酸钠	●		
Diazepam 地西泮		●	
Digoxin 地高辛	●		
Diphenhydramine Hydrochloride 盐酸苯海拉明	●		
Dobutamine Hydrochloride 盐酸多巴酚丁胺	●		
Dopamine Hydrochloride 盐酸多巴胺	●		
Doxycycline Hyclate 盐酸多西环素	●		
Droperidol 氟哌利多	●		
Enalaprilat 依那普利拉	●		
Ephedrine Sulfate 硫酸麻黄碱	●		
Epinephrine Hydrochloride 盐酸肾上腺素	●		
Epoprostenol Sodium 依前列醇钠	●		
Eptifibatide 埃替非巴肽	●		
Erythromycin Lactobionate 乳糖酸红霉素	●		
Esmolol Hydrochloride 盐酸艾司洛尔	●		
Famotidine 法莫替丁	●		
Fentanyl Citrate 枸橼酸芬太尼	●		
Fluconazole 氟康唑	●		
Furosemide 呋塞米	●		
Gentamicin Sulfate 硫酸庆大霉素	●		
Haloperidol Lactate 乳酸氟哌啶醇	●		
Heparin Sodium 肝素钠	●		
Hydrocortisone Sodium Succinate 氢化可的松琥珀酸钠	●		

药 品	可配伍	忌配伍	可 变
Hydromorphone Hydrochloride 盐酸氢吗啡酮	●		
Isoproterenol Hydrochloride 盐酸异丙肾上腺素	●		
Labetalol Hydrochloride 盐酸拉贝洛尔	●		
Levofloxacin 左氧氟沙星	●		
Lidocaine Hydrochloride 盐酸利多卡因	●		
Lorazepam 劳拉西泮	●		
Magnesium Sulfate 硫酸镁	●		
Mannitol 甘露醇	●		
Meperidine Hydrochloride 盐酸哌替啶	●		
Methylprednisolone Sodium Succinate 甲泼尼龙琥珀酸钠	●		
Metoclopramide Hydrochloride 盐酸甲氧氯普胺	●		
Metronidazole 甲硝唑	●		
Midazolam Hydrochloride 盐酸咪达唑仑	●		
Milrinone Lactate 乳酸米力农	●		
Morphine Sulfate 硫酸吗啡	●		
Nalbuphine Hydrochloride 盐酸纳布啡	●		
Nitroglycerin 硝酸甘油	●		
Norepinephrine Bitartrate 重酒石酸去甲肾上腺素	●		
Phenylephrine Hydrochloride 盐酸去氧肾上腺素	●		
Piperacillin Sodium 哌拉西林钠	●		
Piperacillin Sodium-Tazobactam Sodium 哌拉西林钠－他唑巴坦钠	●		

药　品	可配伍	忌配伍	可　变
Potassium Chloride 氯化钾	●		
Procainamide Hydrochloride 盐酸普鲁卡因胺	●		
Prochlorperazine Edisylate 乙二磺酸丙氯拉嗪		●	
Promethazine Hydrochloride 盐酸异丙嗪	●		
Ranitidine Hydrochloride 盐酸雷尼替丁	●		
Reteplase 瑞替普酶		●	
Sodium Bicarbonate 碳酸氢钠	●		
Sodium Nitroprusside 硝普钠	●		
Streptokinase 链激酶		●	
Sufentanil Citrate 枸橼酸舒芬太尼	●		
Theophylline 茶碱	●		
Thiopental Sodium 硫喷妥钠	●		
Ticarcillin Disodium-Clavulanate Potassium 替卡西林钠－克拉维酸钾	●		
Tirofiban Hydrochloride 盐酸替罗非班	●		
Tobramycin Sulfate 硫酸妥布霉素	●		
Trimethoprim-Sulfamethoxazole 复方磺胺甲噁唑（甲氧苄啶－磺胺甲噁唑）	●		
Vancomycin Hydrochloride 盐酸万古霉素		●	
Verapamil Hydrochloride 盐酸维拉帕米	●		
Warfarin Sodium 华法林钠	●		

Bleomycin Sulfate
硫酸博来霉素

【描述】 一种细胞毒素类抗生素的混合物。

【制品】 **Blenoxane**：15U/ 瓶和 30U/ 瓶。pH 值：制备后溶液为 4.5 ~ 6，依稀释液而有所不同。

【制备】 用于肌内或皮下注射时，每 15U 用 1 ~ 5ml、每 30U 用 2 ~ 10ml 溶液溶解成浓度为 3 ~ 15U/ml 的溶液，稀释溶液可选用灭菌注射用水、0.9%氯化钠溶液、5%葡萄糖溶液、或含抑菌剂的注射用水。用于静脉注射或动脉注射时，用0.9%氯化钠溶液溶解，15U 的最少用量为 5ml，30U 为 10ml。

【用法】 用于肌内注射、皮下注射、胸膜腔内注射、静脉注射或动脉注射，都应缓慢注射，注射时间应在 10min 以上。

【稳定性】 本品溶于0.9%氯化钠溶液，在室温下至少24h内保持稳定。玻璃容器、塑料容器、输液装置或过滤器不吸附本品。

配伍禁忌表

溶　液	可配伍	忌配伍	可　变
Amino Acids 多种氨基酸		●	
Dextrose 5% 5% 葡萄糖溶液	●		
Sodium Chloride 0.9% 0.9% 氯化钠溶液	●		

药　品	可配伍	忌配伍	可　变
Allopurinol Sodium 别嘌醇钠	●		
Amifostine 氨磷汀	●		
Amikacin Sulfate 硫酸阿米卡星	●		
Aminophylline 氨茶碱		●	
Ascorbic Acid Injection 维生素 C 注射液		●	
Aztreonam 氨曲南	●		
Cefazolin Sodium 头孢唑林钠		●	
Cefepime Hydrochloride 盐酸头孢吡肟	●		
Cisplatin 顺铂	●		
Cyclophosphamide 环磷酰胺	●		
Dacarbazine 达卡巴嗪	●		
Dexamethasone Sodium Phosphate 地塞米松磷酸钠	●		
Diazepam 地西泮		●	
Diphenhydramine Hydrochloride 盐酸苯海拉明	●		
Doxorubicin Hydrochloride 盐酸多柔比星	●		
Doxorubicin Hydrochloride Liposome Injection 盐酸多柔比星脂质体注射液	●		
Droperidol 氟哌利多	●		
Etoposide Phosphate 依托泊苷磷酸酯	●		
Filgrastim 非格司亭	●		
Fludarabine Phosphate 磷酸氟达拉滨	●		
Fluorouracil 氟尿嘧啶	●		
Furosemide 呋塞米	●		
Gemcitabine Hydrochloride 盐酸吉西他滨	●		
Gentamicin Sulfate 硫酸庆大霉素	●		
Granisetron Hydrochloride 盐酸格拉司琼	●		

药　品	可配伍	忌配伍	可　变
Heparin Sodium 肝素钠	●		
Hydrocortisone Sodium Phosphate 氢化可的松磷酸钠	●		
Hydrocortisone Sodium Succinate 氢化可的松琥珀酸钠		●	
Leucovorin Calcium 亚叶酸钙	●		
Melphalan Hydrochloride 盐酸美法仑	●		
Methotrexate Sodium 甲氨蝶呤钠			●
Metoclopramide Hydrochloride 盐酸甲氧氯普胺	●		
Mitomycin 丝裂霉素			●
Nafcillin Sodium 萘夫西林钠		●	
Ondansetron Hydrochloride 盐酸昂丹司琼	●		
Paclitaxel 紫杉醇	●		
Penicillin G Sodium 青霉素钠		●	
Piperacillin Sodium-Tazobactam Sodium 哌拉西林钠－他唑巴坦钠	●		
Sargramostim 沙格司亭	●		
Streptomycin Sulfate 硫酸链霉素	●		
Teniposide 替尼泊苷	●		
Terbutaline Sulfate 硫酸特布他林		●	
Thiotepa 塞替派	●		
Tobramycin Sulfate 硫酸妥布霉素	●		
Vinblastine Sulfate 硫酸长春碱	●		
Vincristine Sulfate 硫酸长春新碱	●		
Vinorelbine Sulfate 硫酸长春瑞滨	●		

Butorphanol Tartrate
酒石酸布托啡诺

【描述】 一种合成的麻醉镇痛剂。

【制品】 **Stadol**：浓度为1mg/ml，1ml瓶装；浓度为2mg/ml，1ml 和 2ml 单剂量瓶装或 10ml 多剂量瓶装。pH 值：3.5 ~ 5。

【用法】 用于肌内或静脉注射。

【稳定性】 在室温下避光贮存，应避免冷冻。

配伍禁忌表

药　品	可配伍	忌配伍	可　变
Allopurinol Sodium 别嘌醇钠	●		
Amifostine 氨磷汀	●		
Amphotericin B Cholesteryl Sulfate Complex 两性霉素 B– 硫酸胆甾醇酯复合物		●	
Atropine Sulfate 硫酸阿托品	●		
Aztreonam 氨曲南	●		
Bivalirudin 比伐卢定	●		
Cefepime Hydrochloride 盐酸头孢吡肟	●		
Chlorpromazine Hydrochloride 盐酸氯丙嗪	●		
Cimetidine Hydrochloride 盐酸西咪替丁	●		
Cisatracurium Besylate 苯磺酸顺阿曲库铵	●		
Cladribine 克拉屈滨	●		
Dexmedetomidine Hydrochloride 盐酸右美托咪啶	●		

药　品	可配伍	忌配伍	可　变
Dimenhydrinate 茶苯海明		●	
Diphenhydramine Hydrochloride 盐酸苯海拉明	●		
Docetaxel 多西他赛	●		
Doxorubicin Hydrochloride Liposome Injection 盐酸多柔比星脂质体注射液	●		
Droperidol 氟哌利多	●		
Enalaprilat 依那普利拉	●		
Esmolol Hydrochloride 盐酸艾司洛尔	●		
Etoposide Phosphate 依托泊苷磷酸酯	●		
Fenoldopam Mesylate 甲磺酸非诺多泮	●		
Fentanyl Citrate 枸橼酸芬太尼	●		
Filgrastim 非格司亭	●		
Fludarabine Phosphate 磷酸氟达拉滨	●		
Gemcitabine Hydrochloride 盐酸吉西他滨	●		
Granisetron Hydrochloride 盐酸格拉司琼	●		
Hextend 羟乙基淀粉电解质平衡溶液	●		
Hydroxyzine Hydrochloride 盐酸羟嗪	●		
Labetalol Hydrochloride 盐酸拉贝洛尔	●		
Lansoprazole 兰索拉唑		●	
Linezolid 利奈唑胺	●		
Melphalan Hydrochloride 盐酸美法仑	●		
Meperidine Hydrochloride 盐酸哌替啶	●		
Metoclopramide Hydrochloride 盐酸甲氧氯普胺	●		
Midazolam Hydrochloride 盐酸咪达唑仑			●
Morphine Sulfate 硫酸吗啡	●		
Nicardipine Hydrochloride 盐酸尼卡地平	●		

药　品	可配伍	忌配伍	可　变
Oxaliplatin 奥沙利铂	●		
Paclitaxel 紫杉醇	●		
Pemetrexed Disodium 培美曲塞二钠	●		
Pentazocine Lactate 乳酸喷他佐辛	●		
Pentobarbital Sodium 戊巴比妥钠		●	
Piperacillin Sodium-Tazobactam Sodium 哌拉西林钠－他唑巴坦钠	●		
Prochlorperazine Edisylate 乙二磺酸丙氯拉嗪	●		
Promethazine Hydrochloride 盐酸异丙嗪	●		
Propofol 丙泊酚	●		
Remifentanil Hydrochloride 盐酸瑞芬太尼	●		
Sargramostim 沙格司亭	●		
Scopolamine Hydrobromide 氢溴酸东莨菪碱	●		
Teniposide 替尼泊苷	●		
Thiethylperazine Malate 马来酸硫乙拉嗪	●		
Thiotepa 塞替派	●		
Vinorelbine Sulfate 硫酸长春瑞滨	●		

Calcium Chloride
氯化钙

【描述】 一种用于预防及治疗钙缺乏症的钙盐制品。

【制品】 10ml/ 瓶和预装 1g 氯化钙（含钙离子 270mg，相当于 13.6mEq 钙）的注射器装。pH 值：5.5 ~ 7.5。

【制备】 用于静脉直接注射或静脉滴注，速度不能超过0.7 ~ 1.8mEq/min。在心脏抢救中也可注射到心室内。当肌内注射或皮下注射或泄漏至血管周围的组织时，可能引起严重的坏死和坏死组织脱落。

【稳定性】 未开启的本品在室温下贮存。

配伍禁忌表

溶　液	可配伍	忌配伍	可　变
Fat Emulsion 10%, IV 10% 脂肪乳静脉注射液		●	

注意：(1)在 3 合 1 注射用胃肠外营养混合剂中，未发现的磷酸钙沉淀，可导致患者的死亡。

(2)氯化钙与大多数常用的静脉滴注溶液相容。

药　品	可配伍	忌配伍	可　变
Amikacin Sulfate 硫酸阿米卡星	●		
Amiodarone Hydrochloride 盐酸胺碘酮	●		
Amphotericin B 两性霉素 B		●	
Amphotericin B Cholesteryl Sulfate Complex 两性霉素 B- 硫酸胆甾醇酯复合物		●	

药　品	可配伍	忌配伍	可　变
Ascorbic Acid Injection 维生素 C 注射液	●		
Cefamandole Nafate 头孢孟多钠		●	
Chloramphenicol Sodium Succinate 氯霉素琥珀酸钠	●		
Dobutamine Hydrochloride 盐酸多巴酚丁胺			●
Dopamine Hydrochloride 盐酸多巴胺	●		
Doxapram Hydrochloride 盐酸多沙普仑	●		
Epinephrine Hydrochloride 盐酸肾上腺素	●		
Esmolol Hydrochloride 盐酸艾司洛尔	●		
Hydrocortisone Sodium Succinate 氢化可的松琥珀酸钠	●		
Isoproterenol Hydrochloride 盐酸异丙肾上腺素	●		
Lansoprazole 兰索拉唑		●	
Lidocaine Hydrochloride 盐酸利多卡因	●		
Magnesium Sulfate 硫酸镁			●
Milrinone Lactate 乳酸米力农	●		
Morphine Sulfate 硫酸吗啡	●		
Norepinephrine Bitartrate 重酒石酸去甲肾上腺素	●		
Paclitaxel 紫杉醇	●		
Pantoprazole Sodium 泮托拉唑钠		●	
Penicillin G Potassium 青霉素钾	●		
Penicillin G Sodium 青霉素钠	●		
Pentobarbital Sodium 戊巴比妥钠	●		
Phenobarbital Sodium 苯巴比妥钠	●		
Potassium Phosphates 磷酸钾			●
Propofol 丙泊酚		●	

药　品	可配伍	忌配伍	可　变
Sodium Bicarbonate 碳酸氢钠			●
Sodium Nitroprusside 硝普钠	●		
Sodium Phosphate 磷酸钠			●
Tobramycin Sulfate 硫酸妥布霉素		●	
Verapamil Hydrochloride 盐酸维拉帕米	●		

Calcium Gluconate
葡萄糖酸钙

【描述】 一种用于预防和治疗钙缺乏症的钙盐制品。

【制品】 浓度为10%的溶液，10ml瓶装、50ml瓶装和100ml瓶装，分别含有94mg/ml或98mg/ml葡萄糖酸钙和9.3mg/ml（0.465mEq/ml）钙。pH值：6～8.2。

【制备】 用于静脉滴注或静脉直接注射。静脉注射需缓慢，速度不要超过0.7～1.8mEq/min。不能用于肌内注射或皮下注射。很多报告指出，本品用于肌内注射或皮下注射或从静脉溢出时，会引起周围组织刺激性反应和坏死，特别是儿童会有上述症状出现。

【稳定性】 未开启的本品在室温下贮存，防止冷冻。

配伍禁忌表

溶　液	可配伍	忌配伍	可　变
Dextrose 5% & 10% 5% 或 10% 葡萄糖溶液	●		
Dextrose 5% in Ringer's Injection, Lactated 5% 葡萄糖乳酸盐林格注射液	●		
Dextrose 5% in Sodium Chloride 0.2%, 0.45%, & 0.9% 5% 葡萄糖 0.2% 或 0.45% 或 0.9% 氯化钠溶液	●		
Fat Emulsion 10%, IV 10% 脂肪乳静脉注射液		●	

溶　液	可配伍	忌配伍	可　变
Ringer's Injection, Lactated 乳酸盐林格注射液	●		
Sodium Chloride 0.9% 0.9% 氯化钠溶液	●		

注意：在3合1注射用胃肠外营养混合剂中，未发现的磷酸钙沉淀，可导致患者的死亡。

药　品	可配伍	忌配伍	可　变
Aldesleukin 阿地白介素	●		
Allopurinol Sodium 别嘌醇钠	●		
Amifostine 氨磷汀	●		
Amikacin Sulfate 硫酸阿米卡星	●		
Aminophylline 氨茶碱	●		
Amiodarone Hydrochloride 盐酸胺碘酮	●		
Amphotericin B 两性霉素 B		●	
Amphotericin B Cholesteryl Sulfate Complex 两性霉素 B– 硫酸胆甾醇酯复合物		●	
Ampicillin Sodium 氨苄西林钠			●
Ascorbic Acid Injection 维生素 C 注射液	●		
Aztreonam 氨曲南	●		
Bivalirudin 比伐卢定	●		
Cefamandole Nafate 头孢孟多钠		●	
Cefazolin Sodium 头孢唑林钠			●
Cefepime Hydrochloride 盐酸头孢吡肟	●		
Chloramphenicol Sodium Succinate 氯霉素琥珀酸钠	●		
Ciprofloxacin 环丙沙星	●		
Cisatracurium Besylate 苯磺酸顺阿曲库铵	●		

药　品	可配伍	忌配伍	可　变
Cladribine 克拉屈滨	●		
Clindamycin Phosphate 磷酸克林霉素		●	
Corticotropin 促皮质素	●		
Dexmedetomidine Hydrochloride 盐酸右美托咪啶	●		
Dimenhydrinate 茶苯海明	●		
Dobutamine Hydrochloride 盐酸多巴酚丁胺			●
Docetaxel 多西他赛	●		
Doxapram Hydrochloride 盐酸多沙普仑	●		
Doxorubicin Hydrochloride Liposome Injection 盐酸多柔比星脂质体注射液	●		
Enalaprilat 依那普利拉	●		
Epinephrine Hydrochloride 盐酸肾上腺素	●		
Etoposide Phosphate 依托泊苷磷酸酯	●		
Famotidine 法莫替丁	●		
Fenoldopam Mesylate 甲磺酸非诺多泮	●		
Filgrastim 非格司亭	●		
Fluconazole 氟康唑		●	
Furosemide 呋塞米	●		
Gemcitabine Hydrochloride 盐酸吉西他滨	●		
Granisetron Hydrochloride 盐酸格拉司琼	●		
Heparin Sodium 肝素钠	●		
Hextend 羟乙基淀粉电解质平衡溶液	●		
Hydrocortisone Sodium Succinate 氢化可的松琥珀酸钠	●		
Indomethacin Sodium Trihydrate 吲哚美辛钠三水合物		●	
Labetalol Hydrochloride 盐酸拉贝洛尔	●		

药 品	可配伍	忌配伍	可 变
Lansoprazole 兰索拉唑		●	
Lidocaine Hydrochloride 盐酸利多卡因	●		
Linezolid 利奈唑胺	●		
Magnesium Sulfate 硫酸镁			●
Melphalan Hydrochloride 盐酸美法仑	●		
Meropenem 美罗培南			●
Methylprednisolone Sodium Succinate 甲泼尼龙琥珀酸钠		●	
Metoclopramide Hydrochloride 盐酸甲氧氯普胺		●	
Midazolam Hydrochloride 盐酸咪达唑仑	●		
Milrinone Lactate 乳酸米力农	●		
Nicardipine Hydrochloride 盐酸尼卡地平	●		
Norepinephrine Bitartrate 重酒石酸去甲肾上腺素	●		
Oxaliplatin 奥沙利铂	●		
Pantoprazole Sodium 泮托拉唑钠		●	
Pemetrexed Disodium 培美曲塞二钠		●	
Penicillin G Potassium & Sodium 青霉素钾或青霉素钠	●		
Phenobarbital Sodium 苯巴比妥钠	●		
Piperacillin Sodium-Tazobactam Sodium 哌拉西林钠－他唑巴坦钠	●		
Potassium Chloride 氯化钾	●		
Potassium Phosphates 磷酸钾			●
Prochlorperazine Edisylate 乙二磺酸丙氯拉嗪			●
Propofol 丙泊酚	●		

药　品	可配伍	忌配伍	可　变
Remifentanil Hydrochloride 盐酸瑞芬太尼	●		
Sargramostim 沙格司亭	●		
Sodium Bicarbonate 碳酸氢钠			●
Tacrolimus 他克莫司	●		
Teniposide 替尼泊苷	●		
Thiotepa 塞替派	●		
Tobramycin Sulfate 硫酸妥布霉素			●
Vancomycin Sulfate 硫酸万古霉素	●		
Verapamil Hydrochloride 盐酸维拉帕米	●		
Vinorelbine Tartrate 酒石酸长春瑞滨	●		

Carboplatin
卡铂

【描述】 一种含铂的抗肿瘤药。

【制品】 伯尔定（**Paraplatin**）：50mg/瓶，150mg/瓶，450mg/瓶。另有浓度为10mg/ml的5ml/瓶，15ml/瓶，45ml/瓶和60ml/瓶装。pH值：制备后溶液为5～7。

【制备】 粉针剂用5%葡萄糖溶液、0.9%氯化钠溶液、或灭菌注射用水根据下表配制成浓度为10mg/ml的溶液。

瓶装规格（mg）	稀释溶液量（ml）
50	5
150	15
450	45

【用法】 用于连续性或间歇性的静脉滴注时间不能少于15min。可由5%葡萄糖溶液或0.9%氯化钠溶液稀释至浓度为0.5mg/ml的注射液。

【稳定性】 未开启的本品在室温下避光贮存。配制好的无色澄明的注射液，在室温下24h内保持稳定。塑料袋或硅橡胶导管不吸附本品。

本品与金属铝反应形成沉淀，并降低效力。因此含铝的注射针头、注射器、导管等设备不能用于本品的制备和使用。

配伍禁忌表

溶 液	可配伍	忌配伍	可 变
Dextrose 5% 5% 葡萄糖溶液	●		
Dextrose 5% in Sodium Chloride 0.2%, 0.45%, & 0.9% 5% 葡萄糖 0.2% 或 0.45% 或 0.9% 氯化钠溶液	●		
Sodium Bicarbonate 碳酸氢钠溶液		●	
Sodium Chloride 0.9% 0.9% 氯化钠溶液	●		

药 品	可配伍	忌配伍	可 变
Allopurinol Sodium 别嘌醇钠	●		
Amifostine 氨磷汀	●		
Amphotericin B Cholesteryl Sulfate Complex 两性霉素 B－硫酸胆甾醇酯复合物		●	
Anidulafungin 阿尼芬净	●		
Aztreonam 氨曲南	●		
Cefepime Hydrochloride 盐酸头孢吡肟	●		
Cisplatin 顺铂	●		
Cladribine 克拉屈滨	●		
Doxorubicin Hydrochloride Liposome Injection 盐酸多柔比星脂质体注射液	●		
Etoposide 依托泊苷	●		
Etoposide Phosphate 依托泊苷磷酸酯	●		
Filgrastim 非格司亭	●		
Fludarabine Phosphate 磷酸氟达拉滨	●		

药　品	可配伍	忌配伍	可　变
Fluorouracil 氟尿嘧啶		●	
Gemcitabine Hydrochloride 盐酸吉西他滨	●		
Granisetron Hydrochloride 盐酸格拉司琼	●		
Ifosfamide 异环磷酰胺	●		
Lansoprazole 兰索拉唑		●	
Linezolid 利奈唑胺	●		
Melphalan Hydrochloride 盐酸美法仑	●		
Mesna 美司钠		●	
Ondansetron Hydrochloride 盐酸昂丹司琼	●		
Oxaliplatin 奥沙利铂	●		
Paclitaxel 紫杉醇	●		
Palonosetron Hydrochloride 盐酸帕洛诺司琼	●		
Pemetrexed Disodium 培美曲塞二钠	●		
Piperacillin Sodium-Tazobactam Sodium 哌拉西林钠－他唑巴坦钠	●		
Propofol 丙泊酚	●		
Sargramostim 沙格司亭	●		
Teniposide 替尼泊苷	●		
Thiotepa 塞替派	●		
Topotecan Hydrochloride 盐酸拓扑替康	●		
Vinorelbine Tartrate 酒石酸长春瑞滨	●		

Cefazolin Sodium

头孢唑林钠

【描述】 一种半合成的头孢菌素类抗生素。

【制品】 **Ancef**，凯复草(**Kefzol**)：500mg/瓶和1g/瓶；便携输液装置（piggyback）包装，10g/瓶和20g/瓶。pH值：制备后溶液为4.5~6。

【制备】 500mg/瓶用2ml、1g/瓶用2.5ml灭菌注射用水、或含抑菌剂的注射用水、或0.9%氯化钠溶液溶解，分别配制成浓度为225mg/ml和330mg/ml的注射液。其中灭菌注射用水和含抑菌剂注射用水对于两种瓶装皆可用，而0.9%氯化钠溶液只能用于500mg/瓶的溶解。用于静脉直接注射时，将制备的注射液用5~10ml灭菌注射用水进一步稀释。

【用法】 用于（肌肉丰富处）深部肌内注射。用于静脉直接注射应缓慢，注射时间3~5min，或用输液管调节持续性静脉滴注。持续性或间歇性的静脉滴注用50~100ml相容的稀释溶液稀释。

【稳定性】 未开启的本品在室温下避光贮存。厂商建议配制好的注射液可在室温下最多保存24h，或冷藏保存10d。配制好的注射液冷藏可能出现结晶。

配伍禁忌表

溶　液	可配伍	忌配伍	可　变
Dextrose 5% 5% 葡萄糖溶液	●		
Dextrose 5% in Ringer's Injection, Lactated 5% 葡萄糖乳酸盐林格注射液	●		
Dextrose 5% in Sodium Chloride 0.2%, 0.45%, & 0.9% 5% 葡萄糖 0.2% 或 0.45% 或 0.9% 氯化钠溶液	●		
Ringer's Injection 林格注射液	●		
Ringer's Injection, Lactated 乳酸盐林格注射液	●		
Sodium Chloride 0.9% 0.9% 氯化钠溶液	●		

药　品	可配伍	忌配伍	可　变
Acyclovir Sodium 阿昔洛韦钠	●		
Allopurinol Sodium 别嘌醇钠	●		
Amifostine 氨磷汀	●		
Amikacin Sulfate 硫酸阿米卡星		●	
Amiodarone Hydrochloride 盐酸胺碘酮			●
Amobarbital Sodium 异戊巴比妥钠		●	
Amphotericin B Cholesteryl Sulfate Complex 两性霉素 B－硫酸胆甾醇酯复合物		●	
Anakinra 阿那白滞素			●
Anidulafungin 阿尼芬净	●		
Ascorbic Acid Injection 维生素 C 注射液		●	

药　品	可配伍	忌配伍	可　变
Atracurium Besylate 苯磺酸阿曲库铵			●
Aztreonam 氨曲南	●		
Bivalirudin 比伐卢定	●		
Bleomycin Sulfate 硫酸博来霉素		●	
Calcium Gluconate 葡萄糖酸钙			●
Cimetidine Hydrochloride 盐酸西咪替丁			●
Cisatracurium Besylate 苯磺酸顺阿曲库铵			●
Clindamycin Phosphate 磷酸克林霉素	●		
Colistimethate Sodium 多粘菌素 E 甲磺酸钠		●	
Cyclophosphamide 环磷酰胺	●		
Dexmedetomidine Hydrochloride 盐酸右美托咪啶	●		
Diltiazem Hydrochloride 盐酸地尔硫䓬	●		
Dimenhydrinate 茶苯海明	●		
Docetaxel 多西他赛	●		
Doxapram Hydrochloride 盐酸多沙普仑	●		
Doxorubicin Hydrochloride Liposome Injection 盐酸多柔比星脂质体注射液	●		
Enalaprilat 依那普利拉	●		
Esmolol Hydrochloride 盐酸艾司洛尔	●		
Etoposide Phosphate 依托泊苷磷酸酯	●		
Famotidine 法莫替丁	●		
Fenoldopam Mesylate 甲磺酸非诺多泮	●		
Filgrastim 非格司亭	●		
Fluconazole 氟康唑	●		
Fludarabine Phosphate 磷酸氟达拉滨	●		
Foscarnet Sodium 膦甲酸钠	●		
Gallium Nitrate 硝酸镓	●		

药　品	可配伍	忌配伍	可　变
Gemcitabine Hydrochloride 盐酸吉西他滨	●		
Granisetron Hydrochloride 盐酸格拉司琼	●		
Heparin Sodium 肝素钠	●		
Hetastarch in Sodium Chloride 0.9% 羟乙基淀粉 0.9% 氯化钠溶液			●
Hextend 羟乙基淀粉电解质平衡溶液	●		
Hydromorphone Hydrochloride 盐酸氢吗啡酮			●
Idarubicin Hydrochloride 盐酸伊达比星		●	
Insulin, Regular 正规胰岛素	●		
Labetalol Hydrochloride 盐酸拉贝洛尔	●		
Lansoprazole 兰索拉唑		●	
Lidocaine Hydrochloride 盐酸利多卡因			●
Linezolid 利奈唑胺	●		
Magnesium Sulfate 硫酸镁	●		
Melphalan Hydrochloride 盐酸美法仑	●		
Meperidine Hydrochloride 盐酸哌替啶	●		
Metronidazole 甲硝唑	●		
Midazolam Hydrochloride 盐酸咪达唑仑	●		
Milrinone Lactate 乳酸米力农	●		
Morphine Sulfate 硫酸吗啡	●		
Multivitamins 复合维生素制剂	●		
Nicardipine Hydrochloride 盐酸尼卡地平	●		
Ondansetron Hydrochloride 盐酸昂丹司琼	●		
Pancuronium Bromide 泮库溴铵	●		
Pantoprazole Sodium 泮托拉唑钠			●
Pemetrexed Disodium 培美曲塞二钠		●	
Pentamidine Isethionate 依西酸喷他脒		●	

药　品	可配伍	忌配伍	可　变
Pentobarbital Sodium 戊巴比妥钠		●	
Promethazine Hydrochloride 盐酸异丙嗪			●
Propofol 丙泊酚	●		
Ranitidine Hydrochloride 盐酸雷尼替丁			●
Remifentanil Hydrochloride 盐酸瑞芬太尼	●		
Sargramostim 沙格司亭	●		
Tacrolimus 他克莫司	●		
Teniposide 替尼泊苷	●		
Theophylline 茶碱	●		
Thiotepa 塞替派	●		
Vancomycin Hydrochloride 盐酸万古霉素			●
Vecuronium Bromide 维库溴铵	●		
Verapamil Hydrochloride 盐酸维拉帕米	●		
Vinorelbine Tartrate 酒石酸长春瑞滨		●	
Warfarin Sodium 华法林钠	●		

Cefepime Hydrochloride
盐酸头孢吡肟

【描述】 一种半合成的头孢菌素类抗生素。

【制品】 **马斯平（Maxipime）**：500mg/ 瓶、1g/ 瓶或 2g/ 瓶；以及 1g 和 2g 输液容器装。pH 值：制备后溶液为 4 ~ 6。

【制备】 用于深部肌内注射，500mg/瓶和1g/瓶分别用1.3ml和2.4ml相容的溶液溶解，配制成浓度为280mg/ml的注射液，稀释溶液可选用灭菌注射用水、0.9%氯化钠溶液、5%葡萄糖溶液、0.5% 或 1% 盐酸利多卡因、含抑菌剂的注射用水等。

用于静脉注射，用相容的输液溶液溶解。500mg/ 瓶和 1g/ 瓶分别用 5ml 和 10ml 输液溶液配制成浓度为 100mg/ml 的注射液。2g/ 瓶用 10ml 输液溶液配制成浓度为 160mg/ml 的注射液。1g 和 2g 输液容器装，用 50 ~ 100ml 相容的输液溶液配制成注射液。

【用法】 用于深部肌内注射或间歇性静脉滴注，滴注时间 30min 以上。

【稳定性】 未开启的本品在 2 ~ 25℃下避光贮存。溶液呈无色至琥珀色。配制好的注射液在 20 ~ 25℃的室温下 24h 内保持稳定，冷藏 7d 内保持稳定。

配伍禁忌表

溶　液	可配伍	忌配伍	可　变
Dextrose 5% & 10% 5% 或 10% 葡萄糖溶液	●		
Dextrose 5% in Ringer's Injection, Lactated 5% 葡萄糖乳酸盐林格注射液	●		
Dextrose 5% in Sodium Chloride 0.9% 5% 葡萄糖 0.9% 氯化钠溶液	●		
Sodium Chloride 0.9% 0.9% 氯化钠溶液	●		

药　品	可配伍	忌配伍	可　变
Acetylcysteine 乙酰半胱氨酸		●	
Acyclovir Sodium 阿昔洛韦钠		●	
Amikacin Sulfate 硫酸阿米卡星	●		
Aminophylline 氨茶碱		●	
Amphotericin B 两性霉素 B		●	
Amphotericin B Cholesteryl Sulfate Complex 两性霉素 B－硫酸胆甾醇酯复合物		●	
Ampicillin Sodium 氨苄西林钠			●
Ampicillin Sodium-Sulbactam Sodium 氨苄西林钠－舒巴坦钠	●		
Anidulafungin 阿尼芬净	●		
Aztreonam 氨曲南	●		
Bivalirudin 比伐卢定	●		
Bleomycin Sulfate 硫酸博来霉素	●		
Bumetanide 布美他尼	●		
Buprenorphine Hydrochloride 盐酸丁丙诺啡	●		
Butorphanol Tartrate 酒石酸布托啡诺	●		

药　品	可配伍	忌配伍	可　变
Calcium Gluconate 葡萄糖酸钙	●		
Carboplatin 卡铂	●		
Carmustine 卡莫司汀	●		
Chlordiazepoxide Hydrochloride 盐酸氯氮草		●	
Chlorpromazine Hydrochloride 盐酸氯丙嗪		●	
Cimetidine Hydrochloride 盐酸西咪替丁		●	
Ciprofloxacin 环丙沙星		●	
Cisplatin 顺铂		●	
Clindamycin Phosphate 磷酸克林霉素	●		
Cyclophosphamide 环磷酰胺	●		
Cytarabine 阿糖胞苷	●		
Dacarbazine 达卡巴嗪		●	
Dactinomycin 放线菌素 D	●		
Daunorubicin Hydrochloride 盐酸柔红霉素		●	
Dexamethasone Sodium Phosphate 地塞米松磷酸钠	●		
Dexmedetomidine Hydrochloride 盐酸右美托咪啶	●		
Diazepam 地西泮		●	
Diphenhydramine Hydrochloride 盐酸苯海拉明		●	
Dobutamine Hydrochloride 盐酸多巴酚丁胺			●
Docetaxel 多西他赛	●		
Dopamine Hydrochloride 盐酸多巴胺			●
Doxorubicin Hydrochloride 盐酸多柔比星		●	
Doxorubicin Hydrochloride Liposome Injection 盐酸多柔比星脂质体注射液	●		
Droperidol 氟哌利多		●	

药　品	可配伍	忌配伍	可　变
Enalaprilat 依那普利拉		●	
Erythromycin Lactobionate 乳糖酸红霉素		●	
Etoposide 依托泊苷		●	
Etoposide Phosphate 依托泊苷磷酸酯		●	
Famotidine 法莫替丁		●	
Fenoldopam Mesylate 甲磺酸非诺多泮	●		
Filgrastim 非格司亭		●	
Floxuridine 氟尿苷		●	
Fluconazole 氟康唑	●		
Fludarabine Phosphate 磷酸氟达拉滨	●		
Fluorouracil 氟尿嘧啶	●		
Furosemide 呋塞米	●		
Gallium Nitrate 硝酸镓		●	
Ganciclovir Sodium 更昔洛韦钠		●	
Gentamicin Sulfate 硫酸庆大霉素		●	
Granisetron Hydrochloride 盐酸格拉司琼	●		
Haloperidol Lactate 乳酸氟哌啶醇		●	
Heparin Sodium 肝素钠	●		
Hextend 羟乙基淀粉电解质平衡溶液	●		
Hydrocortisone Sodium Phosphate 氢化可的松磷酸钠	●		
Hydrocortisone Sodium Succinate 氢化可的松琥珀酸钠	●		
Hydromorphone Hydrochloride 盐酸氢吗啡酮	●		
Hydroxyzine Hydrochloride 盐酸羟嗪		●	
Idarubicin Hydrochloride 盐酸伊达比星		●	
Ifosfamide 异环磷酰胺		●	

药　品	可配伍	忌配伍	可　变
Imipenem-Cilastatin Sodium 亚胺培南－西司他丁钠	●		
Insulin, Regular 正规胰岛素	●		
Isosorbide Dinitrate 硝酸异山梨酯	●		
Ketamine Hydrochloride 盐酸氯胺酮	●		
Lansoprazole 兰索拉唑		●	
Leucovorin Calcium 亚叶酸钙	●		
Lorazepam 劳拉西泮	●		
Magnesium Sulfate 硫酸镁		●	
Mannitol 甘露醇		●	
Mechlorethamine Hydrochloride 盐酸氮芥		●	
Melphalan 美法仑	●		
Meperidine Hydrochloride 盐酸哌替啶		●	
Mesna 美司钠	●		
Methotrexate Sodium 甲氨蝶呤钠	●		
Methylprednisolone Sodium Succinate 甲泼尼龙琥珀酸钠	●		
Metoclopramide Hydrochloride 盐酸甲氧氯普胺		●	
Metronidazole 甲硝唑			●
Midazolam Hydrochloride 盐酸咪达唑仑		●	
Milrinone Lactate 乳酸米力农	●		
Mitomycin 丝裂霉素		●	
Mitoxantrone Hydrochloride 盐酸米托蒽醌		●	
Morphine Sulfate 硫酸吗啡		●	
Nalbuphine Hydrochloride 盐酸纳布啡		●	
Nicardipine Hydrochloride 盐酸尼卡地平		●	
Ondansetron Hydrochloride 盐酸昂丹司琼		●	

Cefepime Hydrochloride 盐酸头孢吡肟

药　品	可配伍	忌配伍	可　变
Paclitaxel 紫杉醇	●		
Phenytoin Sodium 苯妥英钠		●	
Piperacillin Sodium-Tazobactam Sodium 哌拉西林钠 - 他唑巴坦钠	●		
Potassium Chloride 氯化钾	●		
Prochlorperazine Edisylate 乙二磺酸丙氯拉嗪		●	
Promethazine Hydrochloride 盐酸异丙嗪		●	
Propofol 丙泊酚			●
Ranitidine Hydrochloride 盐酸雷尼替丁	●		
Remifentanil Hydrochloride 盐酸瑞芬太尼	●		
Sargramostim 沙格司亭	●		
Sodium Bicarbonate 碳酸氢钠	●		
Streptozocin 链佐星		●	
Sufentanil Citrate 枸橼酸舒芬太尼	●		
Theophylline 茶碱			●
Thiotepa 塞替派	●		
Ticarcillin Disodium-Clavulanate Potassium 替卡西林钠 - 克拉维酸钾	●		
Tobramycin Sulfate 硫酸妥布霉素			●
Trimethoprim-Sulfamethoxazole 复方磺胺甲噁唑（甲氧苄啶 – 磺胺甲噁唑）	●		
Uradipil Hydrochloride 盐酸乌拉地尔	●		
Valproate Sodium 丙戊酸钠	●		
Vancomycin Hydrochloride 盐酸万古霉素			●
Vinblastine Sulfate 硫酸长春碱		●	
Vincristine Sulfate 硫酸长春新碱		●	
Zidovudine 齐多夫定	●		

Cefotaxime Sodium

头孢噻肟钠

【描述】 一种半合成的头孢菌素类抗生素。

【制品】 **凯福隆（Claforan）**：500mg/ 瓶、1g/ 瓶或 2g/ 瓶，1g/ 输液容器装，2g/ 输液容器装。pH 值：制备后溶液为 5 ~ 7.5。

【制备】 用于静脉注射，500mg/瓶、1g/瓶和2g/瓶分别用10ml灭菌注射用水配制成浓度为50mg/ml，95mg/ml，180mg/ml的注射液。用于肌内注射，1g/瓶用3ml灭菌注射用水或含抑菌剂的注射用水稀释配制成浓度为 300mg/ml 的注射液，2g/ 瓶用 5ml 灭菌注射用水或含抑菌剂的注射用水配制成浓度为 330mg/ml 的注射液。

1g或2g/输液瓶装，用5%葡萄糖溶液或0.9%氯化钠溶液50ml或 100ml 稀释配制成注射液。

【用法】 用于深部肌内注射和静脉注射，静脉直接注射 3 ~ 5min，或持续性或间歇性静脉滴注 20 ~ 30min。

【稳定性】 溶液颜色呈淡黄色至琥珀色，变色表示药品失效。在室温下贮存，粉针剂和溶液应避免高温和过多光照。

配制好的浓度为 10 ~ 95mg/ml 的注射液在室温下 24h 内保持稳定，浓度高于 95mg/ml 的注射液在室温下 12h 内保持稳定。注射液冷藏至少 7d 内保持稳定。用 5% 葡萄糖溶液或 0.9% 氯化钠溶液稀释后装在塑料袋中的注射液，在室温下 24h 内保持稳定，冷藏 5d 内保持稳定。冷冻溶液 13 周内保持稳定。

配伍禁忌表

溶　液	可配伍	忌配伍	可　变
Dextrose 5% & 10% 5% 或 10% 葡萄糖溶液	●		
Dextrose 5% in Sodium Chloride 0.2%, 0.45%, & 0.9% 5% 葡萄糖 0.2% 或 0.45% 或 0.9% 氯化钠溶液	●		
Ringer's Injection, Lactated 乳酸盐林格注射液	●		
Sodium Bicarbonate 5% 5% 碳酸氢钠溶液		●	
Sodium Chloride 0.9% 0.9% 氯化钠溶液	●		

药　品	可配伍	忌配伍	可　变
Acyclovir Sodium 阿昔洛韦钠	●		
Allopurinol Sodium 别嘌醇钠		●	
Amifostine 氨磷汀	●		
Amikacin Sulfate 硫酸阿米卡星			●
Aminophylline 氨茶碱		●	
Anakinra 阿那白滞素			●
Azithromycin 阿奇霉素		●	
Aztreonam 氨曲南	●		
Bivalirudin 比伐卢定	●		
Caffeine Citrate 枸橼酸咖啡因	●		
Cisatracurium Besylate 苯磺酸顺阿曲库铵			●
Clindamycin Phosphate 磷酸克林霉素	●		
Cyclophosphamide 环磷酰胺	●		

药　品	可配伍	忌配伍	可　变
Dexmedetomidine Hydrochloride 盐酸右美托咪啶	●		
Diltiazem Hydrochloride 盐酸地尔硫䓬	●		
Dimenhydrinate 茶苯海明	●		
Docetaxel 多西他赛	●		
Doxapram Hydrochloride 盐酸多沙普仑		●	
Etoposide Phosphate 依托泊苷磷酸酯	●		
Famotidine 法莫替丁	●		
Fenoldopam Mesylate 甲磺酸非诺多泮	●		
Filgrastim 非格司亭		●	
Fluconazole 氟康唑		●	
Fludarabine Phosphate 磷酸氟达拉滨	●		
Gemcitabine Hydrochloride 盐酸吉西他滨		●	
Gentamicin Sulfate 硫酸庆大霉素			●
Granisctron Hydrochloride 盐酸格拉司琼	●		
Heparin Sodium 肝素钠	●		
Hetastarch in Sodium Chloride 0.9% 羟乙基淀粉 0.9% 氯化钠溶液		●	
Hextend 羟乙基淀粉电解质平衡溶液	●		
Hydromorphone Hydrochloride 盐酸氢吗啡酮	●		
Levofloxacin 左氧氟沙星	●		
Lorazepam 劳拉西泮	●		
Magnesium Sulfate 硫酸镁	●		
Meperidine Hydrochloride 盐酸哌替啶	●		
Metronidazole 甲硝唑	●		
Midazolam Hydrochloride 盐酸咪达唑仑	●		
Milrinone Lactate 乳酸米力农	●		

药　品	可配伍	忌配伍	可　变
Morphine Sulfate 硫酸吗啡	●		
Ondansetron Hydrochloride 盐酸昂丹司琼	●		
Pantoprazole Sodium 泮托拉唑钠		●	
Pemetrexed Disodium 培美曲塞二钠		●	
Pentamidine Isethionate 依西酸喷他脒		●	
Propofol 丙泊酚	●		
Remifentanil Hydrochloride 盐酸瑞芬太尼	●		
Sargramostim 沙格司亭	●		
Sodium Bicarbonate 碳酸氢钠		●	
Teniposide 替尼泊苷	●		
Thiotepa 塞替派	●		
Vancomycin Hydrochloride 盐酸万古霉素			●
Verapamil Hydrochloride 盐酸维拉帕米	●		
Vinorelbine Tartrate 酒石酸长春瑞滨	●		

Cefoxitin Sodium
头孢西丁钠

【描述】 一种半合成的头孢菌素类抗生素。

【制品】 美福仙（**Mefoxin**）：1g/瓶和2g/瓶，PVC袋装或输液瓶装。pH值：制备后溶液为4.2～7。

【制备】 用于静脉注射，粉针剂使用灭菌注射用水溶解，输液瓶装的本品可以使用任何相容的稀释溶液溶解。

规格	给药途径	稀释溶液量（ml）	制备后浓度（mg/ml）
1g/瓶	静脉内	10	95
1g/输液瓶	静脉内	50或100	20或10
2g/瓶	静脉内	10或20	180或95
2g/输液瓶	静脉内	50或100	40或20

【用法】 用于静脉滴注或静脉直接注射3～5min，或经静脉输液导管给药。

【稳定性】 溶液颜色呈无色至淡琥珀色，贮存期间本品有变暗趋势，但并不影响其药效。制备好的注射液在室温下48h内保持稳定，冷藏至少7d内保持稳定。冷冻溶液至少26周内保持药效。塑料注射器、输液装置或过滤器不吸附本品。

配伍禁忌表

溶 液	可配伍	忌配伍	可 变
Dextrose 5% & 10% 5% 或 10% 葡萄糖溶液	●		
Dextrose 5% in Ringer's Injection, Lactated 5% 葡萄糖乳酸盐林格注射液	●		
Dextrose 5% in Sodium Chloride 0.2%, 0.45%, & 0.9% 5% 葡萄糖 0.2% 或 0.45% 或 0.9% 氯化钠溶液	●		
Invert Sugar 5% & 10% in Water 5% 或 10% 转化糖溶液	●		
Ringer's Injection 林格注射液	●		
Ringer's Injection, Lactated 乳酸盐林格注射液	●		
Sodium Chloride 0.9% 0.9% 氯化钠溶液	●		

药 品	可配伍	忌配伍	可 变
Acyclovir Sodium 阿昔洛韦钠	●		
Amifostine 氨磷汀	●		
Amikacin Sulfate 硫酸阿米卡星			●
Amphotericin B Cholesteryl Sulfate Complex 两性霉素 B- 硫酸胆甾醇酯复合物	●		
Anakinra 阿那白滞素			●
Anidulafungin 阿尼芬净	●		
Aztreonam 氨曲南			●
Bivalirudin 比伐卢定	●		

药　品	可配伍	忌配伍	可　变
Cimetidine Hydrochloride 盐酸西咪替丁	●		
Cisatracurium Besylate 苯磺酸顺阿曲库铵			●
Clindamycin Phosphate 磷酸克林霉素	●		
Cyclophosphamide 环磷酰胺	●		
Dexmedetomidine Hydrochloride 盐酸右美托咪啶	●		
Diltiazem Hydrochloride 盐酸地尔硫䓬	●		
Docetaxel 多西他赛	●		
Doxorubicin Hydrochloride Liposome Injection 盐酸多柔比星脂质体注射液	●		
Etoposide Phosphate 依托泊苷磷酸酯	●		
Famotidine 法莫替丁	●		
Fenoldopam Mesylate 甲磺酸非诺多泮		●	
Filgrastim 非格司亭		●	
Fluconazole 氟康唑	●		
Foscarnet Sodium 膦甲酸钠	●		
Gemcitabine Hydrochloride 盐酸吉西他滨	●		
Gentamicin Sulfate 硫酸庆大霉素			●
Granisetron Hydrochloride 盐酸格拉司琼	●		
Heparin Sodium 肝素钠	●		
Hetastarch in Sodium Chloride 0.9% 羟乙基淀粉 0.9% 氯化钠溶液		●	
Hextend 羟乙基淀粉电解质平衡溶液	●		
Hydromorphone Hydrochloride 盐酸氢吗啡酮	●		
Kanamycin Sulfate 硫酸卡那霉素	●		
Lansoprazole 兰索拉唑		●	
Lidocaine Hydrochloride 盐酸利多卡因	●		

药　品	可配伍	忌配伍	可　变
Linezolid 利奈唑胺	●		
Magnesium Sulfate 硫酸镁	●		
Meperidine Hydrochloride 盐酸哌替啶	●		
Metronidazole 甲硝唑			●
Morphine Sulfate 硫酸吗啡	●		
Ondansetron Hydrochloride 盐酸昂丹司琼	●		
Pantoprazole Sodium 泮托拉唑钠		●	
Pemetrexed Disodium 培美曲塞二钠		●	
Pentamidine Isethionate 依西酸喷他脒		●	
Propofol 丙泊酚	●		
Ranitidine Hydrochloride 盐酸雷尼替丁			●
Remifentanil Hydrochloride 盐酸瑞芬太尼	●		
Sodium Bicarbonate 碳酸氢钠	●		
Teniposide 替尼泊苷	●		
Thiotepa 塞替派	●		
Tobramycin Sulfate 硫酸妥布霉素			●
Vancomycin Hydrochloride 盐酸万古霉素			●
Verapamil Hydrochloride 盐酸维拉帕米	●		

Ceftazidime
头孢他啶

【描述】 一种半合成的头孢菌素类抗生素。

【制品】 **Fortaz，Tazicef，Tazidime**：500mg/ 瓶，1g/ 瓶，2g/ 瓶，以及输液瓶装。pH 值：制备后溶液为 5 ~ 8。

【制备】 用于深部肌内注射，含量为500mg和1g的本品分别选用1.5ml和3ml灭菌注射用水、含抑菌剂的注射用水、0.5% ~ 1%盐酸利多卡因溶液配制成注射液。

用于静脉直接注射，含量为 500mg、1g 和 2g 的本品分别用 5ml、10ml 和 10ml 相容的稀释溶液（如灭菌注射用水）配制成注射液。溶解过程中产生二氧化碳，但在 1 ~ 2min 内溶液变澄清。配制后的注射液可加入相容的溶液用于静脉滴注。

【用法】 用于深部肌内注射和静脉注射，静脉直接注射应持续 3 ~ 5min，或间歇性静脉滴注应持续 15 ~ 30min。

【稳定性】 配制好的注射液颜色呈淡黄色至琥珀色，贮存期间可能变暗，但不影响药效。溶液稳定性因不同品牌药品而不同。Fortaz 和 Tazidime 用灭菌注射用水配制成浓度为 95 ~ 280mg/ml 的注射液，在室温下 24h 内保持稳定，Fortaz 冷藏 7d 内保持稳定，Tazidime 冷藏 10d 内保持稳定。塑料或玻璃容器不吸附本品，不会引起本品的损失。

配伍禁忌表

溶　液	可配伍	忌配伍	可　变
Dextrose 5% & 10% 5% 或 10% 葡萄糖溶液	●		
Dextrose 5% in Sodium Chloride 0.2%, 0.45%, & 0.9% 5% 葡萄糖 0.2% 或 0.45% 或 0.9% 氯化钠溶液	●		
Ringer's Injection 林格注射液	●		
Ringer's Injection, Lactated 乳酸盐林格注射液	●		
Sodium Chloride 0.9% 0.9% 氯化钠溶液	●		

药　品	可配伍	忌配伍	可　变
Acetylcysteine 乙酰半胱氨酸		●	
Acyclovir Sodium 阿昔洛韦钠	●		
Allopurinol Sodium 别嘌醇钠	●		
Amifostine 氨磷汀	●		
Amikacin Sulfate 硫酸阿米卡星			●
Aminophylline 氨茶碱			●
Amiodarone Hydrochloride 盐酸胺碘酮		●	
Amphotericin B Cholesteryl Sulfate Complex 两性霉素 B- 硫酸胆甾醇酯复合物		●	
Anidulafungin 阿尼芬净	●		
Azithromycin 阿奇霉素		●	
Aztreonam 氨曲南	●		
Bivalirudin 比伐卢定	●		

药　品	可配伍	忌配伍	可　变
Cimetidine Hydrochloride 盐酸西咪替丁	●		
Ciprofloxacin 环丙沙星			●
Cisatracurium Besylate 苯磺酸顺阿曲库铵			●
Clindamycin Phosphate 磷酸克林霉素	●		
Daptomycin 达托霉素	●		
Dexmedetomidine Hydrochloride 盐酸右美托咪啶	●		
Diltiazem Hydrochloride 盐酸地尔硫䓬	●		
Dimenhydrinate 茶苯海明	●		
Docetaxel 多西他赛	●		
Dobutamine Hydrochloride 盐酸多巴酚丁胺			●
Dopamine Hydrochloride 盐酸多巴胺	●		
Doxapram Hydrochloride 盐酸多沙普仑	●		
Doxorubicin Hydrochloride Liposome Injection 盐酸多柔比星脂质体注射液		●	
Drotrecogin Alfa （Activated） α- 屈曲可近（重组人活化蛋白 C）			●
Enalaprilat 依那普利拉	●		
Epinephrine Hydrochloride 盐酸肾上腺素	●		
Erythromycin Lactobionate 乳糖酸红霉素		●	
Esmolol Hydrochloride 盐酸艾司洛尔	●		
Etoposide Phosphate 依托泊苷磷酸酯	●		
Famotidine 法莫替丁	●		
Fenoldopam Mesylate 甲磺酸非诺多泮	●		
Filgrastim 非格司亭	●		
Fluconazole 氟康唑			●
Fludarabine Phosphate 磷酸氟达拉滨	●		
Foscarnet Sodium 膦甲酸钠	●		

药　品	可配伍	忌配伍	可　变
Furosemide 呋塞米	●		
Gallium Nitrate 硝酸镓	●		
Gemcitabine Hydrochloride 盐酸吉西他滨	●		
Gentamicin Sulfate 硫酸庆大霉素			●
Granisetron Hydrochloride 盐酸格拉司琼	●		
Heparin Sodium 肝素钠	●		
Hextend 羟乙基淀粉电解质平衡溶液	●		
Hydromorphone Hydrochloride 盐酸氢吗啡酮	●		
Idarubicin Hydrochloride 盐酸伊达比星		●	
Insulin, Regular 正规胰岛素	●		
Isosorbide Dinitrate 硝酸异山梨酯	●		
Ketamine Hydrochloride 盐酸氯胺酮	●		
Labetalol Hydrochloride 盐酸拉贝洛尔	●		
Lansoprazole 兰索拉唑		●	
Linezolid 利奈唑胺	●		
Melphalan Hydrochloride 盐酸美法仑	●		
Meperidine Hydrochloride 盐酸哌替啶	●		
Methylprednisolone Sodium Succinate 甲泼尼龙琥珀酸钠	●		
Metronidazole 甲硝唑	●		
Midazolam Hydrochloride 盐酸咪达唑仑		●	
Milrinone Lactate 乳酸米力农	●		
Morphine Sulfate 硫酸吗啡	●		
Nicardipine Hydrochloride 盐酸尼卡地平			●
Ondansetron Hydrochloride 盐酸昂丹司琼	●		
Paclitaxel 紫杉醇	●		
Pantoprazole Sodium 泮托拉唑钠		●	

药　品	可配伍	忌配伍	可　变
Pemetrexed Disodium 培美曲塞二钠		●	
Pentamidine Isethionate 依西酸喷他脒		●	
Phenytoin Sodium 苯妥英钠		●	
Potassium Chloride 氯化钾	●		
Propofol 丙泊酚			●
Ranitidine Hydrochloride 盐酸雷尼替丁			●
Remifentanil Hydrochloride 盐酸瑞芬太尼	●		
Sargramostim 沙格司亭			●
Sufentanil Citrate 枸橼酸舒芬太尼	●		
Tacrolimus 他克莫司	●		
Theophylline 茶碱			●
Thiotepa 塞替派	●		
Tobramycin Sulfate 硫酸妥布霉素	●		
Uradipil Hydrochloride 盐酸乌拉地尔	●		
Valproate Sodium 丙戊酸钠	●		
Vancomycin Hydrochloride 盐酸万古霉素			●
Vinorelbine Tartrate 酒石酸长春瑞滨	●		
Warfarin Sodium 华法林钠		●	
Zidovudine 齐多夫定	●		

Ceftizoxime Sodium
头孢唑肟钠

【描述】 一种半合成的头孢菌素类抗生素。

【制品】 施福泽（Cefizox）：500mg/瓶、1g/瓶和2g/瓶，1g或2g便携输液装置（piggyback）包装。pH值：制备后溶液为6~8。

【制备】 用于肌内注射，含量为500mg、1g和2g的本品，分别用1.5ml、3ml和6ml灭菌注射用水配制成浓度分别为280mg/ml、270mg/ml和270mg/ml的注射液。

用于静脉注射，含量为500mg、1g和2g的本品，分别用5ml、10ml和20ml灭菌注射用水配制成浓度为95mg/ml的注射液。

用于静脉注射，1g或2g便携输液装置包装的本品，用50~100ml的0.9%氯化钠溶液或其他相容的稀释溶液配制成浓度分别为20~10mg/ml（针对1g/瓶）和40~20mg/ml（针对2g/瓶）的静脉滴注液。

【用法】 用于深部肌内注射和静脉注射，静脉直接注射至少应持续3~5min，静脉滴注应持续15~30min。肌内注射剂量为2g时，应等分后选择不同部位（的肌肉丰富处）深部注射。

【稳定性】 配制好的注射液颜色呈无色至琥珀色，贮存期间变暗。浓度为95mg/ml的静脉注射液在室温下24h内保持稳定，冷藏4d内保持稳定。浓度为270~280mg/ml的肌内注射液在室温下16h内保持稳定。用相容的溶液稀释的静脉滴注液在室温下24h内保持稳定，冷藏4d内保持稳定。

配伍禁忌表

溶　液	可配伍	忌配伍	可　变
Dextrose 5% 5% 葡萄糖溶液	●		
Dextrose 5% in Sodium Chloride 0.2%, 0.45%, & 0.9% 5% 葡萄糖 0.2% 或 0.45% 或 0.9% 氯化钠溶液	●		
Ringer's Injection, Lactated 乳酸盐林格注射液	●		
Sodium Chloride 0.9% 0.9% 氯化钠溶液	●		

药　品	可配伍	忌配伍	可　变
Acyclovir Sodium 阿昔洛韦钠	●		
Allopurinol Sodium 别嘌醇钠	●		
Amifostine 氨磷汀	●		
Amiodarone Hydrochloride 盐酸胺碘酮	●		
Amphotericin B Cholesteryl Sulfate Complex 两性霉素 B- 硫酸胆甾醇酯复合物	●		
Anidulafungin 阿尼芬净	●		
Aztreonam 氨曲南	●		
Bivalirudin 比伐卢定	●		
Cisatracurium Besylate 苯磺酸顺阿曲库铵			●
Clindamycin Phosphate 磷酸克林霉素	●		
Dexmedetomidine Hydrochloride 盐酸右美托咪啶	●		
Docetaxel 多西他赛	●		

药　品	可配伍	忌配伍	可　变
Doxorubicin Hydrochloride Liposome Injection 盐酸多柔比星脂质体注射液	●		
Enalaprilat 依那普利拉	●		
Esmolol Hydrochloride 盐酸艾司洛尔	●		
Etoposide Phosphate 依托泊苷磷酸酯	●		
Famotidine 法莫替丁	●		
Fenoldopam Mesylate 甲磺酸非诺多泮	●		
Filgrastim 非格司亭		●	
Fludarabine Phosphate 磷酸氟达拉滨	●		
Foscarnet Sodium 膦甲酸钠	●		
Gemcitabine Hydrochloride 盐酸吉西他滨	●		
Granisetron Hydrochloride 盐酸格拉司琼	●		
Hextend 羟乙基淀粉电解质平衡溶液	●		
Hydromorphone Hydrochloride 盐酸氢吗啡酮	●		
Labetalol Hydrochloride 盐酸拉贝洛尔	●		
Lansoprazole 兰索拉唑		●	
Linezolid 利奈唑胺	●		
Melphalan Hydrochloride 盐酸美法仑	●		
Meperidine Hydrochloride 盐酸哌替啶	●		
Metronidazole 甲硝唑	●		
Morphine Sulfate 硫酸吗啡	●		
Nicardipine Hydrochloride 盐酸尼卡地平	●		
Ondansetron Hydrochloride 盐酸昂丹司琼	●		
Pemetrexed Disodium 培美曲塞二钠	●		
Promethazine Hydrochloride 盐酸异丙嗪			●
Propofol 丙泊酚	●		
Ranitidine Hydrochloride 盐酸雷尼替丁	●		

药　品	可配伍	忌配伍	可　变
Remifentanil Hydrochloride 盐酸瑞芬太尼	●		
Sargramostim 沙格司亭	●		
Teniposide 替尼泊苷	●		
Thiotepa 塞替派	●		
Vancomycin Hydrochloride 盐酸万古霉素			●
Vinorelbine Tartrate 酒石酸长春瑞滨	●		

Ceftriaxone Sodium
头孢曲松钠

【描述】 一种半合成的头孢菌素类抗生素。

【制品】 罗氏芬（**Rocephin**）：250mg/瓶、500mg/瓶、1g/瓶、2g/瓶，以及便携输液装置（piggyback）包装。pH值：含本品1%的溶液约为6.7。

【制备】 用于肌内注射，含量为250mg、500mg、1g、2g的本品，分别用0.9ml、1.8ml、3.6ml、7.2ml相容的稀释溶液配制成浓度为250mg/ml的注射液。含量为1g和2g的本品，也可分别用2.1ml和4.2ml相容的稀释溶液配制成浓度为350mg/ml的注射液，供肌内注射。

用于静脉注射，含量为250mg、500mg、1g、2g的本品，分别用2.4ml、4.8ml、9.6ml、19.2ml相容的稀释溶液配制成浓度为100mg/ml的注射液。

1g/输液瓶装、2g/输液瓶装，分别用10ml、20ml相容的稀释溶液配制，再进一步稀释至50~100ml的注射液。

【用法】 用于深部肌内注射。用于间歇性静脉滴注，成人滴注时间15~30min，儿童10~30min。

【稳定性】 未开启的本品在室温下避光保存。溶液颜色呈淡黄色至琥珀色。配制好的浓度为250mg/ml的注射液在室温下24h内保持稳定，冷藏3d内保持稳定。大多数稀释溶液配制的浓度为100mg/ml的注射液在室温下3d内保持稳定，冷藏10d内保持稳定。

配伍禁忌表

溶　液	可配伍	忌配伍	可　变
Dextrose 5% & 10% 5% 或 10% 葡萄糖溶液	●		
Dextrose 5% in Sodium Chloride 0.45% & 0.9% 5% 葡萄糖 0.45% 或 0.9% 氯化钠溶液			●
Ringer's Injection, Lactated 乳酸盐林格注射液			●
Sodium Chloride 0.9% 0.9% 氯化钠溶液	●		

药　品	可配伍	忌配伍	可　变
Acyclovir Sodium 阿昔洛韦钠	●		
Allopurinol Sodium 别嘌醇钠	●		
Amikacin Sulfate 硫酸阿米卡星	●		
Aminophylline 氨茶碱		●	
Amiodarone Hydrochloride 盐酸胺碘酮	●		
Amphotericin B Cholesteryl Sulfate Complex 两性霉素 B– 硫酸胆甾醇酯复合物		●	
Anakinra 阿那白滞素			●
Anidulafungin 阿尼芬净	●		
Azithromycin 阿奇霉素		●	
Aztreonam 氨曲南	●		
Bivalirudin 比伐卢定	●		
Cisatracurium Besylate 苯磺酸顺阿曲库铵	●		
Clindamycin Phosphate 磷酸克林霉素		●	
Daptomycin 达托霉素	●		
Dexmedetomidine Hydrochloride 盐酸右美托咪啶	●		

药　品	可配伍	忌配伍	可　变
Diltiazem Hydrochloride 盐酸地尔硫䓬	●		
Docetaxel 多西他赛	●		
Doxorubicin Hydrochloride Liposome Injection 盐酸多柔比星脂质体注射液	●		
Drotrecogin Alfa（Activated）α- 屈曲可近（重组人活化蛋白 C）	●		
Etoposide Phosphate 依托泊苷磷酸酯	●		
Famotidine 法莫替丁	●		
Fenoldopam Mesylate 甲磺酸非诺多泮	●		
Filgrastim 非格司亭		●	
Fluconazole 氟康唑		●	
Fludarabine Phosphate 磷酸氟达拉滨	●		
Foscarnet Sodium 膦甲酸钠	●		
Gallium Nitrate 硝酸镓	●		
Gemcitabine Hydrochloride 盐酸吉西他滨	●		
Gentamicin Sulfate 硫酸庆大霉素			●
Granisetron Hydrochloride 盐酸格拉司琼	●		
Heparin Sodium 肝素钠	●		
Hextend 羟乙基淀粉电解质平衡溶液	●		
Labetalol Hydrochloride 盐酸拉贝洛尔		●	
Lansoprazole 兰索拉唑	●		
Lidocaine Hydrochloride 盐酸利多卡因			●
Linezolid 利奈唑胺			●
Melphalan Hydrochloride 盐酸美法仑	●		
Meperidine Hydrochloride 盐酸哌替啶	●		
Methotrexate Sodium 甲氨蝶呤钠	●		
Metronidazole 甲硝唑	●		
Morphine Sulfate 硫酸吗啡	●		

药　品	可配伍	忌配伍	可　变
Paclitaxel 紫杉醇	●		
Pantoprazole Sodium 泮托拉唑钠	●		
Pemetrexed Disodium 培美曲塞二钠	●		
Pentamidine Isethionate 依西酸喷他脒		●	
Propofol 丙泊酚	●		
Remifentanil Hydrochloride 盐酸瑞芬太尼	●		
Sargramostim 沙格司亭	●		
Sodium Bicarbonate 碳酸氢钠	●		
Tacrolimus 他克莫司	●		
Teniposide 替尼泊苷	●		
Theophylline 茶碱			●
Thiotepa 塞替派	●		
Vancomycin Hydrochloride 盐酸万古霉素			●
Vinorelbine Tartrate 酒石酸长春瑞滨		●	
Warfarin Sodium 华法林钠	●		
Zidovudine 齐多夫定	●		

Cefuroxime Sodium
头孢呋辛钠

【描述】 一种半合成的头孢菌素类抗生素。

【制品】 **Kefurox**，西力欣（**Zinacef**）：750mg/瓶、1.5g/瓶。pH 值：制备后溶液为 6～8.5。

【制备】 将粉针剂用灭菌注射用水或任何相容的溶液溶解稀释配制成注射液。

规格	给药途径	稀释溶液量(ml)	制备后浓度(mg/ml)
750mg/瓶	肌内	3	220
	静脉内	8	90
750mg/输液包	静脉内	100	7.5
1.5g/瓶	静脉内	16	90
1.5g/输液包	静脉内	100	15

【用法】 用于深部肌内注射和静脉注射，静脉直接注射应持续 3～5min，持续性或间歇性静脉滴注应持续 15～60min。

【稳定性】 未开启的本品在室温下避光保存。溶液颜色呈淡黄色至淡琥珀色。粉针剂和溶液贮存期间均有变暗趋势，但药效不会丢失。

配制好的注射液在室温下 24h 内保持稳定，冷藏 48h 内保持稳定。稀释于 5% 葡萄糖溶液或 0.9% 氯化钠溶液中的注射液在室温下 48h 内保持稳定。

配伍禁忌表

溶　液	可配伍	忌配伍	可　变
Dextrose 5% & 10% 5% 或 10% 葡萄糖溶液	●		
Dextrose 5% in Sodium Chloride 0.2%, 0.45%, & 0.9% 5% 葡萄糖 0.2% 或 0.45% 或 0.9% 氯化钠溶液	●		
Ringer's Injection 林格注射液	●		
Ringer's Injection, Lactated 乳酸盐林格注射液	●		
Sodium Chloride 0.9% 0.9% 氯化钠溶液	●		

药　品	可配伍	忌配伍	可　变
Acyclovir Sodium 阿昔洛韦钠	●		
Allopurinol Sodium 别嘌醇钠	●		
Amifostine 氨磷汀	●		
Amiodarone Hydrochloride 盐酸胺碘酮	●		
Anidulafungin 阿尼芬净	●		
Atracurium Besylate 苯磺酸阿曲库铵	●		
Azithromycin 阿奇霉素		●	
Aztreonam 氨曲南	●		
Bivalirudin 比伐卢定	●		
Ciprofloxacin 环丙沙星		●	
Cisatracurium Besylate 苯磺酸顺阿曲库铵			●
Clindamycin Phosphate 磷酸克林霉素	●		
Cyclophosphamide 环磷酰胺	●		

药　品	可配伍	忌配伍	可　变
Dexmedetomidine Hydrochloride 盐酸右美托咪啶	●		
Diltiazem Hydrochloride 盐酸地尔硫䓬	●		
Dimenhydrinate 茶苯海明	●		
Docetaxel 多西他赛	●		
Doxapram Hydrochloride 盐酸多沙普仑		●	
Etoposide Phosphate 依托泊苷磷酸酯	●		
Famotidine 法莫替丁	●		
Fenoldopam Mesylate 甲磺酸非诺多泮	●		
Filgrastim 非格司亭		●	
Fluconazole 氟康唑		●	
Fludarabine Phosphate 磷酸氟达拉滨	●		
Foscarnet Sodium 膦甲酸钠	●		
Furosemide 呋塞米	●		
Gemcitabine Hydrochloride 盐酸吉西他滨	●		
Gentamicin Sulfate 硫酸庆大霉素			●
Granisetron Hydrochloride 盐酸格拉司琼	●		
Heparin Sodium 肝素钠	●		
Hextend 羟乙基淀粉电解质平衡溶液	●		
Hydromorphone Hydrochloride 盐酸氢吗啡酮	●		
Linezolid 利奈唑胺	●		
Melphalan Hydrochloride 盐酸美法仑	●		
Meperidine Hydrochloride 盐酸哌替啶	●		
Metronidazole 甲硝唑	●		
Midazolam Hydrochloride 盐酸咪达唑仑			●
Milrinone Lactate 乳酸米力农	●		
Morphine Sulfate 硫酸吗啡	●		

药　品	可配伍	忌配伍	可　变
Ondansetron Hydrochloride 盐酸昂丹司琼	●		
Pancuronium Bromide 泮库溴铵	●		
Pantoprazole Sodium 泮托拉唑钠		●	
Pemetrexed Disodium 培美曲塞二钠	●		
Potassium Chloride 氯化钾	●		
Propofol 丙泊酚	●		
Ranitidine Hydrochloride 盐酸雷尼替丁			●
Remifentanil Hydrochloride 盐酸瑞芬太尼	●		
Sargramostim 沙格司亭	●		
Sodium Bicarbonate 碳酸氢钠			●
Tacrolimus 他克莫司	●		
Teniposide 替尼泊苷	●		
Thiotepa 塞替派	●		
Vancomycin Hydrochloride 盐酸万古霉素			●
Vecuronium Bromide 维库溴铵	●		
Vinorelbine Tartrate 酒石酸长春瑞滨		●	

Chlorpromazine Hydrochloride
盐酸氯丙嗪

【描述】 一种吩噻嗪类镇静止吐剂。

【制品】 **Thorazine**：浓度为25mg/ml的溶液，1ml安瓿装、2ml安瓿装和10ml多倍剂量瓶装。pH值：3～5。

【制备】 用于静脉直接注射，用0.9%氯化钠溶液稀释配制成浓度不大于1mg/ml的注射液。用于静脉滴注，用0.9%氯化钠溶液500～1000ml稀释。

【用法】 用于肌内注射（应注射在肌肉丰富处深部）。用于静脉直接注射，成人注射速度为1mg/min，儿童为0.5mg/min。对于顽固性呃逆，可采用缓慢的静脉滴注。

【稳定性】 避光贮存，以防变色。淡黄色的注射液并不表明有药效丢失，如出现明显变色，说明药效已受损，不能使用。碱性溶液可能引起氧化和沉淀。塑料袋和输液装置会吸附本品。

配伍禁忌表

溶　液	可配伍	忌配伍	可　变
Dextrose 5% 5% 葡萄糖溶液	●		
Dextrose 5% in Ringer's Injection, Lactated 5% 葡萄糖乳酸盐林格注射液	●		
Dextrose 5% in Sodium Chloride 0.2%, 0.45%, & 0.9% 5% 葡萄糖 0.2% 或 0.45% 或 0.9% 氯化钠溶液	●		

溶　液	可配伍	忌配伍	可　变
Ringer's Injection, Lactated 乳酸盐林格注射液	●		
Sodium Chloride 0.45% & 0.9% 0.45% 或 0.9% 氯化钠溶液	●		

药　品	可配伍	忌配伍	可　变
Allopurinol Sodium 别嘌醇钠		●	
Amifostine 氨磷汀		●	
Aminophylline 氨茶碱		●	
Amphotericin B 两性霉素 B		●	
Amphotericin B Cholesteryl Sulfate Complex 两性霉素 B– 硫酸胆甾醇酯复合物		●	
Ampicillin Sodium 氨苄西林钠		●	
Atropine Sulfate 硫酸阿托品	●		
Aztreonam 氨曲南		●	
Bivalirudin 比伐卢定		●	
Butorphanol Tartrate 酒石酸布托啡诺	●		
Cefepime Hydrochloride 盐酸头孢吡肟		●	
Chlorothiazide Sodium 氯噻嗪钠		●	
Cimetidine Hydrochloride 盐酸西咪替丁		●	
Cisatracurium Besylate 苯磺酸顺阿曲库铵	●		
Cisplatin 顺铂	●		
Cladribine 克拉屈滨	●		
Cloxacillin Sodium 氯唑西林钠		●	
Cyclophosphamide 环磷酰胺	●		
Cytarabine 阿糖胞苷	●		
Dexmedetomidine Hydrochloride 盐酸右美托咪啶	●		

药　品	可配伍	忌配伍	可　变
Dimenhydrinate 茶苯海明			●
Diphenhydramine Hydrochloride 盐酸苯海拉明	●		
Docetaxel 多西他赛	●		
Doxapram Hydrochloride 盐酸多沙普仑	●		
Doxorubicin Hydrochloride 盐酸多柔比星	●		
Doxorubicin Hydrochloride Liposome Injection 盐酸多柔比星脂质体注射液	●		
Droperidol 氟哌利多	●		
Etoposide Phosphate 依托泊苷磷酸酯		●	
Famotidine 法莫替丁	●		
Fenoldopam Mesylate 甲磺酸非诺多泮	●		
Fentanyl Citrate 枸橼酸芬太尼	●		
Filgrastim 非格司亭	●		
Fluconazole 氟康唑	●		
Fludarabine Phosphate 磷酸氟达拉滨		●	
Furosemide 呋塞米		●	
Gemcitabine Hydrochloride 盐酸吉西他滨	●		
Glycopyrrolate 格隆溴铵	●		
Granisetron Hydrochloride 盐酸格拉司琼	●		
Heparin Sodium 肝素钠			●
Hextend 羟乙基淀粉电解质平衡溶液	●		
Hydrocortisone Sodium Succinate 氢化可的松琥珀酸钠	●		
Hydromorphone Hydrochloride 盐酸氢吗啡酮	●		
Hydroxyzine Hydrochloride 盐酸羟嗪	●		
Lansoprazole 兰索拉唑		●	

药　品	可配伍	忌配伍	可　变
Linezolid 利奈唑胺	●		
Melphalan Hydrochloride 盐酸美法仑		●	
Meperidine Hydrochloride 盐酸哌替啶	●		
Methohexital Sodium 美索比妥钠		●	
Methotrexate Sodium 甲氨蝶呤钠		●	
Metoclopramide Hydrochloride 盐酸甲氧氯普胺	●		
Midazolam Hydrochloride 盐酸咪达唑仑	●		
Morphine Sulfate 硫酸吗啡			●
Ondansetron Hydrochloride 盐酸昂丹司琼	●		
Oxaliplatin 奥沙利铂	●		
Paclitaxel 紫杉醇		●	
Pantoprazole Sodium 泮托拉唑钠		●	
Pemetrexed Disodium 培美曲塞二钠		●	
Penicillin G Potassium & Sodium 青霉素钾或青霉素钠		●	
Pentazocine Lactate 乳酸喷他佐辛	●		
Pentobarbital Sodium 戊巴比妥钠		●	
Phenobarbital Sodium 苯巴比妥钠		●	
Piperacillin Sodium-Tazobactam Sodium 哌拉西林钠－他唑巴坦钠		●	
Potassium Chloride 氯化钾	●		
Prochlorperazine Edisylate 乙二磺酸丙氯拉嗪	●		
Promethazine Hydrochloride 盐酸异丙嗪	●		
Propofol 丙泊酚	●		
Ranitidine Hydrochloride 盐酸雷尼替丁			●
Remifentanil Hydrochloride 盐酸瑞芬太尼			●

药　品	可配伍	忌配伍	可　变
Sargramostim 沙格司亭		●	
Scopolamine Hydrobromide 氢溴酸东莨菪碱	●		
Teniposide 替尼泊苷	●		
Theophylline 茶碱	●		
Thiopental Sodium 硫喷妥钠		●	
Vinorelbine Tartrate 酒石酸长春瑞滨	●		

Cimetidine Hydrochloride

盐酸西咪替丁

【描述】 一种组胺 H_2 受体拮抗剂。

【制品】 泰胃美（**Tagamet**）：浓度为150mg/ml，2ml单剂量瓶装和8ml多倍剂量瓶装，还有预先混合的以0.9%氯化钠溶液稀释的 300mg/50ml 的注射液。pH 值：3.8 ~ 6。

【制备】 用于静脉直接注射，每剂量用0.9%氯化钠溶液或其他相容的稀释溶液稀释至20ml。用于间歇性静脉滴注，每剂量至少用50ml相容的稀释溶液稀释。用于持续性静脉滴注，每剂量可用 100 ~ 1000ml 相容的稀释溶液稀释。

【用法】 用于肌内注射和静脉注射，静脉直接注射应持续5min以上，间歇性静脉滴注应持续 15 ~ 20min。

【稳定性】 未开启的本品在室温下避光、避高温贮存。温度过低，本品可能出现沉淀，加热可使药品再溶解。冷冻的静脉注射液30d内保持稳定。塑料袋、输液装置或注射器等不吸附本品。

配伍禁忌表

溶　液	可配伍	忌配伍	可　变
Dextrose 5% 5% 葡萄糖溶液	●		
Dextrose 5% in Ringer's Injection, Lactated 5% 葡萄糖乳酸盐林格注射液	●		

溶　液	可配伍	忌配伍	可　变
Dextrose 5% in Sodium Chloride 0.2%, 0.45%, & 0.9% 5% 葡萄糖 0.2% 或 0.45% 或 0.9% 氯化钠溶液	●		
Ringer's Injection 林格注射液	●		
Ringer's Injection, Lactated 乳酸盐林格注射液	●		
Sodium Chloride 0.9% 0.9% 氯化钠溶液	●		

药　品	可配伍	忌配伍	可　变
Acetazolamide Sodium 乙酰唑胺钠	●		
Acyclovir Sodium 阿昔洛韦钠	●		
Allopurinol Sodium 别嘌醇钠		●	
Amifostine 氨磷汀	●		
Amikacin Sulfate 硫酸阿米卡星	●		
Aminophylline 氨茶碱	●		
Amphotericin B 两性霉素 B		●	
Amphotericin B Cholesteryl Sulfate Complex 两性霉素 B– 硫酸胆甾醇酯复合物		●	
Ampicillin Sodium 氨苄西林钠			●
Anakinra 阿那白滞素	●		
Anidulafungin 阿尼芬净	●		
Atracurium Besylate 苯磺酸阿曲库铵	●		
Atropine Sulfate 硫酸阿托品	●		
Aztreonam 氨曲南	●		
Bivalirudin 比伐卢定	●		

药　品	可配伍	忌配伍	可　变
Butorphanol Tartrate 酒石酸布托啡诺	●		
Caffeine Citrate 枸橼酸咖啡因	●		
Cefamandole Nafate 头孢孟多钠			●
Cefazolin Sodium 头孢唑林钠			●
Cefepime Hydrochloride 盐酸头孢吡肟		●	
Cefoxitin Sodium 头孢西丁钠	●		
Chlorothiazide Sodium 氯噻嗪钠	●		
Chlorpromazine Hydrochloride 盐酸氯丙嗪		●	
Ciprofloxacin 环丙沙星	●		
Cisatracurium Besylate 苯磺酸顺阿曲库铵	●		
Cisplatin 顺铂	●		
Cladribine 克拉屈滨	●		
Clindamycin Phosphate 磷酸克林霉素	●		
Colistimethate Sodium 多粘菌素 E 甲磺酸钠	●		
Cyclophosphamide 环磷酰胺	●		
Cytarabine 阿糖胞苷	●		
Dexamethasone Sodium Succinate 地塞米松琥珀酸钠	●		
Dexmedetomidine Hydrochloride 盐酸右美托咪定	●		
Diazepam 地西泮	●		
Digoxin 地高辛	●		
Diltiazem Hydrochloride 盐酸地尔硫䓬	●		
Diphenhydramine Hydrochloride 盐酸苯海拉明	●		
Docetaxel 多西他赛	●		
Doxapram Hydrochloride 盐酸多沙普仑	●		
Doxorubicin Hydrochloride 盐酸多柔比星	●		

药　品	可配伍	忌配伍	可　变
Doxorubicin Hydrochloride Liposome Injection 盐酸多柔比星脂质体注射液	●		
Droperidol 氟哌利多	●		
Enalaprilat 依那普利拉	●		
Epinephrine Hydrochloride 盐酸肾上腺素	●		
Erythromycin Lactobionate 乳糖酸红霉素	●		
Esmolol Hydrochloride 盐酸艾司洛尔	●		
Ethacrynate Sodium 依他尼酸钠	●		
Etoposide Phosphate 依托泊苷磷酸酯	●		
Fenoldopam Mesylate 甲磺酸非诺多泮	●		
Fentanyl Citrate 枸橼酸芬太尼	●		
Filgrastim 非格司亭	●		
Fluconazole 氟康唑	●		
Fludarabine Phosphate 磷酸氟达拉滨	●		
Flumazenil 氟马西尼	●		
Foscarnet Sodium 膦甲酸钠	●		
Furosemide 呋塞米	●		
Gallium Nitrate 硝酸镓	●		
Gemcitabine Hydrochloride 盐酸吉西他滨	●		
Gentamicin Sulfate 硫酸庆大霉素	●		
Glycopyrrolate 格隆溴铵	●		
Granisetron Hydrochloride 盐酸格拉司琼	●		
Haloperidol Lactate 乳酸氟哌啶醇	●		
Heparin Sodium 肝素钠	●		
Hetastarch in Sodium Chloride 0.9% 羟乙基淀粉 0.9% 氯化钠溶液	●		
Hextend 羟乙基淀粉电解质平衡溶液	●		

药　品	可配伍	忌配伍	可　变
Hydromorphone Hydrochloride 盐酸氢吗啡酮	●		
Hydroxyzine Hydrochloride 盐酸羟嗪	●		
Idarubicin Hydrochloride 盐酸伊达比星	●		
Indomethacin Sodium Trihydrate 吲哚美辛钠三水合物		●	
Insulin, Regular 正规胰岛素	●		
Isoproterenol Hydrochloride 盐酸异丙肾上腺素	●		
Labetalol Hydrochloride 盐酸拉贝洛尔	●		
Lansoprazole 兰索拉唑		●	
Levofloxacin 左氧氟沙星	●		
Linezolid 利奈唑胺	●		
Lidocaine Hydrochloride 盐酸利多卡因	●		
Lincomycin Hydrochloride 盐酸林可霉素	●		
Lorazepam 劳拉西泮	●		
Melphalan Hydrochloride 盐酸美法仑	●		
Meperidine Hydrochloride 盐酸哌替啶	●		
Meropenem 美罗培南	●		
Methotrexate Sodium 甲氨蝶呤钠	●		
Methylprednisolone Sodium Succinate 甲泼尼龙琥珀酸钠	●		
Metoclopramide Hydrochloride 盐酸甲氧氯普胺			●
Midazolam Hydrochloride 盐酸咪达唑仑	●		
Milrinone Lactate 乳酸米力农	●		
Morphine Sulfate 硫酸吗啡	●		
Nafcillin Sodium 萘夫西林钠	●		

药 品	可配伍	忌配伍	可 变
Nalbuphine Hydrochloride 盐酸纳布啡	●		
Nicardipine Hydrochloride 盐酸尼卡地平	●		
Norepinephrine Bitartrate 重酒石酸去甲肾上腺素	●		
Ondansetron Hydrochloride 盐酸昂丹司琼	●		
Oxaliplatin 奥沙利铂	●		
Paclitaxel 紫杉醇	●		
Pancuronium Bromide 泮库溴铵	●		
Pemetrexed Disodium 培美曲塞二钠	●		
Penicillin G Potassium & Sodium 青霉素钾或青霉素钠	●		
Pentazocine Lactate 乳酸喷他佐辛	●		
Pentobarbital Sodium 戊巴比妥钠		●	
Phytonadione 维生素 K_1	●		
Piperacillin Sodium-Tazobactam Sodium 哌拉西林钠－他唑巴坦钠	●		
Polymyxin B Sulfate 硫酸多粘菌素 B	●		
Potassium Chloride 氯化钾	●		
Prochlorperazine Edisylate 乙二磺酸丙氯拉嗪	●		
Promethazine Hydrochloride 盐酸异丙嗪	●		
Propofol 丙泊酚	●		
Protamine Sulfate 硫酸鱼精蛋白	●		
Quinidine Gluconate 葡萄糖酸奎尼丁	●		
Remifentanil Hydrochloride 盐酸瑞芬太尼	●		
Sargramostim 沙格司亭	●		
Scopolamine Hydrobromide 氢溴酸东莨菪碱	●		
Sodium Acetate 醋酸钠	●		

药　品	可配伍	忌配伍	可　变
Sodium Lactate 乳酸钠	●		
Sodium Nitroprusside 硝普钠	●		
Tacrolimus 他克莫司	●		
Teniposide 替尼泊苷	●		
Theophylline 茶碱	●		
Thiotepa 塞替派	●		
Topotecan Hydrochloride 盐酸拓扑替康	●		
Vancomycin Hydrochloride 盐酸万古霉素	●		
Vecuronium Bromide 维库溴铵	●		
Verapamil Hydrochloride 盐酸维拉帕米	●		
Vinorelbine Tartrate 酒石酸长春瑞滨	●		
Warfarin Sodium 华法林钠		●	
Zidovudine 齐多夫定	●		

Ciprofloxacin
环丙沙星

【描述】 一种合成的喹诺酮类抗感染药物。

【制品】 **Cipro I.V.**：浓度为10mg/ml，20ml瓶装和40ml瓶装；预装直接可用的浓度为2mg/ml，100ml和200ml容器装。pH值：瓶装溶液为3.3～3.9；袋装溶液为3.5～4.6。

【制备】 用于静脉注射，用相容的稀释溶液稀释至浓度为1mg/ml或2mg/ml的注射液。

【用法】 间歇性静脉滴注时间应在60min以上，缓慢滴注入大静脉。

【稳定性】 本品为澄明、无色至淡黄色溶液。贮存时避免高温和冷冻。塑料袋或输液装置等不吸附本品。

配伍禁忌表

溶　液	可配伍	忌配伍	可　变
Dextrose 5% & 10% 5%或10%葡萄糖溶液	●		
Dextrose 5% in Sodium Chloride 0.2% & 0.45% 5%葡萄糖0.2%或0.45%氯化钠溶液	●		
Ringer's Injection 林格注射液	●		
Ringer's Injection, Lactated 乳酸盐林格注射液	●		

溶　液	可配伍	忌配伍	可　变
Sodium Chloride 0.9% 0.9% 氯化钠溶液	●		

药　品	可配伍	忌配伍	可　变
Amifostine 氨磷汀	●		
Amikacin Sulfate 硫酸阿米卡星	●		
Aminophylline 氨茶碱		●	
Amiodarone Hydrochloride 盐酸胺碘酮	●		
Amphotericin B 两性霉素 B		●	
Ampicillin Sodium-Sulbactam Sodium 氨苄西林钠－舒巴坦钠		●	
Anidulafungin 阿尼芬净	●		
Atracurium Besylate 苯磺酸阿曲库铵	●		
Azithromycin 阿奇霉素		●	
Aztreonam 氨曲南	●		
Bivalirudin 比伐卢定	●		
Calcium Gluconate 葡萄糖酸钙	●		
Cefepime Hydrochloride 盐酸头孢吡肟		●	
Ceftazidime 头孢他啶			●
Cefuroxime Sodium 头孢呋辛钠		●	
Cimetidine Hydrochloride 盐酸西咪替丁	●		
Cisatracurium Besylate 苯磺酸顺阿曲库铵	●		
Clindamycin Phosphate 磷酸克林霉素		●	
Cyclosporine 环孢素	●		
Dexamethasone Sodium Phosphate 地塞米松磷酸钠		●	
Dexmedetomidine Hydrochloride 盐酸右美托咪定	●		

Ciprofloxacin 环丙沙星

药　品	可配伍	忌配伍	可　变
Digoxin 地高辛	●		
Diltiazem Hydrochloride 盐酸地尔硫䓬	●		
Dimenhydrinate 茶苯海明	●		
Diphenhydramine Hydrochloride 盐酸苯海拉明	●		
Dobutamine Hydrochloride 盐酸多巴酚丁胺	●		
Docetaxel 多西他赛	●		
Dopamine Hydrochloride 盐酸多巴胺	●		
Doxorubicin Hydrochloride Liposome Injection 盐酸多柔比星脂质体注射液	●		
Drotrecogin Alfa（Activated） α- 屈曲可近（重组人活化蛋白 C）		●	
Etoposide Phosphate 依托泊苷磷酸酯	●		
Fenoldopam Mesylate 甲磺酸非诺多泮	●		
Fluconazole 氟康唑	●		
Furosemide 呋塞米		●	
Gallium Nitrate 硝酸镓	●		
Gemcitabine Hydrochloride 盐酸吉西他滨	●		
Gentamicin Sulfate 硫酸庆大霉素	●		
Heparin Sodium 肝素钠		●	
Hextend 羟乙基淀粉电解质平衡溶液	●		
Hydrocortisone Sodium Succinate 氢化可的松琥珀酸钠		●	
Hydroxyzine Hydrochloride 盐酸羟嗪	●		
Lansoprazole 兰索拉唑		●	
Lidocaine Hydrochloride 盐酸利多卡因	●		
Linezolid 利奈唑胺	●		
Lorazepam 劳拉西泮	●		

药　品	可配伍	忌配伍	可　变
Magnesium Sulfate 硫酸镁			●
Methylprednisolone Sodium Succinate 甲泼尼龙琥珀酸钠		●	
Metoclopramide Hydrochloride 盐酸甲氧氯普胺	●		
Metronidazole 甲硝唑	●		
Metronidazole Hydrochloride 盐酸甲硝唑		●	
Midazolam Hydrochloride 盐酸咪达唑仑	●		
Milrinone Lactate 乳酸米力农	●		
Norepinephrine Bitartrate 重酒石酸去甲肾上腺素	●		
Pancuronium Bromide 泮库溴铵	●		
Pantoprazole Sodium 泮托拉唑钠		●	
Pemetrexed Disodium 培美曲塞二钠		●	
Phenytoin Sodium 苯妥英钠		●	
Piperacillin Sodium 哌拉西林钠			●
Potassium Acetate & Chloride 醋酸钾或氯化钾	●		
Potassium Phosphates 磷酸钾		●	
Promethazine Hydrochloride 盐酸异丙嗪	●		
Propofol 丙泊酚		●	
Quinupristin-Dalfopristin 喹奴普丁－达福普丁	●		
Ranitidine Hydrochloride 盐酸雷尼替丁	●		
Remifentanil Hydrochloride 盐酸瑞芬太尼	●		
Sodium Bicarbonate 碳酸氢钠			●
Sodium Phosphates 磷酸钠			●
Tacrolimus 他克莫司	●		

药　品	可配伍	忌配伍	可　变
Teniposide 替尼泊苷	●		
Thiotepa 塞替派	●		
Ticarcillin Disodium-Clavulanate Potassium 替卡西林钠－克拉维酸钾			●
Tobramycin Sulfate 硫酸妥布霉素	●		
Vecuronium Bromide 维库溴铵	●		
Verapamil Hydrochloride 盐酸维拉帕米	●		
Warfarin Sodium 华法林钠		●	

Cisatracurium Besylate
苯磺酸顺阿曲库铵

【描述】 一种合成的非去极化肌松药。

【制品】 **Nimbex**：浓度为 2mg/ml，5ml 瓶装和 10ml 瓶装；浓度为 10mg/ml，20ml 瓶装。pH 值：3.25 ~ 3.65。

【用法】 仅用于静脉注射，适用于快速注射和持续性滴注。注射的速度取决于药品的浓度、需要的剂量和患者的体重。

【稳定性】 本品为澄明、淡黄色至黄绿色溶液，需冷藏、避光贮存，但要防止冷冻。据报道，在室温下贮存，每月药效损失 5%；建议在室温下贮存的本品应在21d内使用。但也有研究显示，在室温下 45d 内仍保持药效。苯磺酸顺阿曲库铵在相容的输液溶液中浓度低于 0.1mg/ml 时，至少 24h 内保持稳定。避免与碱性药品和溶液同时使用。

配伍禁忌表

溶　液	可配伍	忌配伍	可　变
Dextrose 5% 5% 葡萄糖溶液	●		
Dextrose 5% in Lactated Ringer's Injection 5% 葡萄糖乳酸盐林格注射液			●
Dextrose 5% in Sodium Chloride 0.9% 5% 葡萄糖 0.9% 氯化钠溶液	●		
Sodium Chloride 0.9% 0.9% 氯化钠溶液	●		

药　品	可配伍	忌配伍	可　变
Acyclovir Sodium 阿昔洛韦钠			●
Alfentanil Hydrochloride 盐酸阿芬太尼	●		
Amikacin Sulfate 硫酸阿米卡星	●		
Aminophylline 氨茶碱			●
Amphotericin B 两性霉素 B			●
Amphotericin B Cholesteryl Sulfate Complex 两性霉素 B－硫酸胆甾醇酯复合物		●	
Ampicillin Sodium 氨苄西林钠			●
Ampicillin Sodium-Sulbactam Sodium 氨苄西林钠－舒巴坦钠			●
Aztreonam 氨曲南	●		
Bumetanide 布美他尼	●		
Buprenorphine Hydrochloride 盐酸丁丙诺啡	●		
Butorphanol Tartrate 酒石酸布托啡诺	●		
Calcium Gluconate 葡萄糖酸钙	●		
Cefazolin Sodium 头孢唑林钠			●
Cefotaxime Sodium 头孢噻肟钠			●
Cefotetan Disodium 头孢替坦二钠			●
Cefoxitin Sodium 头孢西丁钠			●
Ceftazidime 头孢他啶			●
Ceftizoxime Sodium 头孢唑肟钠			●
Ceftriaxone Sodium 头孢曲松钠	●		
Cefuroxime Sodium 头孢呋辛钠			●
Chlorpromazine Hydrochloride 盐酸氯丙嗪	●		
Cimetidine Hydrochloride 盐酸西咪替丁	●		
Ciprofloxacin 环丙沙星	●		
Clindamycin Phosphate 磷酸克林霉素	●		

药　品	可配伍	忌配伍	可　变
Dexamethasone Sodium Phosphate 地塞米松磷酸钠	●		
Dexmedetomidine Hydrochloride 盐酸右美托咪定	●		
Diazepam 地西泮			●
Digoxin 地高辛	●		
Diphenhydramine Hydrochloride 盐酸苯海拉明	●		
Dobutamine Hydrochloride 盐酸多巴酚丁胺	●		
Dopamine Hydrochloride 盐酸多巴胺	●		
Doxycycline Hyclate 盐酸多西环素	●		
Droperidol 氟哌利多	●		
Drotrecogin Alfa（Activated） α- 屈曲可近（重组人活化蛋白 C）	●		
Enalaprilat 依那普利拉	●		
Epinephrine Hydrochloride 盐酸肾上腺素	●		
Esmolol Hydrochloride 盐酸艾司洛尔	●		
Famotidine 法莫替丁	●		
Fenoldopam Mesylate 甲磺酸非诺多泮	●		
Fentanyl Citrate 枸橼酸芬太尼	●		
Fluconazole 氟康唑	●		
Furosemide 呋塞米			●
Ganciclovir Sodium 更昔洛韦钠			●
Gentamicin Sulfate 硫酸庆大霉素	●		
Haloperidol Lactate 乳酸氟哌啶醇	●		
Heparin Sodium 肝素钠			●
Hextend 羟乙基淀粉电解质平衡溶液	●		

药　品	可配伍	忌配伍	可　变
Hydrocortisone Sodium Succinate 氢化可的松琥珀酸钠	●		
Hydromorphone Hydrochloride 盐酸氢吗啡酮	●		
Hydroxyzine Hydrochloride 盐酸羟嗪	●		
Imipenem-Cilastatin Sodium 亚胺培南－西司他丁钠	●		
Isoproterenol Hydrochloride 盐酸异丙肾上腺素	●		
Ketorolac Tromethamine 酮洛酸氨丁三醇			●
Lidocaine Hydrochloride 盐酸利多卡因	●		
Linezolid 利奈唑胺	●		
Lorazepam 劳拉西泮	●		
Magnesium Sulfate 硫酸镁	●		
Mannitol 甘露醇	●		
Meperidine Hydrochloride 盐酸哌替啶	●		
Methylprednisolone Sodium Succinate 甲泼尼龙琥珀酸钠			●
Metoclopramide Hydrochloride 盐酸甲氧氯普胺	●		
Metronidazole 甲硝唑	●		
Midazolam Hydrochloride 盐酸咪达唑仑	●		
Morphine Sulfate 硫酸吗啡	●		
Nalbuphine Hydrochloride 盐酸纳布啡	●		
Nitroglycerin 硝酸甘油	●		
Norepinephrine Hydrochloride 盐酸去甲肾上腺素	●		
Ondansetron Hydrochloride 盐酸昂丹司琼	●		

药　品	可配伍	忌配伍	可　变
Phenylephrine Hydrochloride 盐酸去氧肾上腺素	●		
Piperacillin Sodium 哌拉西林钠			●
Piperacillin Sodium-Tazobactam Sodium 哌拉西林钠－他唑巴坦钠			●
Potassium Chloride 氯化钾	●		
Procainamide Hydrochloride 盐酸普鲁卡因胺	●		
Prochlorperazine Edisylate 乙二磺酸丙氯拉嗪	●		
Promethazine Hydrochloride 盐酸异丙嗪	●		
Propofol 丙泊酚		●	
Ranitidine Hydrochloride 盐酸雷尼替丁	●		
Remifentanil Hydrochloride 盐酸瑞芬太尼	●		
Sodium Bicarbonate 碳酸氢钠			●
Sodium Nitroprusside 硝普钠			●
Sufentanil Citrate 枸橼酸舒芬太尼	●		
Theophylline 茶碱	●		
Thiopental Sodium 硫喷妥钠			●
Ticarcillin Disodium-Clavulanate Potassium 替卡西林钠－克拉维酸钾			●
Tobramycin Sulfate 硫酸妥布霉素	●		
Trimethoprim-Sulfamethoxazole 复方磺胺甲噁唑（甲氧苄啶－磺胺甲噁唑）			●
Vancomycin Hydrochloride 盐酸万古霉素	●		
Zidovudine 齐多夫定	●		

Cisplatin
顺铂

【描述】 一种含铂的抗肿瘤药。

【制品】 **Platinol-AQ**：浓度为1mg/ml，50ml瓶装，100ml瓶装和 200ml 瓶装。pH 值：3.9 ~ 5.0。

【制备】 用于静脉滴注，用 1 ~ 2L 的甘露醇浓度为 18.75g/L 的相容的静脉滴注液稀释。**注意**：本品可能引起皮肤反应，配制过程中应戴手套。

【用法】 用于静脉滴注，1 ~ 2L 滴注溶液可在 1h、2h 至几日内滴注完，应根据生活规律、水化利尿等具体情况而定。

【稳定性】 注射液澄明、无色，在室温下避光贮存。不能冷藏，否则会引起沉淀。顺铂在浓度至少为 0.2% 氯化钠水溶液中才能保持稳定。溶液中氯含量过低会引起本品分解。

顺铂遇金属铝反应形成黑色沉淀物。因此，在制备和使用过程中，不能使用含金属铝的设备（如注射针头、注射器、导管等）。

配伍禁忌表

溶　液	可配伍	忌配伍	可　变
Dextrose 5% 5% 葡萄糖溶液		●	
Dextrose 5% in Sodium Chloride 0.2%, 0.45%, & 0.9% 5% 葡萄糖 0.2% 或 0.45% 或 0.9% 氯化钠溶液	●		

溶　液	可配伍	忌配伍	可　变
Sodium Bicarbonate 碳酸氢钠		●	
Sodium Chloride 0.2%, 0.3%, 0.45%, & 0.9% 0.2%、0.3%、0.45% 或 0.9% 氯化钠溶液	●		

药　品	可配伍	忌配伍	可　变
Allopurinol Sodium 别嘌醇钠	●		
Amifostine 氨磷汀		●	
Amphotericin B Cholesteryl Sulfate Complex 两性霉素 B– 硫酸胆甾醇酯复合物		●	
Aztreonam 氨曲南	●		
Bleomycin Sulfate 硫酸博来霉素	●		
Cefepime Hydrochloride 盐酸头孢吡肟		●	
Chlorpromazine Hydrochloride 盐酸氯丙嗪	●		
Cimetidine Hydrochloride 盐酸西咪替丁	●		
Cladribine 克拉屈滨	●		
Cyclophosphamide 环磷酰胺	●		
Dexamethasone Sodium Phosphate 地塞米松磷酸钠	●		
Diphenhydramine Hydrochloride 盐酸苯海拉明	●		
Doxapram Hydrochloride 盐酸多沙普仑	●		
Doxorubicin Hydrochloride 盐酸多柔比星	●		
Doxorubicin Hydrochloride Liposome Injection 盐酸多柔比星脂质体注射液	●		
Droperidol 氟哌利多	●		
Etoposide 依托泊苷			●
Etoposide Phosphate 依托泊苷磷酸酯	●		

药　品	可配伍	忌配伍	可　变
Famotidine 法莫替丁	●		
Filgrastim 非格司亭	●		
Fludarabine Phosphate 磷酸氟达拉滨	●		
Fluorouracil 氟尿嘧啶			●
Furosemide 呋塞米	●		
Gallium Nitrate 硝酸镓		●	
Ganciclovir Sodium 更昔洛韦钠	●		
Gemcitabine Hydrochloride 盐酸吉西他滨	●		
Granisetron Hydrochloride 盐酸格拉司琼	●		
Heparin Sodium 肝素钠	●		
Hydromorphone Hydrochloride 盐酸氢吗啡酮	●		
Hydroxyzine Hydrochloride 盐酸羟嗪	●		
Ifosfamide 异环磷酰胺	●		
Lansoprazole 兰索拉唑		●	
Leucovorin Calcium 亚叶酸钙	●		
Linezolid 利奈唑胺	●		
Lorazepam 劳拉西泮	●		
Magnesium Sulfate 硫酸镁	●		
Mannitol 甘露醇			●
Melphalan Hydrochloride 盐酸美法仑	●		
Mesna 美司钠		●	
Methotrexate Sodium 甲氨蝶呤钠	●		
Methylprednisolone Sodium Succinate 甲泼尼龙琥珀酸钠	●		
Metoclopramide Hydrochloride 盐酸甲氧氯普胺	●		
Mitomycin 丝裂霉素	●		

药　品	可配伍	忌配伍	可　变
Morphine Sulfate 硫酸吗啡	●		
Ondansetron Hydrochloride 盐酸昂丹司琼	●		
Paclitaxel 紫杉醇			●
Palonosetron Hydrochloride 盐酸帕洛诺司琼	●		
Pemetrexed Disodium 培美曲塞二钠	●		
Piperacillin Sodium-Tazobactam Sodium 哌拉西林钠－他唑巴坦钠		●	
Prochlorperazine Edisylate 乙二磺酸丙氯拉嗪	●		
Promethazine Hydrochloride 盐酸异丙嗪	●		
Propofol 丙泊酚	●		
Ranitidine Hydrochloride 盐酸雷尼替丁	●		
Sulfites 亚硫酸盐		●	
Teniposide 替尼泊苷	●		
Thiotepa 塞替派		●	
Topotecan Hydrochloride 盐酸拓扑替康	●		
Vinblastine Sulfate 硫酸长春碱	●		
Vincristine Sulfate 硫酸长春新碱	●		
Vinorelbine Tartrate 酒石酸长春瑞滨	●		

Cladribine
克拉屈滨

【描述】 一种合成的嘌呤核苷类抗肿瘤药。

【制品】 **Leustatin**：浓度为1mg/ml，10ml瓶装。pH值：5.5～8。

【制备】 浓缩的注射剂必须稀释后使用。每日剂量用0.9%氯化钠溶液500ml稀释后使用。不能使用5%葡萄糖溶液稀释。用于持续7d以上静脉滴注时，应使用含有抑菌剂苯甲醇的0.9%氯化钠溶液100ml稀释，同时用0.22μm过滤器过滤。

【用法】 稀释后用于持续性静脉滴注。

【稳定性】 避光、冷藏贮存。药品为澄明、无色溶液。低温贮存会形成沉淀物，沉淀物在室温下用力振摇后能重新溶解。不建议加热。冷冻不会影响本品的稳定性。

在室温、荧光下，本品在0.9%氯化钠溶液中的稳定性可保持24h。使用5%葡萄糖溶液会使分解速度加快。用含抑菌剂苯甲醇的0.9%氯化钠溶液稀释的浓度为0.15～0.3mg/ml的克拉屈滨溶液稳定性可保持至少14d。

配伍禁忌表

溶　液	可配伍	忌配伍	可　变
Dextrose 5% 5% 葡萄糖溶液		●	
Sodium Chloride 0.9% 0.9% 氯化钠溶液	●		

药　品	可配伍	忌配伍	可　变
Aminophylline 氨茶碱	●		
Bumetanide 布美他尼	●		
Buprenorphine Hydrochloride 盐酸丁丙诺啡	●		
Butorphanol Tartrate 酒石酸布托啡诺	●		
Calcium Gluconate 葡萄糖酸钙	●		
Carboplatin 卡铂	●		
Chlorpromazine Hydrochloride 盐酸氯丙嗪	●		
Cimetidine Hydrochloride 盐酸西咪替丁	●		
Cisplatin 顺铂	●		
Cyclophosphamide 环磷酰胺	●		
Cytarabine 阿糖胞苷	●		
Dexamethasone Sodium Phosphate 地塞米松磷酸钠	●		
Diphenhydramine Hydrochloride 盐酸苯海拉明	●		
Dobutamine Hydrochloride 盐酸多巴酚丁胺	●		
Dopamine Hydrochloride 盐酸多巴胺	●		
Doxorubicin Hydrochloride 盐酸多柔比星	●		
Droperidol 氟哌利多	●		
Enalaprilat 依那普利拉	●		
Etoposide 依托泊苷	●		
Famotidine 法莫替丁	●		
Furosemide 呋塞米	●		
Gallium Nitrate 硝酸镓	●		
Granisetron Hydrochloride 盐酸格拉司琼	●		
Haloperidol Lactate 乳酸氟哌啶醇	●		
Heparin Sodium 肝素钠	●		

药　品	可配伍	忌配伍	可　变
Hydrocortisone Sodium Phosphate 氢化可的松磷酸钠	●		
Hydrocortisone Sodium Succinate 氢化可的松琥珀酸钠	●		
Hydromorphone Hydrochloride 盐酸氢吗啡酮	●		
Hydroxyzine Hydrochloride 盐酸羟嗪	●		
Idarubicin Hydrochloride 盐酸伊达比星	●		
Leucovorin Calcium 亚叶酸钙	●		
Lorazepam 劳拉西泮	●		
Mannitol 甘露醇	●		
Meperidine Hydrochloride 盐酸哌替啶	●		
Mesna 美司钠	●		
Methylprednisolone Sodium Succinate 甲泼尼龙琥珀酸钠	●		
Metoclopramide Hydrochloride 盐酸甲氧氯普胺	●		
Mitoxantrone Hydrochloride 盐酸米托蒽醌	●		
Morphine Sulfate 硫酸吗啡	●		
Nalbuphine Hydrochloride 盐酸纳布啡	●		
Ondansetron Hydrochloride 盐酸昂丹司琼	●		
Paclitaxel 紫杉醇	●		
Potassium Chloride 氯化钾	●		
Prochlorperazine Edisylate 乙二磺酸丙氯拉嗪	●		
Promethazine Hydrochloride 盐酸异丙嗪	●		
Ranitidine Hydrochloride 盐酸雷尼替丁	●		
Sodium Bicarbonate 碳酸氢钠	●		

药　品	可配伍	忌配伍	可　变
Teniposide 替尼泊苷	●		
Vincristine Sulfate 硫酸长春新碱	●		

Clindamycin Phosphate
磷酸克林霉素

【描述】 一种半合成的林可霉素类抗生素。

【制品】 **Cleocin Phosphate**：浓度为150mg/ml，2ml瓶装、4ml瓶装和6ml瓶装，以及预先混合的用5%葡萄糖溶液稀释的含量为300mg，600mg和900mg的磷酸克林霉素溶液50ml迷你输液袋装。pH值：5.5～7。

【制备】 用于间歇性静脉滴注，用相容的稀释溶液稀释至浓度不高于18mg/ml的注射液。

【用法】 用于肌内注射或静脉滴注。不能用于静脉快速注射。肌内注射时，建议剂量不要超过600mg。静脉滴注的速度不要超过30mg/min。磷酸克林霉素也可用于持续性静脉滴注。

【稳定性】 未开启的本品在室温下贮存。冷藏会引起结晶，恢复到室温时结晶消失。据报道，冷冻溶液8周内保持稳定。塑料袋不吸附本品。

配伍禁忌表

溶 液	可配伍	忌配伍	可 变
Dextrose 5% & 10% 5%或10%葡萄糖溶液	●		
Dextrose 5% in Ringer's Injection 5%葡萄糖林格注射液	●		
Dextrose 5% in Sodium Chloride 0.45% & 0.9% 5%葡萄糖0.45%或0.9%氯化钠溶液	●		

溶　液	可配伍	忌配伍	可　变
Ringer's Injection, Lactated 乳酸盐林格注射液	●		
Sodium Chloride 0.9% 0.9% 氯化钠溶液	●		

药　品	可配伍	忌配伍	可　变
Acyclovir Sodium 阿昔洛韦钠	●		
Allopurinol Sodium 别嘌醇钠		●	
Amifostine 氨磷汀	●		
Amikacin Sulfate 硫酸阿米卡星	●		
Aminophylline 氨茶碱		●	
Amiodarone Hydrochloride 盐酸胺碘酮	●		
Amphotericin B Cholesteryl Sulfate Complex 两性霉素 B– 硫酸胆甾醇酯复合物	●		
Ampicillin Sodium 氨苄西林钠			●
Anakinra 阿那白滞素	●		
Azithromycin 阿奇霉素		●	
Aztreonam 氨曲南	●		
Barbiturates 巴比妥酸盐		●	
Bivalirudin 比伐卢定	●		
Caffeine Citrate 枸橼酸咖啡因	●		
Calcium Gluconate 葡萄糖酸钙		●	
Cefamandole Nafate 头孢孟多钠	●		
Cefazolin Sodium 头孢唑林钠	●		
Cefepime Hydrochloride 盐酸头孢吡肟	●		
Cefotaxime Sodium 头孢噻肟钠	●		
Cefoxitin Sodium 头孢西丁钠	●		
Ceftazidime 头孢他啶	●		

药　品	可配伍	忌配伍	可　变
Ceftizoxime Sodium 头孢唑肟钠	●		
Ceftriaxone Sodium 头孢曲松钠		●	
Cefuroxime Sodium 头孢呋辛钠	●		
Cimetidine Hydrochloride 盐酸西咪替丁	●		
Ciprofloxacin 环丙沙星		●	
Cisatracurium Besylate 苯磺酸顺阿曲库铵	●		
Cyclophosphamide 环磷酰胺	●		
Dexmedetomidine Hydrochloride 盐酸右美托咪啶	●		
Diltiazem Hydrochloride 盐酸地尔硫䓬	●		
Dimenhydrinate 茶苯海明	●		
Docetaxel 多西他赛	●		
Doxapram Hydrochloride 盐酸多沙普仑		●	
Doxorubicin Hydrochloride Liposome Injection 盐酸多柔比星脂质体注射液	●		
Drotrecogin Alfa（Activated） α- 屈曲可近（重组人活化蛋白 C）			●
Enalaprilat 依那普利拉	●		
Esmolol Hydrochloride 盐酸艾司洛尔	●		
Etoposide Phosphate 依托泊苷磷酸酯	●		
Fenoldopam Mesylate 甲磺酸非诺多泮	●		
Filgrastim 非格司亭		●	
Fluconazole 氟康唑			●
Fludarabine Phosphate 磷酸氟达拉滨	●		
Foscarnet Sodium 膦甲酸钠	●		
Gemcitabine Hydrochloride 盐酸吉西他滨	●		
Gentamicin Sulfate 硫酸庆大霉素			●
Granisetron Hydrochloride 盐酸格拉司琼	●		

药　品	可配伍	忌配伍	可　变
Heparin Sodium 肝素钠	●		
Hextend 羟乙基淀粉电解质平衡溶液	●		
Hydrocortisone Sodium Succinate 氢化可的松琥珀酸钠	●		
Hydromorphone Hydrochloride 盐酸氢吗啡酮	●		
Idarubicin Hydrochloride 盐酸伊达比星		●	
Kanamycin Sulfate 硫酸卡那霉素	●		
Labetalol Hydrochloride 盐酸拉贝洛尔	●		
Lansoprazole 兰索拉唑		●	
Levofloxacin 左氧氟沙星	●		
Linezolid 利奈唑胺	●		
Magnesium Sulfate 硫酸镁			●
Melphalan Hydrochloride 盐酸美法仑	●		
Meperidine Hydrochloride 盐酸哌替啶	●		
Methylprednisolone Sodium Succinate 甲泼尼龙琥珀酸钠	●		
Metoclopramide Hydrochloride 盐酸甲氧氯普胺	●		
Metronidazole 甲硝唑	●		
Midazolam Hydrochloride 盐酸咪达唑仑	●		
Milrinone Lactate 乳酸米力农	●		
Morphine Sulfate 硫酸吗啡	●		
Multivitamins 复合维生素制剂	●		
Nicardipine Hydrochloride 盐酸尼卡地平	●		
Ondansetron Hydrochloride 盐酸昂丹司琼	●		
Pantoprazole Sodium 泮托拉唑钠		●	
Pemetrexed Disodium 培美曲塞二钠	●		

药　品	可配伍	忌配伍	可　变
Phenytoin Sodium 苯妥英钠		●	
Piperacillin Sodium 哌拉西林钠	●		
Piperacillin Sodium-Tazobactam Sodium 哌拉西林钠－他唑巴坦钠	●		
Potassium Chloride 氯化钾	●		
Propofol 丙泊酚	●		
Ranitidine Hydrochloride 盐酸雷尼替丁			●
Remifentanil Hydrochloride 盐酸瑞芬太尼	●		
Sargramostim 沙格司亭	●		
Sodium Bicarbonate 碳酸氢钠	●		
Tacrolimus 他克莫司	●		
Teniposide 替尼泊苷	●		
Theophylline 茶碱	●		
Thiotepa 塞替派	●		
Tobramycin Sulfate 硫酸妥布霉素			●
Verapamil Hydrochloride 盐酸维拉帕米	●		
Vinorelbine Tartrate 酒石酸长春瑞滨	●		
Zidovudine 齐多夫定	●		

Cyclophosphamide
环磷酰胺

【描述】 一种在代谢转换后，具有氮芥作用的烷化剂类抗肿瘤药。

【制品】 **Cytoxan**，癌得散（**Neosar**）：冻干剂，100mg/瓶，200mg/瓶，500mg/瓶，1g/瓶和2g瓶。pH值：制备后溶液为3~9。

【制备】 用灭菌注射用水或含抑菌剂对羟基苯甲酸酯（尼泊金）的注射用水制备，用量根据产品标签所示，振摇，以使药粉溶解。配制成的注射液环磷酰胺浓度为20~25mg/ml。

【用法】 用于静脉直接注射、持续性静脉滴注、间歇性静脉滴注、肌内注射、腹膜腔内注射或胸膜腔内注射。

【稳定性】 贮存于25℃以下。配制好的注射液如果在室温下保存，应在24h内使用；如冷藏保存，应在6d内使用。冷冻保存4周内药效将损失0~3%，19周内将损失4%~8%。

配伍禁忌表

溶　液	可配伍	忌配伍	可　变
Dextrose 5% 5% 葡萄糖溶液	●		
Dextrose 5% in Ringer's Injection 5% 葡萄糖林格注射液	●		
Dextrose 5% in Sodium Chloride 0.9% 5% 葡萄糖 0.9% 氯化钠溶液	●		

溶　液	可配伍	忌配伍	可　变
Ringer's Injection, Lactated 乳酸盐林格注射液	●		
Sodium Chloride 0.45% & 0.9% 0.45% 或 0.9% 氯化钠溶液	●		

药　品	可配伍	忌配伍	可　变
Allopurinol Sodium 别嘌醇钠	●		
Amifostine 氨磷汀	●		
Amikacin Sulfate 硫酸阿米卡星	●		
Amphotericin B Cholesteryl Sulfate Complex 两性霉素 B– 硫酸胆甾醇酯复合物		●	
Ampicillin Sodium 氨苄西林钠	●		
Aztreonam 氨曲南	●		
Bleomycin Sulfate 硫酸博来霉素	●		
Cefamandole Nafate 头孢孟多钠	●		
Cefazolin Sodium 头孢唑林钠	●		
Cefepime Hydrochloride 盐酸头孢吡肟	●		
Cefotaxime Sodium 头孢噻肟钠	●		
Cefoxitin Sodium 头孢西丁钠	●		
Cefuroxime Sodium 头孢呋辛钠	●		
Chloramphenicol Sodium Succinate 氯霉素琥珀酸钠	●		
Chlorpromazine Hydrochloride 盐酸氯丙嗪	●		
Cimetidine Hydrochloride 盐酸西咪替丁	●		
Cisplatin 顺铂	●		
Cladribine 克拉屈滨	●		
Clindamycin Phosphate 磷酸克林霉素	●		
Dacarbazine 达卡巴嗪	●		

药　品	可配伍	忌配伍	可　变
Dexamethasone Sodium Phosphate 地塞米松磷酸钠	●		
Diphenhydramine Hydrochloride 盐酸苯海拉明	●		
Doxapram Hydrochloride 盐酸多沙普仑	●		
Doxorubicin Hydrochloride 盐酸多柔比星	●		
Doxorubicin Hydrochloride Liposome Injection 盐酸多柔比星脂质体注射液	●		
Doxycycline Hyclate 盐酸多西环素	●		
Droperidol 氟哌利多	●		
Erythromycin Lactobionate 乳糖酸红霉素	●		
Etoposide Phosphate 依托泊苷磷酸酯	●		
Famotidine 法莫替丁	●		
Filgrastim 非格司亭	●		
Fludarabine Phosphate 磷酸氟达拉滨	●		
Fluorouracil 氟尿嘧啶	●		
Furosemide 呋塞米	●		
Gallium Nitrate 硝酸镓	●		
Ganciclovir Sodium 更昔洛韦钠	●		
Gemcitabine Hydrochloride 盐酸吉西他滨	●		
Gentamicin Sulfate 硫酸庆大霉素	●		
Granisetron Hydrochloride 盐酸格拉司琼	●		
Heparin Sodium 肝素钠	●		
Hydromorphone Hydrochloride 盐酸氢吗啡酮	●		
Hydroxyzine Hydrochloride 盐酸羟嗪	●		
Idarubicin Hydrochloride 盐酸伊达比星	●		

药　品	可配伍	忌配伍	可　变
Kanamycin Sulfate 硫酸卡那霉素	●		
Lansoprazole 兰索拉唑		●	
Leucovorin Sodium 亚叶酸钠	●		
Linezolid 利奈唑胺	●		
Lorazepam 劳拉西泮	●		
Melphalan Hydrochloride 盐酸美法仑	●		
Mesna 美司钠			●
Methotrexate Sodium 甲氨蝶呤钠	●		
Methytprednisolone Sodium Succinate 甲泼尼龙琥珀酸钠	●		
Metoclopramide Hydrochloride 盐酸美多普胺	●		
Metronidazole 甲硝唑	●		
Mitomycin 丝裂霉素	●		
Mitoxantrone Hydrochloride 盐酸米托蒽醌	●		
Morphine Sulfate 硫酸吗啡	●		
Nafcillin Sodium 萘夫西林钠	●		
Ondansetron Hydrochloride 盐酸昂丹司琼	●		
Oxacillin Sodium 苯唑西林钠	●		
Oxaliplatin 奥沙利铂	●		
Paclitaxel 紫杉醇	●		
Pemetrexed Disodium 培美曲塞二钠	●		
Penicillin G Potassium 青霉素钾	●		
Piperacillin Sodium 哌拉西林钠	●		
Piperacillin Sodium-Tazobactam Sodium 哌拉西林钠－他唑巴坦钠	●		
Prochlorperazine Edisylate 乙二磺酸丙氯拉嗪	●		

药　品	可配伍	忌配伍	可　变
Promethazine Hydrochloride 盐酸异丙嗪	●		
Propofol 丙泊酚	●		
Ranitidine Hydrochloride 盐酸雷尼替丁	●		
Sargramostim 沙格司亭	●		
Sodium Bicarbonate 碳酸氢钠	●		
Teniposide 替尼泊苷	●		
Thiotepa 塞替派	●		
Ticarcillin Disodium-Clavulanate Potassium 替卡西林钠－克拉维酸钾	●		
Tobramycin Sulfate 硫酸妥布霉素	●		
Topotecan Hydrochloride 盐酸拓扑替康	●		
Trimethoprim-Sulfamethoxazole 复方磺胺甲噁唑（甲氧苄啶－磺胺甲噁唑）	●		
Vancomycin Hydrochloride 盐酸万古霉素	●		
Vinblastine Sulfate 硫酸长春碱	●		
Vincristine Sulfate 硫酸长春新碱	●		
Vinorelbine Tartrate 酒石酸长春瑞滨	●		

Cytarabine
阿糖胞苷

【描述】 一种合成的核苷类抗肿瘤药。

【制品】 **赛德萨（Cytosar-U）**：100mg/瓶，500mg/瓶，lg/瓶和2g/瓶，多倍剂量瓶装。pH值：4～6（冻干）；7～9（溶液）。

【制备】 用含抑菌剂苯甲醇的的注射用水配制本品。此种稀释溶液不能用于鞘内注射。100mg/瓶用5ml配制成浓度为20mg/ml的注射液。500mg/瓶用10ml配制成浓度为50mg/ml的注射液。1g/瓶和2g/瓶分别用10ml和20ml配制成浓度为100mg/ml的注射液。用于静脉滴注，需用相容的稀释溶液如5%葡萄糖溶液或0.9%氯化钠溶液做进一步稀释。

【用法】 用于静脉直接注射、静脉滴注、肌内注射、皮下注射和鞘内注射。

【稳定性】 未开启的本品在室温下贮存。在室温下，配制好的注射液稳定性至少可保持48h。不能使用出现混浊的注射液。塑料容器不吸附本品。

配伍禁忌表

溶液	可配伍	忌配伍	可变
Dextrose 5% 5% 葡萄糖溶液	●		
Dextrose 5% in Ringer's Injection, Lactated 5% 葡萄糖乳酸盐林格注射液	●		

溶　液	可配伍	忌配伍	可　变
Dextrose 5% in Sodium Chloride 0.2% & 0.9% 5% 葡萄糖 0.2% 或 0.9% 氯化钠溶液	●		
Ringer's Injection, Lactated 乳酸盐林格注射液	●		
Sodium Chloride 0.9% 0.9% 氯化钠溶液	●		

药　品	可配伍	忌配伍	可　变
Allopurinol Sodium 别嘌醇钠		●	
Amifostine 氨磷汀	●		
Amphotericin B Cholesteryl Sulfate Complex 两性霉素 B- 硫酸胆甾醇酯复合物		●	
Aztreonam 氨曲南	●		
Cefepime Hydrochloride 盐酸头孢吡肟	●		
Chlorpromazine Hydrochloride 盐酸氯丙嗪	●		
Cimetidine Hydrochloride 盐酸西咪替丁	●		
Cladribine 克拉屈滨	●		
Daunorubicin Hydrochloride 盐酸柔红霉素	●		
Dexamethasone Sodium Phosphate 地塞米松磷酸钠	●		
Diphenhydramine Hydrochloride 盐酸苯海拉明	●		
Doxorubicin Hydrochloride Liposome Injection 盐酸多柔比星脂质体注射液	●		
Droperidol 氟哌利多	●		
Etoposide 依托泊苷	●		
Etoposide Phosphate 依托泊苷磷酸酯	●		
Famotidine 法莫替丁	●		

药　品	可配伍	忌配伍	可　变
Filgrastim 非格司亭	●		
Fludarabine Phosphate 磷酸氟达拉滨	●		
Fluorouracil 氟尿嘧啶		●	
Furosemide 呋塞米	●		
Gallium Nitrate 硝酸镓		●	
Ganciclovir Sodium 更昔洛韦钠		●	
Gemcitabine Hydrochloride 盐酸吉西他滨	●		
Gentamicin Sulfate 硫酸庆大霉素			●
Granisetron Hydrochloride 盐酸格拉司琼	●		
Heparin Sodium 肝素钠			●
Hydrocortisone Sodium Succinate 氢化可的松琥珀酸钠			●
Hydromorphone Hydrochloride 盐酸氢吗啡酮	●		
Hydroxyzine Hydrochloride 盐酸羟嗪	●		
Idarubicin Hydrochloride 盐酸伊达比星	●		
Insulin, Regular 正规胰岛素		●	
Lansoprazole 兰索拉唑		●	
Lincomycin Hydrochloride 盐酸林可霉素	●		
Linezolid 利奈唑胺	●		
Lorazepam 劳拉西泮	●		
Melphalan Hydrochloride 盐酸美法仑	●		
Methotrexate Sodium 甲氨蝶呤钠	●		
Methylprednisolone Sodium Succinate 甲泼尼龙琥珀酸钠			●
Metoclopramide Hydrochloride 盐酸甲氧氯普胺	●		
Mitoxantrone Hydrochloride 盐酸米托蒽醌	●		

药　品	可配伍	忌配伍	可　变
Morphine Sulfate 硫酸吗啡	●		
Nafcillin Sodium 萘夫西林钠		●	
Ondansetron Hydrochloride 盐酸昂丹司琼	●		
Oxacillin Sodium 苯唑西林钠		●	
Paclitaxel 紫杉醇	●		
Pemetrexed Disodium 培美曲塞二钠	●		
Penicillin G Sodium 青霉素钠		●	
Piperacillin Sodium-Tazobactam Sodium 哌拉西林钠－他唑巴坦钠	●		
Potassium Chloride 氯化钾	●		
Prochlorperazine Edisylate 乙二磺酸丙氯拉嗪	●		
Promethazine Hydrochloride 盐酸异丙嗪	●		
Propofol 丙泊酚	●		
Ranitidine Hydrochloride 盐酸雷尼替丁	●		
Sargramostim 沙格司亭	●		
Sodium Bicarbonate 碳酸氢钠	●		
Teniposide 替尼泊苷	●		
Thiotepa 塞替派	●		
Vincristine Sulfate 硫酸长春新碱	●		
Vinorelbine Tartrate 酒石酸长春瑞滨	●		

Daptomycin
达托霉素

【描述】 一种常用于治疗由敏感性革兰阳性菌引起的皮肤感染的环脂肽类抗生素。

【制品】 **Cubicin**：250mg/瓶，500mg/瓶。

【制备】 250mg/瓶和500mg/瓶分别用5ml和10ml的0.9%氯化钠溶液配制，再用0.9%氯化钠溶液稀释。稀释后的浓度不超过20mg/ml。

【用法】 用于静脉滴注，滴注时间30min以上。

【稳定性】 2～8℃冷藏贮存。按要求配制的达托霉素在室温下12h内保持稳定，冷藏48h内保持稳定。用相容的输液溶液稀释的本品同样在室温下12h内保持稳定，冷藏48h内保持稳定。然而，在瓶中制备溶液后，以及在输液袋中稀释后到使用前的时间加起来在室温下不得超过12h，冷藏不得超过48h。达托霉素与含葡萄糖的溶液不相容。

配伍禁忌表

溶　液	可配伍	忌配伍	可　变
Dextrose 5% 5% 葡萄糖溶液		●	
Ringer's Injection, Lactated 乳酸盐林格注射液	●		
Sodium Chloride 0.9% 0.9% 氯化钠溶液	●		

药　品	可配伍	忌配伍	可　变
Aztreonam 氨曲南	●		
Ceftazidime 头孢他啶	●		
Ceftriaxone Sodium 头孢曲松钠	●		
Dopamine Hydrochloride 盐酸多巴胺	●		
Fluconazole 氟康唑	●		
Gentamicin Sulfate 硫酸庆大霉素	●		
Heparin Sodium 肝素钠	●		
Levofloxacin 左氧氟沙星	●		
Lidocaine Hydrochloride 盐酸利多卡因	●		

Dexamethasone Sodium Phosphate

地塞米松磷酸钠

【描述】 一种合成的肾上腺皮质激素类药。

【制品】 **地卡特隆（Decadron）**：浓度为4mg/ml，10mg/ml和24mg/ml，多种容器包装。pH 值：7 ~ 8.5。

【用法】 浓度为4mg/ml的本品，可以通过肌内、静脉内、关节内注射及滑膜内、局部注射或软组织渗透给药。浓度为10mg/ml的本品只用于肌内和静脉注射。浓度为 24mg/ml 的本品仅用于静脉给药，包括静脉直接注射（应在 1min 以上），间歇性或持续性静脉滴注。

【稳定性】 本品为澄明、无色至淡黄色溶液。必须避光贮存，不能冷冻。由于本品遇热不稳定，因此不能高压处理。塑料袋、输液装置或过滤器等不吸附本品。

配伍禁忌表

溶 液	可配伍	忌配伍	可 变
Dextrose 5% 5% 葡萄糖溶液	●		
Sodium Chloride 0.9% 0.9% 氯化钠溶液	●		

药　品	可配伍	忌配伍	可　变
Acyclovir Sodium 阿昔洛韦钠	●		
Allopurinol Sodium 别嘌醇钠	●		
Amifostine 氨磷汀	●		
Amikacin Sulfate 硫酸阿米卡星			●
Aminophylline 氨茶碱	●		
Amphotericin B Cholesteryl Sulfate Complex 两性霉素 B-硫酸胆甾醇酯复合物	●		
Aztreonam 氨曲南	●		
Bivalirudin 比伐卢定	●		
Bleomycin Sulfate 硫酸博来霉素	●		
Caffeine Citrate 枸橼酸咖啡因	●		
Cefepimc Hydrochloride 盐酸头孢吡肟	●		
Cimetidine Hydrochloride 盐酸西咪替丁	●		
Ciprofloxacin 环丙沙星		●	
Cisatracurium Besylate 苯磺酸顺阿曲库铵	●		
Cisplatin 顺铂	●		
Cladribine 克拉屈滨	●		
Cyclophosphamide 环磷酰胺	●		
Cytarabine 阿糖胞苷	●		
Daunorubicin Hydrochloride 盐酸柔红霉素		●	
Dexmedetomidine Hydrochloride 盐酸右美托咪啶	●		
Dimenhydrinate 茶苯海明	●		
Diphenhydramine Hydrochloride 盐酸苯海拉明			●
Docetaxel 多西他赛	●		
Doxapram Hydrochloride 盐酸多沙普仑		●	
Doxorubicin Hydrochloride 盐酸多柔比星	●		

药　品	可配伍	忌配伍	可　变
Doxorubicin Hydrochloride Liposome Injection 盐酸多柔比星脂质体注射液	●		
Etoposide Phosphate 依托泊苷磷酸酯	●		
Famotidine 法莫替丁	●		
Fenoldopam Mesylate 甲磺酸非诺多泮		●	
Fentanyl Citrate 枸橼酸芬太尼	●		
Filgrastim 非格司亭	●		
Fluconazole 氟康唑	●		
Fludarabine Phosphate 磷酸氟达拉滨	●		
Foscarnet Sodium 膦甲酸钠	●		
Furosemide 呋塞米	●		
Gallium Nitrate 硝酸镓	●		
Gemcitabine Hydrochloride 盐酸吉西他滨	●		
Glycopyrrolate 格隆溴铵		●	
Granisetron Hydrochloride 盐酸格拉司琼	●		
Heparin Sodium 肝素钠	●		
Hextend 羟乙基淀粉电解质平衡溶液	●		
Hydromorphone Hydrochloride 盐酸氢吗啡酮			●
Idarubicin Hydrochloride 盐酸伊达比星		●	
Lansoprazole 兰索拉唑	●		
Levofloxacin 左氧氟沙星	●		
Lidocaine Hydrochloride 盐酸利多卡因	●		
Linezolid 利奈唑胺	●		
Lorazepam 劳拉西泮	●		
Meperidine Hydrochloride 盐酸哌替啶	●		
Meropenem 美罗培南	●		
Methadone Hydrochloride 盐酸美沙酮	●		

药 品	可配伍	忌配伍	可 变
Methotrexate Sodium 甲氨蝶呤钠			●
Metoclopramide Hydrochloride 盐酸甲氧氯普胺	●		
Midazolam Hydrochloride 盐酸咪达唑仑			●
Milrinone Lactate 乳酸米力农	●		
Mitomycin 丝裂霉素	●		
Morphine Sulfate 硫酸吗啡	●		
Nafcillin Sodium 萘夫西林钠	●		
Ondansetron Hydrochloride 盐酸昂丹司琼			●
Oxaliplatin 奥沙利铂	●		
Oxycodone Hydrochloride 盐酸羟考酮	●		
Paclitaxel 紫杉醇	●		
Palonosetron Hydrochloride 盐酸帕洛诺司琼	●		
Pantoprazole Sodium 泮托拉唑钠		●	
Pemetrexed Disodium 培美曲塞二钠	●		
Piperacillin Sodium-Tazobactam Sodium 哌拉西林钠－他唑巴坦钠	●		
Potassium Chloride 氯化钾	●		
Prochlorperazine Edisylate 乙二磺酸丙氯拉嗪			●
Propofol 丙泊酚	●		
Ranitidine Hydrochloride 盐酸雷尼替丁	●		
Remifentanil Hydrochloride 盐酸瑞芬太尼	●		
Sargramostim 沙格司亭	●		
Sodium Bicarbonate 碳酸氢钠	●		
Sufentanil Citrate 枸橼酸舒芬太尼	●		
Tacrolimus 他克莫司	●		

Dexamethasone Sodium Phosphate 地塞米松磷酸钠

药　品	可配伍	忌配伍	可　变
Teniposide 替尼泊苷	●		
Theophylline 茶碱	●		
Thiotepa 塞替派	●		
Topotecan Hydrochloride 盐酸拓扑替康	●		
Vancomycin Hydrochloride 盐酸万古霉素		●	
Verapamil Hydrochloride 盐酸维拉帕米	●		
Vinorelbine Tartrate 酒石酸长春瑞滨	●		
Zidovudine 齐多夫定	●		

Dexmedetomidine Hydrochloride
盐酸右美托咪啶

【描述】 一种具有止痛镇静作用的α_2-肾上腺素受体激动剂。

【制品】 **Precedex**：浓度为 100 μg/ml，2ml 瓶装。pH 值：4.5~7.0。

【制备】 使用时注射液需用相容的稀释溶液稀释。生产厂商建议，2ml 本品用 48ml 的 0.9% 氯化钠溶液轻摇混合，稀释成浓度为 4μg/ml 后给药。

【用法】 用于缓慢静脉滴注，可使用输液泵控制滴速，但滴注时间不应超过 24h。

【稳定性】 澄明、无色的本品注射液在室温下贮存。

配伍禁忌表

溶　液	可配伍	忌配伍	可　变
Dextrose 5% 5% 葡萄糖溶液	●		
Ringer's Injection, Lactated 乳酸盐林格注射液	●		
Sodium Chloride 0.9% 0.9% 氯化钠溶液	●		

药　品	可配伍	忌配伍	可　变
Alfentanil Hydrochloride 盐酸阿芬太尼	●		
Amikacin Sulfate 硫酸阿米卡星	●		

药　品	可配伍	忌配伍	可　变
Aminophylline 氨茶碱	●		
Amiodarone Hydrochloride 盐酸胺碘酮	●		
Amphotericin B 两性霉素 B		●	
Ampicillin Sodium 氨苄西林钠	●		
Ampicillin Sodium-Sulbactam Sodium 氨苄西林钠－舒巴坦钠	●		
Atracurium Besylate 苯磺酸阿曲库铵	●		
Atropine Sulfate 硫酸阿托品	●		
Azithromycin 阿奇霉素	●		
Aztreonam 氨曲南	●		
Bumetanide 布美他尼	●		
Butorphanol Tartrate 酒石酸布托啡诺	●		
Calcium Gluconate 葡萄糖酸钙	●		
Cefazolin Sodium 头孢唑林钠	●		
Cefepime Hydrochloride 盐酸头孢吡肟	●		
Cefotaxime Sodium 头孢噻肟钠	●		
Cefotetan Disodium 头孢替坦二钠	●		
Cefoxitin Sodium 头孢西丁钠	●		
Ceftazidime 头孢他啶	●		
Ceftizoxime Sodium 头孢唑肟钠	●		
Ceftriaxone Sodium 头孢曲松钠	●		
Cefuroxime Sodium 头孢呋辛钠	●		
Chlorpromazine Hydrochloride 盐酸氯丙嗪	●		
Cimetidine Hydrochloride 盐酸西咪替丁	●		
Ciprofloxacin 环丙沙星	●		
Cisatracurium Besylate 苯磺酸顺阿曲库铵	●		
Clindamycin Phosphate 磷酸克林霉素	●		

药　品	可配伍	忌配伍	可　变
Dexamethasone Sodium Phosphate 地塞米松磷酸钠	●		
Diazepam 地西泮		●	
Digoxin 地高辛	●		
Diltiazem Hydrochloride 盐酸地尔硫䓬	●		
Diphenhydramine Hydrochloride 盐酸苯海拉明	●		
Dobutamine Hydrochloride 盐酸多巴酚丁胺	●		
Dolasetron Mesylate 甲磺酸多拉司琼	●		
Dopamine Hydrochloride 盐酸多巴胺	●		
Doxycycline Hydrochloride 盐酸多西环素	●		
Droperidol 氟哌利多	●		
Enalaprilat 依那普利拉	●		
Ephedrine Sulfate 硫酸麻黄碱	●		
Epinephrine Hydrochloride 盐酸肾上腺素	●		
Erythromycin Lactobionate 乳糖酸红霉素	●		
Esmolol Hydrochloride 盐酸艾司洛尔	●		
Etomidate 依托咪酯	●		
Famotidine 法莫替丁	●		
Fenoldopam Mesylate 甲磺酸非诺多泮	●		
Fentanyl Citrate 枸橼酸芬太尼	●		
Fluconazole 氟康唑	●		
Furosemide 呋塞米	●		
Gentamicin Sulfate 硫酸庆大霉素	●		
Glycopyrrolate 格隆溴铵	●		
Granisetron Hydrochloride 盐酸格拉司琼	●		
Haloperidol Lactate 乳酸氟哌啶醇	●		

药 品	可配伍	忌配伍	可 变
Heparin Sodium 肝素钠	●		
Hydromorphone Hydrochloride 盐酸氢吗啡酮	●		
Hydroxyzine Hydrochloride 盐酸羟嗪	●		
Isoproterenol Hydrochloride 盐酸异丙肾上腺素	●		
Ketorolac Tromethamine 酮洛酸氨丁三醇	●		
Labetalol Hydrochloride 盐酸拉贝洛尔	●		
Levofloxacin 左氧氟沙星	●		
Lidocaine Hydrochloride 盐酸利多卡因	●		
Linezolid 利奈唑胺	●		
Lorazepam 劳拉西泮	●		
Magnesium Sulfate 硫酸镁	●		
Meperidine Hydrochloride 盐酸哌替啶	●		
Methylprednisolone Sodium Succinate 甲泼尼龙琥珀酸钠	●		
Metoclopramide Hydrochloride 盐酸甲氧氯普胺	●		
Metronidazole 甲硝唑	●		
Midazolam Hydrochloride 盐酸咪达唑仑	●		
Milrinone Lactate 乳酸米力农	●		
Mivacurium Chloride 米库氯铵	●		
Morphine Sulfate 硫酸吗啡	●		
Nalbuphine Hydrochloride 盐酸纳布啡	●		
Nitroglycerin 硝酸甘油	●		
Norepinephrine Bitartrate 重酒石酸去甲肾上腺素	●		
Ondansetron Hydrochloride 盐酸昂丹司琼	●		

药　品	可配伍	忌配伍	可　变
Pancuronium Bromide 泮库溴铵	●		
Phenylephrine Hydrochloride 盐酸去氧肾上腺素	●		
Piperacillin Sodium 哌拉西林钠	●		
Piperacillin Sodium-Tazobactam Sodium 哌拉西林钠－他唑巴坦钠	●		
Potassium Chloride 氯化钾	●		
Procainamide Hydrochloride 盐酸普鲁卡因胺	●		
Prochlorperazine Edisylate 乙二磺酸丙氯拉嗪	●		
Promethazine Hydrochloride 盐酸异丙嗪	●		
Propofol 丙泊酚	●		
Ranitidine Hydrochloride 盐酸雷尼替丁	●		
Remifentanil Hydrochloride 盐酸瑞芬太尼	●		
Rocuronium Bromide 罗库溴铵	●		
Sodium Bicarbonate 碳酸氢钠	●		
Sodium Nitroprusside 硝普钠	●		
Succinylcholine Chloride 氯琥珀胆碱	●		
Sufentanil Citrate 枸橼酸舒芬太尼	●		
Theophylline 茶碱	●		
Thiopental Sodium 硫喷妥钠	●		
Ticarcillin Disodium-Clavulanate Potassium 替卡西林钠－克拉维酸钾	●		
Tobramycin Sulfate 硫酸妥布霉素	●		
Trimethoprim-Sulfamethoxazole 复方磺胺甲噁唑（甲氧苄啶－磺胺甲噁唑）	●		
Vancomycin Hydrochloride 盐酸万古霉素	●		

药　品	可配伍	忌配伍	可
Vecuronium Bromide 维库溴铵	●		
Verapamil Hydrochloride 盐酸维拉帕米	●		

Diazepam
地西泮

PUMP

【描述】 一种苯二氮䓬类镇静剂。

【制品】 **Valium**：浓度为5mg/ml，2ml安瓿装，10ml瓶装，或2ml一次性注射器装。pH值：6.2～6.9。

【用法】 用于缓慢静脉直接注射，成人注射速度不超过5mg/min，儿童注射时间不少于3min。避免渗出。

【稳定性】 在室温下避光贮存。

地西泮输液，若经0.2μm滤膜过滤后给药7h以上时，在第1h会有7%～17%药品损失，随后恢复到正常浓度。

厂商建议不能将本品与其他溶液或药品混合，或加入静脉滴注溶液中。应尽量从接近静脉穿刺处的输液管段内缓慢注入本品。

研究显示，本品在一定浓度下，在一些静脉注射溶液中是相容的。在玻璃瓶中，按1:40～1:100比例用静脉注射溶液稀释，本品是相容的，并可在24h内保持稳定。但随着时间的变化，静脉注射稀释溶液将会浓缩，出现混浊和沉淀。

此外，含有聚氯乙烯的溶液袋和输液装置对本品有明显的吸附性。若将本品放入聚氯乙烯袋中，在30～120min内本品损失25%～55%。保存在含有聚氯乙烯的塑料注射器内的本品同样会由于被吸附而引起药品损失。

配伍禁忌表

溶　液	可配伍	忌配伍	可　变
Dextrose 5% 5% 葡萄糖溶液			●
Ringer's Injection 林格注射液			●
Ringer's Injection, Lactated 乳酸盐林格注射液			●
Sodium Chloride 0.9% 0.9% 氯化钠溶液			●

药　品	可配伍	忌配伍	可　变
Amphotericin B Cholesteryl Sulfate Complex 两性霉素 B- 硫酸胆甾醇酯复合物		●	
Atracurium Besylate 苯磺酸阿曲库铵		●	
Bivalirudin 比伐卢定		●	
Bleomycin Sulfate 硫酸博来霉素		●	
Buprenorphine Hydrochloride 盐酸丁丙诺啡		●	
Cefepime Hydrochloride 盐酸头孢吡肟		●	
Cimetidine Hydrochloride 盐酸西咪替丁	●		
Cisatracurium Besylate 苯磺酸顺阿曲库铵			●
Dexmedetomidine Hydrochloride 盐酸右美托咪啶		●	
Diltiazem Hydrochloride 盐酸地尔硫䓬		●	
Dimenhydrinate 茶苯海明		●	
Dobutamine Hydrochloride 盐酸多巴酚丁胺			●
Doxapram Hydrochloride 盐酸多沙普仑		●	

药　品	可配伍	忌配伍	可　变
Doxorubicin Hydrochloride 盐酸多柔比星		●	
Fenoldopam Mesylate 甲磺酸非诺多泮		●	
Fentanyl Citrate 枸橼酸芬太尼	●		
Fluconazole 氟康唑		●	
Fluorouracil 氟尿嘧啶		●	
Foscarnet Sodium 膦甲酸钠		●	
Furosemide 呋塞米		●	
Glycopyrrolate 格隆溴铵		●	
Heparin Sodium 肝素钠		●	
Hextend 羟乙基淀粉电解质平衡溶液		●	
Hydromorphone Hydrochloride 盐酸氢吗啡酮		●	
Ketorolac Tromethamine 酮洛酸氨丁三醇			●
Lansoprazole 兰索拉唑		●	
Linezolid 利奈唑胺		●	
Meropenem 美罗培南		●	
Methadone Hydrochloride 盐酸美沙酮	●		
Morphine Sulfate 硫酸吗啡	●		
Nafcillin Sodium 萘夫西林钠	●		
Nalbuphine Hydrochloride 盐酸纳布啡		●	
Oxaliplatin 奥沙利铂		●	
Pancuronium Bromide 泮库溴铵		●	
Pantoprazole Sodium 泮托拉唑钠		●	
Potassium Chloride 氯化钾		●	
Propofol 丙泊酚		●	
Quinidine Gluconate 葡萄糖酸奎尼丁	●		
Ranitidine Hydrochloride 盐酸雷尼替丁			●
Remifentanil Hydrochloride 盐酸瑞芬太尼		●	

药　品	可配伍	忌配伍	可　变
Sufentanil Citrate 枸橼酸舒芬太尼			●
Tirofiban Hydrochloride 盐酸替罗非班		●	
Vecuronium Bromide 维库溴铵		●	
Verapamil Hydrochloride 盐酸维拉帕米	●		

Digoxin
地高辛

【描述】 一种糖苷类强心剂。

【制品】 **Lanoxin**：浓度为 0.25mg/ml，1ml 安瓿装和 2ml 安瓿装；儿科用浓度为 0.1mg/ml，1ml 安瓿装。pH 值：6.8～7.2。

【制备】 用于静脉直接注射，药品可以不经稀释给药，或稀释后给药。稀释溶液可选用灭菌注射用水、5%葡萄糖溶液或0.9%氯化钠溶液，稀释至 4 倍量或更大量。

【用法】 用于静脉直接注射。偶尔也用于肌内注射。由于注射时有疼痛感，肌内注射量应该不超过2ml，应注射于肌肉深部，并按摩注射部位。静脉直接注射应缓慢，注射时间 1～5min。

【稳定性】 在室温下避光贮存。pH 值低于 3 的溶液会引起水解。过滤器原材料不同，对本品的吸附性不同，对本品造成的损失也不同。本品不能从聚氯乙烯袋中滤去增塑剂。

配伍禁忌表

溶 液	可配伍	忌配伍	可 变
Dextrose 5% 5% 葡萄糖溶液	●		
Ringer's Injection, Lactated 乳酸盐林格注射液	●		
Sodium Chloride 0.45% 0.45% 氯化钠溶液	●		
Sodium Chloride 0.9% 0.9% 氯化钠溶液	●		

药　品	可配伍	忌配伍	可　变
Amiodarone Hydrochloride 盐酸胺碘酮		●	
Amphotericin B Cholesteryl Sulfate Complex 两性霉素 B－硫酸胆甾醇酯复合物		●	
Bivalirudin 比伐卢定	●		
Cimetidine Hydrochloride 盐酸西咪替丁	●		
Ciprofloxacin 环丙沙星	●		
Cisatracurium Besylate 苯磺酸顺阿曲库铵	●		
Dexmedetomidine Hydrochloride 盐酸右美托咪啶	●		
Diltiazem Hydrochloride 盐酸地尔硫䓬	●		
Dimenhydrinate 茶苯海明	●		
Dobutamine Hydrochloride 盐酸多巴酚丁胺		●	
Doxapram Hydrochloride 盐酸多沙普仑		●	
Famotidine 法莫替丁	●		
Fenoldopam Mesylate 甲磺酸非诺多泮	●		
Fluconazole 氟康唑		●	
Foscarnet Sodium 膦甲酸钠		●	
Furosemide 呋塞米	●		
Heparin Sodium 肝素钠	●		
Hextend 羟乙基淀粉电解质平衡溶液	●		
Insulin 胰岛素			●
Lansoprazole 兰索拉唑		●	
Linezolid 利奈唑胺	●		
Lidocaine Hydrochloride 盐酸利多卡因	●		
Meperidine Hydrochloride 盐酸哌替啶	●		
Meropenem 美罗培南	●		
Midazolam Hydrochloride 盐酸咪达唑仑	●		

药　品	可配伍	忌配伍	可　变
Milrinone Lactate 乳酸米力农	●		
Morphine Sulfate 硫酸吗啡	●		
Pantoprazole Sodium 泮托拉唑钠		●	
Potassium Chloride 氯化钾	●		
Propofol 丙泊酚		●	
Ranitidine Hydrochloride 盐酸雷尼替丁	●		
Remifentanil Hydrochloride 盐酸瑞芬太尼	●		
Tacrolimus 他克莫司	●		
Verapamil Hydrochloride 盐酸维拉帕米	●		

Diltiazem Hydrochloride

盐酸地尔硫䓬

【描述】 一种钙通道阻滞剂。

【制品】 **Cardizem**：浓度为5mg/ml，5ml（25mg）瓶装，10ml（50mg）瓶装和 25ml（125mg）瓶装。pH 值：3.7～4.1。

【制备】 用于静脉滴注，用 100～500ml 相容的稀释溶液稀释。

【用法】 用于静脉直接注射，不需稀释。用于静脉滴注需要稀释。

【稳定性】 盐酸地尔硫䓬注射液应冷藏贮存，不能冷冻。未开启的本品在室温下最多保存 1 个月，超过 1 个月其药效将被破坏。注射用粉针剂应在控温的室温下保存，并避免冷冻。配制好的注射液在室温下 24h 内保持稳定。聚氯乙烯会吸附本品，会引起本品的损失，尤其是 pH 值中性或碱性时损失较大。

配伍禁忌表

溶　液	可配伍	忌配伍	可　变
Dextrose 5% 5% 葡萄糖溶液	●		
Dextrose 5% in Sodium Chloride 0.45% 5% 葡萄糖 0.45% 氯化钠溶液	●		
Sodium Chloride 0.9% 0.9% 氯化钠溶液	●		

药　品	可配伍	忌配伍	可　变
Acetazolamide Sodium 乙酰唑胺钠			●
Acyclovir Sodium 阿昔洛韦钠			●
Albumin 人血白蛋白	●		
Amikacin Sulfate 硫酸阿米卡星	●		
Aminophylline 氨茶碱			●
Amphotericin B 两性霉素 B	●		
Ampicillin Sodium 氨苄西林钠			●
Ampicillin Sodium-Sulbactam Sodium 氨苄西林钠－舒巴坦钠			●
Argatroban 阿加曲班	●		
Aztreonam 氨曲南	●		
Bivalirudin 比伐卢定	●		
Bumetanide 布美他尼	●		
Cefamandole Nafate 头孢孟多钠			●
Cefazolin Sodium 头孢唑林钠	●		
Cefotaxime Sodium 头孢噻肟钠	●		
Cefotetan Disodium 头孢替坦二钠	●		
Cefoxitin Sodium 头孢西丁钠	●		
Ceftazidime 头孢他啶	●		
Ceftriaxone Sodium 头孢曲松钠	●		
Cefuroxime Sodium 头孢呋辛钠	●		
Cimetidine Hydrochloride 盐酸西咪替丁	●		
Ciprofloxacin 环丙沙星	●		
Clindamycin Phosphate 磷酸克林霉素	●		
Dexmedetomidine Hydrochloride 盐酸右美托咪啶	●		
Diazepam 地西泮		●	
Digoxin 地高辛	●		

药　品	可配伍	忌配伍	可　变
Dobutamine Hydrochloride 盐酸多巴酚丁胺	●		
Dopamine Hydrochloride 盐酸多巴胺	●		
Doxycycline Hyclate 盐酸多西环素	●		
Epinephrine Hydrochloride 盐酸肾上腺素	●		
Erythromycin Lactobionate 乳糖酸红霉素	●		
Esmolol Hydrochloride 盐酸艾司洛尔	●		
Fenoldopam Mesylate 甲磺酸非诺多泮	●		
Fentanyl Citrate 枸橼酸芬太尼	●		
Fluconazole 氟康唑	●		
Furosemide 呋塞米		●	
Gentamicin Sulfate 硫酸庆大霉素	●		
Heparin Sodium 肝素钠			●
Hetastarch in Sodium Chloride 0.9% 羟乙基淀粉 0.9% 氯化钠溶液	●		
Hextend 羟乙基淀粉电解质平衡溶液	●		
Hydrocortisone Sodium Succinate 氢化可的松琥珀酸钠			●
Hydromorphone Hydrochloride 盐酸氢吗啡酮	●		
Imipenem-Cilastatin Sodium 亚胺培南－西司他丁钠	●		
Insulin, Regular 正规胰岛素			●
Labetalol Hydrochloride 盐酸拉贝洛尔	●		
Lansoprazole 兰索拉唑		●	
Lidocaine Hydrochloride 盐酸利多卡因	●		
Lorazepam 劳拉西泮	●		

药　品	可配伍	忌配伍	可　变
Meperidine Hydrochloride 盐酸哌替啶	●		
Methylprednisolone Sodium Succinate 甲泼尼龙琥珀酸钠			●
Metoclopramide Hydrochloride 盐酸甲氧氯普胺	●		
Metronidazole 甲硝唑	●		
Midazolam Hydrochloride 盐酸咪达唑仑	●		
Milrinone Lactate 乳酸米力农	●		
Morphine Sulfate 硫酸吗啡	●		
Multivitamins 复合维生素制剂	●		
Nafcillin Sodium 萘夫西林钠			●
Nicardipine Hydrochloride 盐酸尼卡地平	●		
Nitroglycerin 硝酸甘油	●		
Norepinephrine Bitartrate 重酒石酸去甲肾上腺素	●		
Oxacillin Sodium 苯唑西林钠	●		
Penicillin G Potassium 青霉素钾	●		
Pentamidine Isethionate 依西酸喷他脒	●		
Phenytoin Sodium 苯妥英钠		●	
Piperacillin Sodium 哌拉西林钠	●		
Potassium Chloride 氯化钾	●		
Potassium Phosphates 磷酸钾	●		
Procainamide Hydrochloride 盐酸普鲁卡因胺			●
Ranitidine Hydrochloride 盐酸雷尼替丁	●		
Rifampin 利福平		●	
Sodium Bicarbonate 碳酸氢钠			●
Sodium Nitroprusside 硝普钠	●		

药　品	可配伍	忌配伍	可　变
Theophylline 茶碱	●		
Thiopental Sodium 硫喷妥钠		●	
Ticarcillin Disodium-Clavulanate Potassium 替卡西林钠－克拉维酸钾	●		
Tobramycin Sulfate 硫酸妥布霉素	●		
Trimethoprim-Sulfamethoxazole 复方磺胺甲噁唑（甲氧苄啶－磺胺甲噁唑）	●		
Vancomycin Hydrochloride 盐酸万古霉素	●		
Vasopressin 加压素	●		
Vecuronium Bromide 维库溴铵	●		

Diphenhydramine Hydrochloride

盐酸苯海拉明

【描述】 一种具有抗胆碱、止吐、镇静作用的抗组胺剂。

【制品】 苯拿君（**Benadryl**）：浓度为10mg/ml，30ml瓶装；浓度为50mg/ml，1ml安瓿装、瓶装、一次性注射器装，以及10ml瓶装。pH 值：5 ~ 6。

【用法】 用于深部肌内注射，或缓慢静脉直接注射，或持续性或间歇性静脉滴注。

【稳定性】 在室温下避光贮存。避免冷冻。

配伍禁忌表

溶 液	可配伍	忌配伍	可 变
Dextrose 5% 5% 葡萄糖溶液	●		
Dextrose 5% in Ringer's Injection 5% 葡萄糖林格注射液	●		
Dextrose 5% in Ringer's Injection, Lactated 5% 葡萄糖乳酸盐林格注射液	●		
Dextrose 5% in Sodium Chloride 0.2%, 0.45%, & 0.9% 5% 葡萄糖 0.2% 或 0.45% 或 0.9% 氯化钠溶液	●		
Ringer's Injection 林格注射液	●		

溶　液	可配伍	忌配伍	可　变
Ringer's Injection, Lactated 乳酸盐林格注射液	●		
Sodium Chloride 0.45% & 0.9% 0.45% 或 0.9% 氯化钠溶液	●		

药　品	可配伍	忌配伍	可　变
Abciximab 阿昔单抗	●		
Acyclovir Sodium 阿昔洛韦钠	●		
Aldesleukin 阿地白介素	●		
Allopurinol Sodium 别嘌醇钠		●	
Amifostine 氨磷汀	●		
Amikacin Sulfate 硫酸阿米卡星	●		
Aminophylline 氨茶碱	●		
Amobarbital Sodium 异戊巴比妥钠		●	
Amphotericin B 两性霉素 B		●	
Amphotericin B Cholesteryl Sulfate Complex 两性霉素 B– 硫酸胆甾醇酯复合物		●	
Argatroban 阿加曲班	●		
Ascorbic Acid Injection 维生素 C 注射液	●		
Atropine Sulfate 硫酸阿托品	●		
Azithromycin 阿奇霉素	●		
Aztreonam 氨曲南	●		
Bivalirudin 比伐卢定	●		
Bleomycin Sulfate 硫酸博来霉素	●		
Buprenorphine Hydrochloride 盐酸丁丙诺啡	●		
Butorphanol Tartrate 酒石酸布托啡诺	●		
Cefepime Hydrochloride 盐酸头孢吡肟		●	

药　品	可配伍	忌配伍	可　变
Chlorpromazine Hydrochloride 盐酸氯丙嗪	●		
Cimetidine Hydrochloride 盐酸西咪替丁	●		
Ciprofloxacin 环丙沙星	●		
Cisatracurium Besylate 苯磺酸顺阿曲库铵	●		
Cisplatin 顺铂	●		
Cladribine 克拉屈滨	●		
Colistimethate Sodium 多粘菌素 E 甲磺酸钠	●		
Cyclophosphamide 环磷酰胺	●		
Cytarabine 阿糖胞苷	●		
Dexamethasone Sodium Phosphate 地塞米松磷酸钠			●
Dexmedetomidine Hydrochloride 盐酸右美托咪啶	●		
Diatrizoate Meglumine & Sodium 泛影葡胺或泛影酸钠			●
Dimenhydrinate 茶苯海明	●		
Docetaxel 多西他赛	●		
Doxorubicin Hydrochloride 盐酸多柔比星	●		
Doxorubicin Hydrochloride Liposome Injection 盐酸多柔比星脂质体注射液	●		
Droperidol 氟哌利多	●		
Erythromycin Lactobionate 乳糖酸红霉素	●		
Etoposide Phosphate 依托泊苷磷酸酯	●		
Famotidine 法莫替丁	●		
Fenoldopam Mesylate 甲磺酸非诺多泮	●		
Fentanyl Citrate 枸橼酸芬太尼	●		
Filgrastim 非格司亭	●		

药　品	可配伍	忌配伍	可　变
Fluconazole 氟康唑	●		
Fludarabine Phosphate 磷酸氟达拉滨	●		
Fluphenazine Hydrochloride 盐酸氟奋乃静	●		
Foscarnet Sodium 膦甲酸钠		●	
Gallium Nitrate 硝酸镓	●		
Gemcitabine Hydrochloride 盐酸吉西他滨	●		
Glycopyrrolate 格隆溴铵	●		
Granisetron Hydrochloride 盐酸格拉司琼	●		
Haloperidol Lactate 乳酸氟哌啶醇		●	
Heparin Sodium 肝素钠	●		
Hextend 羟乙基淀粉电解质平衡溶液	●		
Hydrocortisone Sodium Succinate 氢化可的松琥珀酸钠			●
Hydromorphone Hydrochloride 盐酸氢吗啡酮	●		
Hydroxyzine Hydrochloride 盐酸羟嗪	●		
Idarubicin Hydrochloride 盐酸伊达比星	●		
Iodipamide Meglumine 胆影葡胺		●	
Iothalamate Meglumine & Sodium 碘他拉葡胺或碘他拉酸钠			●
Ioxaglate Meglumine & Sodium 碘克沙葡胺或碘克沙酸钠		●	
Lansoprazole 兰索拉唑		●	
Lidocaine Hydrochloride 盐酸利多卡因	●		
Linezolid 利奈唑胺	●		
Melphalan Hydrochloride 盐酸美法仑	●		
Meperidine Hydrochloride 盐酸哌替啶	●		
Meropenem 美罗培南	●		

药　品	可配伍	忌配伍	可　变
Methadone Hydrochloride 盐酸美沙酮	●		
Methotrexate Sodium 甲氨蝶呤钠	●		
Methyldopate Hydrochloride 盐酸甲基多巴	●		
Metoclopramide Hydrochloride 盐酸甲氧氯普胺	●		
Midazolam Hydrochloride 盐酸咪达唑仑	●		
Morphine Sulfate 硫酸吗啡	●		
Nafcillin Sodium 萘夫西林钠	●		
Nalbuphine Hydrochloride 盐酸纳布啡	●		
Ondansetron Hydrochloride 盐酸昂丹司琼	●		
Oxaliplatin 奥沙利铂	●		
Paclitaxel 紫杉醇	●		
Pantoprazole Sodium 泮托拉唑钠		●	
Pemetrexed Disodium 培美曲塞二钠	●		
Penicillin G Potassium 青霉素钾	●		
Penicillin G Sodium 青霉素钠	●		
Pentazocine Lactate 乳酸喷他佐辛	●		
Pentobarbital Sodium 戊巴比妥钠		●	
Phenobarbital Sodium 苯巴比妥钠		●	
Phenytoin Sodium 苯妥英钠		●	
Piperacillin Sodium-Tazobactam Sodium 哌拉西林钠－他唑巴坦钠	●		
Polymyxin B Sulfate 硫酸多粘菌素 B	●		
Potassium Chloride 氯化钾	●		
Prochlorperazine Edisylate 乙二磺酸丙氯拉嗪	●		
Promethazine Hydrochloride 盐酸异丙嗪	●		
Propofol 丙泊酚	●		

药　品	可配伍	忌配伍	可　变
Ranitidine Hydrochloride 盐酸雷尼替丁	●		
Remifentanil Hydrochloride 盐酸瑞芬太尼	●		
Sargramostim 沙格司亭	●		
Scopolamine Hydrobrmide 氢溴酸东莨菪碱	●		
Sufentanil Citrate 枸橼酸舒芬太尼	●		
Tacrolimus 他克莫司	●		
Teniposide 替尼泊苷	●		
Thiopental Sodium 硫喷妥钠			●
Thiotepa 塞替派	●		
Vinorelbine Tartrate 酒石酸长春瑞滨	●		

Dobutamine Hydrochloride
盐酸多巴酚丁胺

【描述】 一种合成的结构类似多巴胺类的拟交感神经药。

【制品】 独步催（**Dobutrex**）：浓度为12.5mg/ml，各种规格瓶装。也有预配制好的浓度为0.5mg/ml、1mg/ml、2mg/ml和4mg/ml用塑料袋装的滴注液。pH值：2.5～5.5。

【制备】 本品在使用前必须稀释至浓度不高于5mg/ml。

制备输液用注射液：本品250mg，加入相容的稀释溶液，用1000ml配制成浓度为250μg/ml的注射液，用500ml配制成浓度为500μg/ml的注射液，用250ml配制成浓度为1000μg/ml的注射液。

【用法】 用于静脉滴注，使用输液泵控制滴速。

【稳定性】 未开启的本品在室温下贮存，避免冷冻和高温。输液用注射液应在24h内使用。在24h内，由于药品的轻微氧化，注射液将变成粉红色，这不表明药品出现了明显的损失。塑料或玻璃容器不吸附本品，不会引起本品的损失。

配伍禁忌表

溶　液	可配伍	忌配伍	可　变
Dextrose 5% 5% 葡萄糖溶液	●		
Dextrose 5% in Ringer's Injection, Lactated 5% 葡萄糖乳酸盐林格注射液	●		
Dextrose 5% in Sodium Chloride 0.45% & 0.9% 5% 葡萄糖 0.45% 或 0.9% 氯化钠溶液	●		

溶　液	可配伍	忌配伍	可　变
Ringer's Injection, Lactated 乳酸盐林格注射液	●		
Sodium Chloride 0.45% & 0.9% 0.45% 或 0.9% 氯化钠溶液	●		

药　品	可配伍	忌配伍	可　变
Acyclovir Sodium 阿昔洛韦钠		●	
Alteplase 阿替普酶		●	
Amifostine 氨磷汀	●		
Aminophylline 氨茶碱		●	
Amiodarone Hydrochloride 盐酸胺碘酮	●		
Amphotericin B Cholesteryl Sulfate Complex 两性霉素 B- 硫酸胆甾醇酯复合物		●	
Argatroban 阿加曲班	●		
Atracurium Besylate 苯磺酸阿曲库铵	●		
Atropine Sulfate 硫酸阿托品	●		
Aztreonam 氨曲南	●		
Bivalirudin 比伐卢定	●		
Bumetanide 布美他尼		●	
Caffeine Citrate 枸橼酸咖啡因	●		
Calcium Chloride & Gluconate 氯化钙或葡萄糖酸钙			●
Cefepime Hydrochloride 盐酸头孢吡肟			●
Ceftazidime 头孢他啶			●
Ciprofloxacin 环丙沙星	●		
Cisatracurium Besylate 苯磺酸顺阿曲库铵	●		
Cladribine 克拉屈滨	●		

药　品	可配伍	忌配伍	可　变
Dexmedetomidine Hydrochloride 盐酸右美托咪啶	●		
Diazepam 地西泮			●
Digoxin 地高辛		●	
Diltiazem Hydrochloride 盐酸地尔硫䓬	●		
Dimenhydrinate 茶苯海明	●		
Docetaxel 多西他赛	●		
Dopamine Hydrochloride 盐酸多巴胺	●		
Doxapram Hydrochloride 盐酸多沙普仑		●	
Doxorubicin Hydrochloride Liposome Injection 盐酸多柔比星脂质体注射液	●		
Drotrecogin Alfa（Activated） α- 屈曲可近（重组人活化蛋白 C）			●
Enalaprilat 依那普利拉	●		
Epinephrine Hydrochloride 盐酸肾上腺素	●		
Etoposide Phosphate 依托泊苷磷酸酯	●		
Famotidine 法莫替丁	●		
Fenoldopam Mesylate 甲磺酸非诺多泮	●		
Fentanyl Citrate 枸橼酸芬太尼	●		
Fluconazole 氟康唑	●		
Flumazenil 氟马西尼	●		
Foscarnet Sodium 膦甲酸钠		●	
Furosemide 呋塞米		●	
Gemcitabine Hydrochloride 盐酸吉西他滨	●		
Granisetron Hydrochloride 盐酸格拉司琼	●		
Haloperidol Lactate 乳酸氟哌啶醇	●		
Heparin Sodium 肝素钠			●
Hextend 羟乙基淀粉电解质平衡溶液	●		

药　品	可配伍	忌配伍	可　变
Hydralazine Hydrochloride 盐酸肼屈嗪	●		
Hydromorphone Hydrochloride 盐酸氢吗啡酮	●		
Indomethacin Sodium Trihydrate 吲哚美辛钠三水合物		●	
Insulin, Regular 正规胰岛素		●	
Isoproterenol Hydrochloride 盐酸异丙肾上腺素	●		
Labetalol Hydrochloride 盐酸拉贝洛尔	●		
Lansoprazole 兰索拉唑		●	
Levofloxacin 左氧氟沙星	●		
Lidocaine Hydrochloride 盐酸利多卡因	●		
Linezolid 利奈唑胺	●		
Lorazepam 劳拉西泮	●		
Magnesium Sulfate 硫酸镁			●
Meperidine Hydrochloride 盐酸哌替啶	●		
Meropenem 美罗培南	●		
Midazolam Hydrochloride 盐酸咪达唑仑			●
Milrinone Lactate 乳酸米力农	●		
Morphine Sulfate 硫酸吗啡	●		
Nicardipine Hydrochloride 盐酸尼卡地平	●		
Nitroglycerin 硝酸甘油	●		
Norepinephrine Bitartrate 重酒石酸去甲肾上腺素	●		
Oxaliplatin 奥沙利铂	●		
Pancuronium Bromide 泮库溴铵	●		
Pantoprazole Sodium 泮托拉唑钠		●	
Pemetrexed Disodium 培美曲塞二钠		●	

药　品	可配伍	忌配伍	可　变
Phenylephrine Hydrochloride 盐酸去氧肾上腺素	●		
Phenytoin Sodium 苯妥英钠		●	
Phytonadione 维生素 K_1		●	
Piperacillin Sodium-Tazobactam Sodium 哌拉西林钠－他唑巴坦钠		●	
Potassium Chloride 氯化钾			●
Potassium Phosphates 磷酸钾		●	
Procainamide Hydrochloride 盐酸普鲁卡因胺	●		
Propofol 丙泊酚	●		
Propranolol Hydrochloride 盐酸普萘洛尔	●		
Ranitidine Hydrochloride 盐酸雷尼替丁	●		
Remifentanil Hydrochloride 盐酸瑞芬太尼	●		
Sodium Bicarbonate 碳酸氢钠		●	
Sodium Nitroprusside 硝普钠			●
Streptokinase 链激酶	●		
Tacrolimus 他克莫司	●		
Theophylline 茶碱	●		
Thiopental Sodium 硫喷妥钠		●	
Thiotepa 塞替派	●		
Tirofiban Hydrochloride 盐酸替罗非班	●		
Vasopressin 加压素	●		
Vecuronium Bromide 维库溴铵	●		
Verapamil Hydrochloride 盐酸维拉帕米			●
Warfarin Sodium 华法林钠		●	
Zidovudine 齐多夫定	●		

Docetaxel
多西他赛

【描述】 一种半合成的紫杉醇类抗肿瘤药。

【制品】 **泰索帝（Taxotere）**：浓度为40mg/ml，0.5ml（20mg）瓶装和 2ml（80mg）瓶装，并附带专用稀释溶液。

【制备】 让瓶装多西他赛的温度达到室温，用专用稀释溶液稀释，轻摇15s，使药粉和稀释溶液混合，配制成澄明的、浓度为10mg/ml 的溶液。再加入适量的多西他赛溶液到 250ml 或更大容量的玻璃瓶中或聚烯烃（不能用聚氯乙烯）容器中，与5%葡萄糖溶液或 0.9% 氯化钠溶液混合，配制成浓度为 0.3 ~ 0.74mg/ml 的注射液。整个过程需要振摇，使混合液充分混合。

【用法】 所有患者必须在接受泰索帝治疗前预服药物，静脉滴注时间应在 1h 以上。

【稳定性】 未开启的本品在室温下或冷藏贮存。冷冻不会影响浓缩液浓度。最初稀释配制的浓度为 10mg/ml 的注射液在室温下或冷藏，至少8h内可保持稳定。充分稀释配制的浓度为0.3 ~ 0.74mg/ml的注射液，应在配制后包括给药时间在内的4h内使用。

表面活性剂可明显地从聚氯乙烯（PVC）容器和给药装置中释出增塑剂。所以不建议使用内连的过滤装置。

配伍禁忌表

溶　液	可配伍	忌配伍	可　变
Dextrose 5% 5% 葡萄糖溶液	●		
Sodium Chloride 0.9% 0.9% 氯化钠溶液	●		

药　品	可配伍	忌配伍	可　变
Acyclovir Sodium 阿昔洛韦钠	●		
Amifostine 氨磷汀	●		
Amikacin Sulfate 硫酸阿米卡星	●		
Aminophylline 氨茶碱	●		
Amphotericin B 两性霉素 B		●	
Ampicillin Sodium 氨苄西林钠	●		
Ampicillin Sodium-Sulbactam Sodium 氨苄西林钠 - 舒巴坦钠	●		
Aztreonam 氨曲南	●		
Bumetanide 布美他尼	●		
Buprenorphine Hydrochloride 盐酸丁丙诺啡	●		
Butorphanol Tartrate 酒石酸布托啡诺	●		
Calcium Gluconate 葡萄糖酸钙	●		
Cefazolin Sodium 头孢唑林钠	●		
Cefepime Hydrochloride 盐酸头孢吡肟	●		
Cefotaxime Sodium 头孢噻肟钠	●		
Cefotetan Disodium 头孢替坦二钠	●		
Cefoxitin Sodium 头孢西丁钠	●		
Ceftazidime 头孢他啶	●		
Ceftizoxime Sodium 头孢唑肟钠	●		

药　品	可配伍	忌配伍	可　变
Ceftriaxone Sodium 头孢曲松钠	●		
Cefuroxime Sodium 头孢呋辛钠	●		
Chlorpromazine Hydrochloride 盐酸氯丙嗪	●		
Cimetidine Hydrochloride 盐酸西咪替丁	●		
Ciprofloxacin 环丙沙星	●		
Clindamycin Phosphate 磷酸克林霉素	●		
Dexamethasone Sodium Phosphate 地塞米松磷酸钠	●		
Diphenhydramine Hydrochloride 盐酸苯海拉明	●		
Dobutamine Hydrochloride 盐酸多巴酚丁胺	●		
Dopamine Hydrochloride 盐酸多巴胺	●		
Doxorubicin Hydrochloride Liposome Injection 盐酸多柔比星脂质体注射液		●	
Doxycycline Hyclate 盐酸多西环素	●		
Droperidol 氟哌利多	●		
Enalaprilat 依那普利拉	●		
Famotidine 法莫替丁	●		
Fluconazole 氟康唑	●		
Furosemide 呋塞米	●		
Ganciclovir Sodium 更昔洛韦钠	●		
Gemcitabine Hydrochloride 盐酸吉西他滨	●		
Gentamicin Sulfate 硫酸庆大霉素	●		
Granisetron Hydrochloride 盐酸格拉司琼	●		
Haloperidol Lactate 乳酸氟哌啶醇	●		
Heparin Sodium 肝素钠	●		

药　品	可配伍	忌配伍	可　变
Hydrocortisone Sodium Phosphate 氢化可的松磷酸钠	●		
Hydrocortisone Sodium Succinate 氢化可的松琥珀酸钠	●		
Hydromorphone Hydrochloride 盐酸氢吗啡酮	●		
Hydroxyzine Hydrochloride 盐酸羟嗪	●		
Imipenem-Cilastatin Sodium 亚胺培南－西司他丁钠	●		
Leucovorin Calcium 亚叶酸钙	●		
Lorazepam 劳拉西泮	●		
Magnesium Sulfate 硫酸镁	●		
Mannitol 甘露醇	●		
Meperidine Hydrochloride 盐酸哌替啶	●		
Meropenem 美罗培南	●		
Mesna 美司钠	●		
Methylprednisolone Sodium Succinate 甲泼尼龙琥珀酸钠		●	
Metoclopramide Hydrochloride 盐酸甲氧氯普胺	●		
Metronidazole 甲硝唑	●		
Morphine Sulfate 硫酸吗啡	●		
Nalbuphine Hydrochloride 盐酸纳布啡		●	
Ondansetron Hydrochloride 盐酸昂丹司琼	●		
Oxaliplatin 奥沙利铂	●		
Palonosetron Hydrochloride 盐酸帕洛诺司琼	●		
Pemetrexed Disodium 培美曲塞二钠	●		

药　品	可配伍	忌配伍	可　变
Piperacillin Sodium 哌拉西林钠	●		
Piperacillin Sodium-Tazobactam Sodium 哌拉西林钠－他唑巴坦钠	●		
Potassium Chloride 氯化钾	●		
Prochlorperazine Edisylate 乙二磺酸丙氯拉嗪	●		
Promethazine Hydrochloride 盐酸异丙嗪	●		
Ranitidine Hydrochloride 盐酸雷尼替丁	●		
Sodium Bicarbonate 碳酸氢钠	●		
Ticarcillin Disodium-Clavulanate Potassium 替卡西林钠－克拉维酸钾	●		
Tobramycin Sulfate 硫酸妥布霉素	●		
Trimethoprim-Sulfamethoxazole 复方磺胺甲噁唑（甲氧苄啶－磺胺甲噁唑）	●		
Vancomycin Hydrochloride 盐酸万古霉素	●		
Zidovudine 齐多夫定	●		

Dopamine Hydrochloride
盐酸多巴胺

【描述】 一种体内合成去甲肾上腺素的前体儿茶酚胺类药。

【制品】 200mg（40mg/ml）、400mg（80mg/ml）和 800mg（160mg/ml）包装和预制静脉滴注液包装。pH 值：约 3.3。

【制备】 浓缩液必须稀释后使用。分别在 250ml 和 500ml 瓶中稀释 200mg 本品，配制成浓度分别为 800μg/ml 和 400μg/ml 的溶液。分别在 250ml 和 500ml 瓶中稀释 400mg 本品，配制成浓度分别为 1600μg/ml 和 800μg/ml 的溶液。

【用法】 仅供静脉滴注。使用输液泵控制滴速，若可能，应选择大静脉，输液应避免溢出。本品必须稀释后使用。根据患者用药剂量和输液要求决定静脉滴注溶液的浓度。

【稳定性】 在室温下贮存，防止冷冻和过热。在pH值4～6.4的范围内，本品能保持稳定。本品能分解为有色物质。变色的溶液不能使用。塑料容器不吸附本品，不会引起本品的损失。

配伍禁忌表

溶　液	可配伍	忌配伍	可　变
Dextrose 5% & 10% 5% 或 10% 葡萄糖溶液	●		
Dextrose 5% in Ringer's Injection, Lactated 5% 葡萄糖乳酸盐林格注射液	●		
Dextrose 5% in Sodium Chloride 0.45% & 0.9% 5% 葡萄糖 0.45% 或 0.9% 氯化钠溶液	●		

溶　液	可配伍	忌配伍	可　变
Ringer's Injection, Lactated 乳酸盐林格注射液	●		
Sodium Bicarbonate 5% 5% 碳酸氢钠溶液		●	
Sodium Chloride 0.9% 0.9% 氯化钠溶液	●		

药　品	可配伍	忌配伍	可　变
Acyclovir Sodium 阿昔洛韦钠		●	
Aldesleukin 阿地白介素			●
Alteplase 阿替普酶		●	
Amifostine 氨磷汀	●		
Aminophylline 氨茶碱	●		
Amiodarone Hydrochloride 盐酸胺碘酮	●		
Amphotericin B 两性霉素 B		●	
Amphotericin B Cholesteryl Sulfate Complex 两性霉素 B– 硫酸胆甾醇酯复合物		●	
Ampicillin Sodium 氨苄西林钠		●	
Argatroban 阿加曲班	●		
Atracurium Besylate 苯磺酸阿曲库铵	●		
Aztreonam 氨曲南	●		
Bivalirudin 比伐卢定	●		
Caffeine Citrate 枸橼酸咖啡因	●		
Calcium Chloride 氯化钙	●		
Cefepime Hydrochloride 盐酸头孢吡肟			●
Ceftazidime 头孢他啶	●		
Chloramphenicol Sodium Succinate 氯霉素琥珀酸钠	●		

药　品	可配伍	忌配伍	可　变
Ciprofloxacin 环丙沙星	●		
Cisatracurium Besylate 苯磺酸顺阿曲库铵	●		
Cladribine 克拉屈滨	●		
Daptomycin 达托霉素	●		
Dexmedetomidine Hydrochloride 盐酸右美托咪啶	●		
Diltiazem Hydrochloride 盐酸地尔硫䓬	●		
Dobutamine Hydrochloride 盐酸多巴酚丁胺	●		
Docetaxel 多西他赛	●		
Doxapram Hydrochloride 盐酸多沙普仑	●		
Doxorubicin Hydrochloride Liposome Injection 盐酸多柔比星脂质体注射液	●		
Drotrecogin Alfa（Activated）α- 屈曲可近（重组人活化蛋白 C）			●
Enalaprilat 依那普利拉	●		
Epinephrine Hydrochloride 盐酸肾上腺素	●		
Esmolol Hydrochloride 盐酸艾司洛尔	●		
Etoposide Phosphate 依托泊苷磷酸酯	●		
Famotidine 法莫替丁	●		
Fenoldopam Mesylate 甲磺酸非诺多泮	●		
Fentanyl Citrate 枸橼酸芬太尼	●		
Fluconazole 氟康唑	●		
Flumazenil 氟马西尼	●		
Foscarnet Sodium 膦甲酸钠	●		
Furosemide 呋塞米			●
Gemcitabine Hydrochloride 盐酸吉西他滨	●		
Gentamicin Sulfate 硫酸庆大霉素			●

药　品	可配伍	忌配伍	可　变
Granisetron Hydrochloride 盐酸格拉司琼	●		
Haloperidol Lactate 乳酸氟哌啶醇	●		
Heparin Sodium 肝素钠			●
Hextend 羟乙基淀粉电解质平衡溶液	●		
Hydrocortisone Sodium Succinate 氢化可的松琥珀酸钠	●		
Hydromorphone Hydrochloride 盐酸氢吗啡酮	●		
Indomethacin Sodium Trihydrate 吲哚美辛钠三水合物		●	
Insulin, Regular 正规胰岛素		●	
Kanamycin Sulfate 硫酸卡那霉素	●		
Labetalol Hydrochloride 盐酸拉贝洛尔	●		
Lansoprazole 兰索拉唑		●	
Levofloxacin 左氧氟沙星	●		
Lidocaine Hydrochloride 盐酸利多卡因	●		
Linezolid 利奈唑胺	●		
Lorazepam 劳拉西泮	●		
Meperidine Hydrochloride 盐酸哌替啶	●		
Meropenem 美罗培南	●		
Methylprednisolone Sodium Succinate 甲泼尼龙琥珀酸钠	●		
Metronidazole 甲硝唑	●		
Midazolam Hydrochloride 盐酸咪达唑仑	●		
Milrinone Lactate 乳酸米力农	●		
Morphine Sulfate 硫酸吗啡	●		
Nicardipine Hydrochloride 盐酸尼卡地平	●		
Nitroglycerin 硝酸甘油	●		

药　品	可配伍	忌配伍	可　变
Norepinephrine Hydrochloride 盐酸去甲肾上腺素	●		
Ondansetron Hydrochloride 盐酸昂丹司琼	●		
Oxacillin Sodium 苯唑西林钠	●		
Oxaliplatin 奥沙利铂	●		
Pancuronium Bromide 泮库溴铵	●		
Pantoprazole Sodium 泮托拉唑钠			●
Pemetrexed Disodium 培美曲塞二钠	●		
Penicillin G Potassium 青霉素钾		●	
Piperacillin Sodium-Tazobactam Sodium 哌拉西林钠－他唑巴坦钠	●		
Potassium Chloride 氯化钾	●		
Propofol 丙泊酚	●		
Ranitidine Hydrochloride 盐酸雷尼替丁	●		
Remifentanil Hydrochloride 盐酸瑞芬太尼	●		
Sargramostim 沙格司亭	●		
Sodium Nitroprusside 硝普钠	●		
Streptokinase 链激酶	●		
Tacrolimus 他克莫司	●		
Theophylline 茶碱	●		
Thiopental Sodium 硫喷妥钠		●	
Thiotepa 塞替派	●		
Tirofiban Hydrochloride 盐酸替罗非班	●		
Vasopressin 加压素	●		
Vecuronium Bromide 维库溴铵	●		
Verapamil Hydrochloride 盐酸维拉帕米	●		
Warfarin Sodium 华法林钠	●		
Zidovudine 齐多夫定	●		

Doxorubicin Hydrochloride
盐酸多柔比星

【描述】 一种蒽环类抗生素类抗肿瘤药。

【制品】 **阿霉素（Adriamycin）**：10mg/瓶，20mg/瓶，50mg/瓶和200mg/瓶。pH值：配制后溶液为3.8～6.5，液体制品为3。

【制备】 配制注射液时，应用0.9%氯化钠溶液快速溶解本品，每10mg本品加入0.9%氯化钠溶液5ml，配制成浓度为2mg/ml的注射液。但不能使用含抑菌剂的稀释溶液，以免引起变色和沉淀。已制备好的不含抑菌剂的本品溶液才可使用。

【用法】 用于静脉给药，将药液加入正在输注0.9%氯化钠溶液或5%葡萄糖溶液的输液管内。注射的速率由剂量和静脉大小决定，时间不能少于3～5min。避免溢出，否则引起溢出处组织坏死。

【稳定性】 未开启的冻干剂在室温下避光贮存，未开启的溶液剂冷藏避光贮存。配制后的阿霉素溶液在室温下7d内可保持稳定，或冷藏15d内可保持稳定。在pH值小于3或大于7时，本品不稳定。在碱性溶液中，颜色变为深紫色时，说明出现分解。

静脉输注液过滤后，未发现药品损失。与铝制品（如铝制注射针头）接触，会引起药品颜色发暗，出现沉淀，加快药品损失速度。

配伍禁忌表

溶　液	可配伍	忌配伍	可　变
Dextrose 5% 5% 葡萄糖溶液	●		
Ringer's Injection, Lactated 乳酸盐林格注射液	●		
Sodium Chloride 0.9% 0.9% 氯化钠溶液	●		

药　品	可配伍	忌配伍	可　变
Allopurinol Sodium 别嘌醇钠		●	
Amifostine 氨磷汀	●		
Aminophylline 氨茶碱		●	
Amphotericin B Cholesteryl Sulfate Complex 两性霉素 B- 硫酸胆甾醇酯复合物		●	
Aztreonam 氨曲南	●		
Bleomycin Sulfate 硫酸博来霉素	●		
Cefepime Hydrochloride 盐酸头孢吡肟		●	
Chlorpromazine Hydrochloride 盐酸氯丙嗪	●		
Cimetidine Hydrochloride 盐酸西咪替丁	●		
Cisplatin 顺铂	●		
Cladribine 克拉屈滨	●		
Cyclophosphamide 环磷酰胺	●		
Dexamethasone Sodium Phosphate 地塞米松磷酸钠	●		
Diazepam 地西泮		●	
Diphenhydramine Hydrochloride 盐酸苯海拉明	●		
Droperidol 氟哌利多	●		

药　品	可配伍	忌配伍	可　变
Etoposide Phosphate 依托泊苷磷酸酯	●		
Famotidine 法莫替丁	●		
Filgrastim 非格司亭	●		
Fludarabine Phosphate 磷酸氟达拉滨	●		
Fluorouracil 氟尿嘧啶		●	
Furosemide 呋塞米			●
Gallium Nitrate 硝酸镓		●	
Ganciclovir Sodium 更昔洛韦钠		●	
Gemcitabine Hydrochloride 盐酸吉西他滨	●		
Granisetron Hydrochloride 盐酸格拉司琼	●		
Heparin Sodium 肝素钠			●
Hydromorphone Hydrochloride 盐酸氢吗啡酮	●		
Lansoprazole 兰索拉唑		●	
Leucovorin Calcium 亚叶酸钙	●		
Linezolid 利奈唑胺	●		
Lorazepam 劳拉西泮	●		
Melphalan Hydrochloride 盐酸美法仑	●		
Methotrexate Sodium 甲氨蝶呤钠	●		
Methylprednisolone Sodium Succinate 甲泼尼龙琥珀酸钠	●		
Metoclopramide Hydrochloride 盐酸甲氧氯普胺	●		
Mitomycin 丝裂霉素	●		
Morphine Sulfate 硫酸吗啡	●		
Ondansetron Hydrochloride 盐酸昂丹司琼	●		
Oxaliplatin 奥沙利铂	●		
Paclitaxel 紫杉醇	●		
Pemetrexed Disodium 培美曲塞二钠		●	

药　品	可配伍	忌配伍	可　变
Piperacillin Sodium-Tazobactam Sodium 哌拉西林钠－他唑巴坦钠		●	
Prochlorperazine Edisylate 乙二磺酸丙氯拉嗪	●		
Promethazine Hydrochloride 盐酸异丙嗪	●		
Propofol 丙泊酚		●	
Ranitidine Hydrochloride 盐酸雷尼替丁	●		
Sargramostim 沙格司亭	●		
Teniposide 替尼泊苷	●		
Thiotepa 塞替派	●		
Topotecan Hydrochloride 盐酸拓扑替康	●		
Vinblastine Sulfate 硫酸长春碱			●
Vincristine Sulfate 硫酸长春新碱	●		
Vinorelbine Tartrate 酒石酸长春瑞滨	●		

Doxorubicin Hydrochloride Liposome Injection
盐酸多柔比星脂质体注射液

【描述】 一种蒽环类抗生素类抗肿瘤药——盐酸多柔比星的脂质体。

【制品】 **Doxil**：浓度为2mg/ml，10ml瓶装或25ml瓶装。pH值：约6.5。

【制备】 用于静脉滴注，加入5%葡萄糖溶液250ml稀释成静脉滴注液。

【用法】 经适当稀释后的溶液可用于静脉滴注。但绝不能快速注射或通过其他给药途径注射未稀释的溶液。避免溢出，因为本品对组织有剧烈的刺激作用。**警告**：确保使用正确的药品、剂量及用法；不要与其它药品混淆。

【稳定性】 冷藏贮存，防止冷冻。经5%葡萄糖溶液适当稀释后的溶液应冷藏，并在24h内使用。脂质体分散体不能过滤，包括用内连的过滤器。

配伍禁忌表

溶 液	可配伍	忌配伍	可 变
Dextrose 5% 5% 葡萄糖溶液	●		

药　品	可配伍	忌配伍	可　变
Acyclovir Sodium 阿昔洛韦钠	●		
Allopurinol Sodium 别嘌醇钠	●		
Aminophylline 氨茶碱	●		
Amphotericin B 两性霉素 B		●	
Amphotericin B Cholesteryl Sulfate Complex 两性霉素 B－硫酸胆甾醇酯复合物		●	
Ampicillin Sodium 氨苄西林钠	●		
Aztreonam 氨曲南	●		
Bleomycin Sulfate 硫酸博来霉素	●		
Buprenorphine Hydrochloride 盐酸丁丙诺啡		●	
Butorphanol Tartrate 酒石酸布托啡诺	●		
Calcium Gluconate 葡萄糖酸钙	●		
Carboplatin 卡铂	●		
Cefazolin Sodium 头孢唑林钠	●		
Cefepime Hydrochloride 盐酸头孢吡肟	●		
Cefoxitin Sodium 头孢西丁钠	●		
Ceftazidime 头孢他啶		●	
Ceftizoxime Sodium 头孢唑肟钠	●		
Ceftriaxone Sodium 头孢曲松钠	●		
Chlorpromazine Hydrochloride 盐酸氯丙嗪	●		
Cimetidine Hydrochloride 盐酸西咪替丁	●		
Ciprofloxacin 环丙沙星	●		
Cisplatin 顺铂	●		
Clindamycin Phosphate 磷酸克林霉素	●		
Cyclophosphamide 环磷酰胺	●		
Cytarabine 阿糖胞苷	●		
Dacarbazine 达卡巴嗪	●		

药　品	可配伍	忌配伍	可　变
Dexamethasone Sodium Phosphate 地塞米松磷酸钠	●		
Diphenhydramine Hydrochloride 盐酸苯海拉明	●		
Dobutamine Hydrochloride 盐酸多巴酚丁胺	●		
Docetaxel 多西他赛		●	
Dopamine Hydrochloride 盐酸多巴胺	●		
Droperidol 氟哌利多	●		
Enalaprilat 依那普利拉	●		
Etoposide 依托泊苷	●		
Famotidine 法莫替丁	●		
Fluconazole 氟康唑	●		
Fluorouracil 氟尿嘧啶	●		
Furosemide 呋塞米	●		
Ganciclovir Sodium 更昔洛韦钠	●		
Gentamicin Sulfate 硫酸庆大霉素	●		
Granisetron Hydrochloride 盐酸格拉司琼	●		
Haloperidol Lactate 乳酸氟哌啶醇	●		
Heparin Sodium 肝素钠	●		
Hydrocortisone Sodium Succinate 氢化可的松琥珀酸钠	●		
Hydromorphone Hydrochloride 盐酸氢吗啡酮	●		
Hydroxyzine Hydrochloride 盐酸羟嗪		●	
Ifosfamide 异环磷酰胺	●		
Leucovorin Calcium 亚叶酸钙	●		
Lorazepam 劳拉西泮	●		

药　品	可配伍	忌配伍	可　变
Magnesium Sulfate 硫酸镁	●		
Mannitol 甘露醇		●	
Meperidine Hydrochloride 盐酸哌替啶		●	
Mesna 美司钠	●		
Methotrexate Sodium 甲氨蝶呤钠	●		
Methylprednisolone Sodium Succinate 甲泼尼龙琥珀酸钠	●		
Metoclopramide Hydrochloride 盐酸甲氧氯普胺		●	
Metronidazole 甲硝唑	●		
Mitoxantrone Hydrochloride 盐酸米托蒽醌		●	
Morphine Sulfate 硫酸吗啡		●	
Ondansetron Hydrochloride 盐酸昂丹司琼	●		
Paclitaxel 紫杉醇		●	
Piperacillin Sodium 哌拉西林钠	●		
Piperacillin Sodium-Tazobactam Sodium 哌拉西林钠－他唑巴坦钠		●	
Potassium Chloride 氯化钾	●		
Prochlorperazine Edisylate 乙二磺酸丙氯拉嗪	●		
Promethazine Hydrochloride 盐酸异丙嗪		●	
Ranitidine Hydrochloride 盐酸雷尼替丁	●		
Sodium Bicarbonate 碳酸氢钠		●	
Ticarcillin Disodium-Clavulanate Potassium 替卡西林钠－克拉维酸钾	●		
Tobramycin Sulfate 硫酸妥布霉素	●		
Trimethoprim-Sulfamethoxazole 复方磺胺甲噁唑（甲氧苄啶－磺胺甲噁唑）	●		

药　品	可配伍	忌配伍	可　变
Vancomycin Hydrochloride 盐酸万古霉素	●		
Vinblastine Sulfate 硫酸长春碱	●		
Vincristine Sulfate 硫酸长春新碱	●		
Vinorelbine Tartrate 酒石酸长春瑞滨	●		
Zidovudine 齐多夫定	●		

Droperidol
氟哌利多

【描述】 一种具有强安定、镇静和止吐作用的精神抑制药。

【制品】 **Inapsine**：浓度为2.5mg/ml，1ml和2ml容器装。pH值：3～3.8。

【用法】 可用于肌内注射或缓慢静脉注射。

【稳定性】 在室温下避光贮存。

据观察，本品在5% 葡萄糖溶液和0.9% 氯化钠溶液中不会被塑料袋吸附。但在乳酸盐林格注射液中由于被吸附，可能造成药品损失。

配伍禁忌表

溶 液	可配伍	忌配伍	可 变
Dextrose 5% 5% 葡萄糖溶液	●		
Ringer's Injection, Lactated 乳酸盐林格注射液			●
Sodium Chloride 0.9% 0.9% 氯化钠溶液	●		

药　品	可配伍	忌配伍	可　变
Allopurinol Sodium 别嘌醇钠		●	
Amifostine 氨磷汀	●		
Amphotericin B Cholesteryl Sulfate Complex 两性霉素 B– 硫酸胆甾醇酯复合物		●	
Atropine Sulfate 硫酸阿托品	●		
Azithromycin 阿奇霉素	●		
Aztreonam 氨曲南	●		
Barbiturates 巴比妥酸盐		●	
Bivalirudin 比伐卢定	●		
Bleomycin Sulfate 硫酸博来霉素	●		
Buprenorphine Hydrochloride 盐酸丁丙诺啡	●		
Butorphanol Tartrate 酒石酸布托啡诺	●		
Cefepime Hydrochloride 盐酸头孢吡肟		●	
Chlorpromazine Hydrochloride 盐酸氯丙嗪	●		
Cimetidine Hydrochloride 盐酸西咪替丁	●		
Cisatracurium Besylate 苯磺酸顺阿曲库铵	●		
Cisplatin 顺铂	●		
Cladribine 克拉屈滨	●		
Cyclophosphamide 环磷酰胺	●		
Cytarabine 阿糖胞苷	●		
Dexmedetomidine Hydrochloride 盐酸右美托咪啶	●		
Dimenhydrinate 茶苯海明	●		
Diphenhydramine Hydrochloride 盐酸苯海拉明	●		
Docetaxel 多西他赛	●		
Doxorubicin Hydrochloride 盐酸多柔比星	●		

药　品	可配伍	忌配伍	可　变
Doxorubicin Hydrochloride Liposome Injection 盐酸多柔比星脂质体注射液	●		
Etoposide Phosphate 依托泊苷磷酸酯	●		
Famotidine 法莫替丁	●		
Fenoldopam Mesylate 甲磺酸非诺多泮	●		
Fentanyl Citrate 枸橼酸芬太尼	●		
Filgrastim 非格司亭	●		
Fluconazole 氟康唑	●		
Fludarabine Phosphate 磷酸氟达拉滨	●		
Fluorouracil 氟尿嘧啶		●	
Foscarnet Sodium 膦甲酸钠		●	
Furosemide 呋塞米		●	
Gemcitabine Hydrochloride 盐酸吉西他滨	●		
Glycopyrrolate 格隆溴铵	●		
Granisetron Hydrochloride 盐酸格拉司琼	●		
Heparin Sodium 肝素钠		●	
Hextend 羟乙基淀粉电解质平衡溶液	●		
Hydrocortisone Sodium Succinate 氢化可的松琥珀酸钠	●		
Hydroxyzine Hydrochloride 盐酸羟嗪	●		
Idarubicin Hydrochloride 盐酸伊达比星	●		
Lansoprazole 兰索拉唑		●	
Leucovorin Calcium 亚叶酸钙		●	
Linezolid 利奈唑胺	●		
Melphalan Hydrochloride 盐酸美法仑	●		
Meperidine Hydrochloride 盐酸哌替啶	●		
Methotrexate Sodium 甲氨蝶呤钠			●

药　品	可配伍	忌配伍	可　变
Metoclopramide Hydrochloride 盐酸甲氧氯普胺	●		
Midazolam Hydrochloride 盐酸咪达唑仑	●		
Mitomycin 丝裂霉素	●		
Morphine Sulfate 硫酸吗啡	●		
Nafcillin Sodium 萘夫西林钠		●	
Nalbuphine Hydrochloride 盐酸纳布啡	●		
Ondansetron Hydrochloride 盐酸昂丹司琼			●
Oxaliplatin 奥沙利铂	●		
Paclitaxel 紫杉醇	●		
Pemetrexed Disodium 培美曲塞二钠		●	
Pentazocine Lactate 乳酸喷他佐辛	●		
Pentobarbital Sodium 戊巴比妥钠		●	
Piperacillin Sodium-Tazobactam Sodium 哌拉西林钠－他唑巴坦钠		●	
Potassium Chloride 氯化钾	●		
Prochlorperazine Edisylate 乙二磺酸丙氯拉嗪	●		
Promethazine Hydrochloride 盐酸异丙嗪	●		
Propofol 丙泊酚	●		
Remifentanil Hydrochloride 盐酸瑞芬太尼	●		
Sargramostim 沙格司亭	●		
Scopolamine Hydrobromide 氢溴酸东莨菪碱	●		
Teniposide 替尼泊苷	●		
Thiotepa 塞替派	●		
Vinblastine Sulfate 硫酸长春碱	●		
Vincristine Sulfate 硫酸长春新碱	●		
Vinorelbine Tartrate 酒石酸长春瑞滨	●		

Enalaprilat
依那普利拉

【描述】 一种血管紧张素转换酶（ACE）抑制剂类的抗高血压药。

【制品】 **Vasotec I.V.**：浓度为 1.25mg/ml，1ml 瓶装和 2ml 瓶装。

【制备】 用于静脉滴注，至少用 50ml 相容的稀释溶液稀释。

【用法】 未稀释的本品用于静脉注射时，应缓慢给药，至少 5min。或至少用 50ml 稀释溶液稀释后用于静脉滴注。

【稳定性】 本品为澄明、无色溶液，在 30℃下贮存。

配伍禁忌表

溶 液	可配伍	忌配伍	可 变
Dextrose 5% 5% 葡萄糖溶液	●		
Dextrose 5% in Ringer's Injection, Lactated 5% 葡萄糖乳酸盐林格注射液	●		
Dextrose 5% in Sodium Chloride 0.9% 5% 葡萄糖 0.9% 氯化钠溶液	●		
Sodium Chloride 0.9% 0.9% 氯化钠溶液	●		

药　品	可配伍	忌配伍	可　变
Allopurinol Sodium 别嘌醇钠	●		
Amifostine 氨磷汀	●		
Amikacin Sulfate 硫酸阿米卡星	●		
Aminophylline 氨茶碱	●		
Amphotericin B 两性霉素 B		●	
Amphotericin B Cholesteryl Sulfate Complex 两性霉素 B– 硫酸胆甾醇酯复合物		●	
Ampicillin Sodium 氨苄西林钠	●		
Ampicillin Sodium-Sulbactam Sodium 氨苄西林钠 - 舒巴坦钠	●		
Aztreonam 氨曲南	●		
Bivalirudin 比伐卢定	●		
Butorphanol Tartrate 酒石酸布托啡诺	●		
Calcium Gluconate 葡萄糖酸钙	●		
Cefazolin Sodium 头孢唑林钠	●		
Cefepime Hydrochloride 盐酸头孢吡肟		●	
Ceftazidime 头孢他啶	●		
Ceftizoxime Sodium 头孢唑肟钠	●		
Chloramphenicol Sodium Succinate 氯霉素琥珀酸钠	●		
Cimetidine Hydrochloride 盐酸西咪替丁	●		
Cisatracurium Besylate 苯磺酸顺阿曲库铵	●		
Cladribine 克拉屈滨	●		
Clindamycin Phosphate 磷酸克林霉素	●		
Dexmedetomidine Hydrochloride 盐酸右美托咪啶	●		
Dobutamine Hydrochloride 盐酸多巴酚丁胺	●		
Docetaxel 多西他赛	●		

药　品	可配伍	忌配伍	可　变
Dopamine Hydrochloride 盐酸多巴胺	●		
Doxorubicin Hydrochloride Liposome Injection 盐酸多柔比星脂质体注射液	●		
Erythromycin Lactobionate 乳糖酸红霉素	●		
Esmolol Hydrochloride 盐酸艾司洛尔	●		
Famotidine 法莫替丁	●		
Fenoldopam Mesylate 甲磺酸非诺多泮	●		
Fentanyl Citrate 枸橼酸芬太尼	●		
Ganciclovir Sodium 更昔洛韦钠	●		
Gemcitabine Hydrochloride 盐酸吉西他滨	●		
Gentamicin Sulfate 硫酸庆大霉素	●		
Granisetron Hydrochloride 盐酸格拉司琼	●		
Heparin Sodium 肝素钠	●		
Hetastarch in Sodium Chloride 0.9% 羟乙基淀粉 0.9% 氯化钠溶液	●		
Hextend 羟乙基淀粉电解质平衡溶液	●		
Hydrocortisone Sodium Succinate 氢化可的松琥珀酸钠	●		
Labetalol Hydrochloride 盐酸拉贝洛尔	●		
Lansoprazole 兰索拉唑		●	
Lidocaine Hydrochloride 盐酸利多卡因	●		
Linezolid 利奈唑胺	●		
Meropenem 美罗培南	●		
Methylprednisolone Sodium Succinate 甲泼尼龙琥珀酸钠	●		
Metronidazole 甲硝唑	●		
Morphine Sulfate 硫酸吗啡	●		
Nafcillin Sodium 萘夫西林钠	●		

药 品	可配伍	忌配伍	可 变
Nicardipine Hydrochloride 盐酸尼卡地平	●		
Nitroglycerin 硝酸甘油	●		
Oxaliplatin 奥沙利铂	●		
Pantoprazole Sodium 泮托拉唑钠		●	
Pemetrexed Disodium 培美曲塞二钠	●		
Penicillin G Potassium 青霉素钾	●		
Phenobarbital Sodium 苯巴比妥钠	●		
Phenytoin Sodium 苯妥英钠		●	
Piperacillin Sodium 哌拉西林钠	●		
Piperacillin Sodium-Tazobactam Sodium 哌拉西林钠－他唑巴坦钠	●		
Potassium Chloride & Phosphate 氯化钾或磷酸钾	●		
Propofol 丙泊酚	●		
Ranitidine Hydrochloride 盐酸雷尼替丁	●		
Remifentanil Hydrochloride 盐酸瑞芬太尼	●		
Sodium Nitroprusside 硝普钠	●		
Teniposide 替尼泊苷	●		
Thiotepa 塞替派	●		
Tobramycin Sulfate 硫酸妥布霉素	●		
Trimethoprim-Sulfamethoxazole 复方磺胺甲噁唑（甲氧苄啶－磺胺甲噁唑）	●		
Vancomycin Hydrochloride 盐酸万古霉素	●		
Vinorelbine Tartrate 酒石酸长春瑞滨	●		

Epinephrine Hydrochloride
盐酸肾上腺素

【描述】 一种直接作用于肾上腺素受体的拟交感胺类药。

【制品】 盐酸肾上腺素（**Adrenalin Chloride**）：浓度为0.1mg/ml（1:10000），0.5mg/ml和1mg/ml（1:1000），多种容器包装。pH 值：2.2～5。

【用法】 可用于皮下、肌内、静脉、心内注射，禁止在臀部做肌内注射。

【稳定性】 本品对光和空气敏感。从纸箱中取出的安瓿装本品需立即使用。肾上腺素氧化时，从无色变为粉红色，最后变成褐色。溶液出现变色和沉淀，不能再使用。

影响溶液稳定的主要因素是pH值。当pH值高于5.5时，本品不稳定。溶液出现严重的分解时，可能不出现任何可视的变色反应 。

安瓿装本品在高压灭菌器内121℃、15min或115℃、30min，不会引起药效损失。

配伍禁忌表

溶　液	可配伍	忌配伍	可　变
Dextrose 5% 5% 葡萄糖溶液	●		
Dextrose 5% in Ringer's Injection 5% 葡萄糖林格注射液	●		
Dextrose 5% in Ringer's Injection, Lactated 5% 葡萄糖乳酸盐林格注射液	●		

溶　液	可配伍	忌配伍	可　变
Dextrose 5% in Sodium Chloride 0.2%, 0.45%, & 0.9% 5% 葡萄糖 0.2% 或 0.45% 或 0.9% 氯化钠溶液	●		
Ionosol T with Dextrose 5%* 5% 葡萄糖复方乳酸钠注射液 -T		●	
Ringer's Injection 林格注射液	●		
Ringer's Injection, Lactated 乳酸盐林格注射液	●		
Sodium Bicarbonate 5% 5% 碳酸氢钠溶液		●	
Sodium Chloride 0.9% 0.9% 氯化钠溶液	●		

* 译者注：Ionosol T with Dextrose 5% 为美国雅培制药有限公司生产的注射液，含乳酸钠、氯化钠、氯化镁、氯化钾、磷酸钾二盐、无水磷酸单碱钠、葡萄糖等活性成分，暂译为 5% 葡萄糖复方乳酸钠注射液 -T。

药　品	可配伍	忌配伍	可　变
Amikacin Sulfate 硫酸阿米卡星	●		
Aminophylline 氨茶碱		●	
Amiodarone Hydrochloride 盐酸胺碘酮	●		
Ampicillin Sodium 氨苄西林钠		●	
Bivalirudin 比伐卢定	●		
Caffeine Citrate 枸橼酸咖啡因	●		
Calcium Chloride & Gluconate 氯化钙或葡萄糖酸钙	●		
Ceftazidime 头孢他啶	●		
Cimetidine Hydrochloride 盐酸西咪替丁	●		

药　品	可配伍	忌配伍	可　变
Cisatracurium Besylate 苯磺酸顺阿曲库铵	●		
Dexmedetomidine Hydrochloride 盐酸右美托咪啶	●		
Diltiazem Hydrochloride 盐酸地尔硫䓬	●		
Dobutamine Hydrochloride 盐酸多巴酚丁胺	●		
Dopamine Hydrochloride 盐酸多巴胺	●		
Doxapram Hydrochloride 盐酸多沙普仑	●		
Drotrecogin Alfa（Activated）α- 屈曲可近（重组人活化蛋白 C）			●
Famotidine 法莫替丁	●		
Fenoldopam Mesylate 甲磺酸非诺多泮	●		
Fentanyl Citrate 枸橼酸芬太尼	●		
Furosemide 呋塞米	●		
Heparin Sodium 肝素钠	●		
Hextend 羟乙基淀粉电解质平衡溶液	●		
Hyaluronidase 玻璃酸酶		●	
Hydrocortisone Sodium Succinate 氢化可的松琥珀酸钠	●		
Hydromorphone Hydrochloride 盐酸氢吗啡酮	●		
Labetalol Hydrochloride 盐酸拉贝洛尔	●		
Levofloxacin 左氧氟沙星	●		
Lidocaine Hydrochloride 盐酸利多卡因		●	
Lorazepam 劳拉西泮	●		
Midazolam Hydrochloride 盐酸咪达唑仑	●		
Milrinone Lactate 乳酸米力农	●		
Morphine Sulfate 硫酸吗啡	●		
Nicardipine Hydrochloride 盐酸尼卡地平	●		

药　品	可配伍	忌配伍	可　变
Nitroglycerin 硝酸甘油	●		
Norepinephrine Bitartrate 重酒石酸去甲肾上腺素	●		
Pancuronium Bromide 泮库溴铵	●		
Pantoprazole Sodium 泮托拉唑钠			●
Phytonadione 维生素 K_1	●		
Potassium Chloride 氯化钾	●		
Propofol 丙泊酚	●		
Ranitidine Hydrochloride 盐酸雷尼替丁	●		
Remifentanil Hydrochloride 盐酸瑞芬太尼	●		
Sodium Bicarbonate 碳酸氢钠			●
Sodium Nitroprusside 硝普钠	●		
Thiopental Sodium 硫喷妥钠		●	
Tirofiban Hydrochloride 盐酸替罗非班	●		
Vasopressin 加压素	●		
Vecuronium Bromide 维库溴铵	●		
Verapamil Hydrochloride 盐酸维拉帕米	●		
Warfarin Sodium 华法林钠	●		

Ertapenem
厄他培南

【描述】 一种合成的碳青霉烯类抗生素。

【制品】 **Invanz**；钠盐 1g/ 瓶。pH 值：7.5。

【制备】 用于静脉注射，1g本品加入10ml灭菌注射用水，或者含抑菌剂的注射用水，或者0.9%氯化钠溶液，充分振摇。一旦溶解，立刻将已制备的溶液转移至 50ml 的 0.9% 氯化钠溶液中。

用于肌内注射，1g 本品加入 3.2ml 的 1% 盐酸利多卡因溶液（不含肾上腺素），充分振摇。溶解后，在1h内给药。制备好的肌内注射液不能用于静脉注射。

【用法】 用于静脉滴注，用0.9%氯化钠溶液稀释，滴注时间不少于30min。用于深部肌内注射（在肌肉丰富处，如臀肌或大腿内侧肌肉）。

【稳定性】 在控制的室温下贮存。用于静脉滴注时，已制备的药液须立刻用0.9%氯化钠溶液稀释。稀释好的溶液在室温下可在 6h 内贮存和使用，冷藏可贮存 24h，从冷藏环境取出后，应在4h内使用。用于肌内注射的药液须在1h内使用。厄他培南溶液不能冷冻。

配伍禁忌表

溶　液	可配伍	忌配伍	可　变
Dextrose 5% 5% 葡萄糖溶液		●	
Dextrose 5% in Sodium Chloride 0.225% & 0.9% 5% 葡萄糖 0.225% 或 0.9% 氯化钠溶液		●	

溶　液	可配伍	忌配伍	可　变
Mannitol 5% & 20% 5% 或 20% 甘露醇溶液		●	
Ringer's Injection * 林格注射液 *			●
Ringer's Injection, Lactated 乳酸盐林格注射液		●	
Sodium Bicarbonate 5% 5% 碳酸氢钠溶液		●	
Sodium Chloride 0.225% & 0.9% * 0.225% 或 0.9% 氯化钠溶液 *			●
Sodium Lactate 1/6 M 1/6 M 乳酸钠溶液		●	
Dextran 40 右旋糖酐 40 溶液	●		
Dextran 70 右旋糖酐 70 溶液	●		
Heparin Sodium 肝素钠溶液	●		
Hetastarch in Sodium Chloride 0.9% 羟乙基淀粉 0.9% 氯化钠溶液	●		
Potassium Chloride 氯化钾溶液	●		

注：* 尽管在这些溶液中的稳定性，不足以被认为其相容，但建议厄他培南稀释溶液在较短时间内使用。

Erythromycin Lactobionate

乳糖酸红霉素

【描述】 一种大环内酯类抗生素。

【制品】 **威霉素（Erythrocin Lactobionate-I.V.），便携输液装置（piggyback）包装**：1g/ 瓶或 500mg/ 瓶。pH 值：6.5～7.5。

【制备】 用不含抑菌剂的灭菌注射用水溶解，配制成注射液。1g/ 瓶或 500mg/ 瓶分别至少用 20ml 和 10ml 灭菌注射用水溶解配制成注射液。500mg便携输液装置包装，可选用0.9%氯化钠溶液、乳酸盐林格注射液或标准 R 溶液 *（Normosol-R）100ml 溶解配制成注射液。

【用法】 为了最大程度地减轻静脉疼痛，应缓慢、持续滴注浓度为 1mg/ml 的溶液，或者间歇滴注浓度为 1～5mg/ml 的溶液，每隔 6h 滴注一日剂量的 1/4，每次滴注时间为 20～60min。

【稳定性】 在配制乳糖酸红霉素注射液时，不能使用0.9%氯化钠溶液和其他含无机离子的溶液，以免产生沉淀。此限制不适用于用便携输液装置包装的乳糖酸红霉素。配制的注射液冷藏14d 内可保持稳定，在室温下 24h 内可保持稳定。配制的便携输液装置包装的注射液在室温下应在 8h 内使用，冷藏应在 24h 内使用。pH 值在 6～8 时最稳定。

***译者注**：Normosol-R为美国雅培制药有限公司生产的电解质平衡调节溶液，含葡萄糖、醋酸钠、氯化钠、氯化镁、氯化钾、葡萄糖酸钠等，暂译为标准 R 溶液。

配伍禁忌表

溶　液	可配伍	忌配伍	可　变
Dextrose 5% 5% 葡萄糖溶液			●
Dextrose 5% in Sodium Chloride 0.9% 5% 葡萄糖 0.9% 氯化钠溶液			●
Dextrose 10% 10% 葡萄糖溶液		●	
Ringer's Injection 林格注射液		●	
Ringer's Injection, Lactated 乳酸盐林格注射液			●
Sodium Chloride 0.9% 0.9% 氯化钠溶液	●		

注意：如果溶液的pH值低于5～6，可能引起药效降低。这样的溶液应缓冲处理至中性，以确保足够的稳定性。

药　品	可配伍	忌配伍	可　变
Acyclovir Sodium 阿昔洛韦钠	●		
Aminophylline 氨茶碱	●		
Amiodarone Hydrochloride 盐酸胺碘酮	●		
Ampicillin Sodium 氨苄西林钠			●
Bivalirudin 比伐卢定	●		
Cefepime Hydrochloride 盐酸头孢吡肟		●	
Ceftazidime 头孢他啶		●	
Cimetidine Hydrochloride 盐酸西咪替丁	●		
Cloxacillin Sodium 氯唑西林钠		●	
Colistimethate Sodium 多粘菌素 E 甲磺酸钠		●	
Cyclophosphamide 环磷酰胺	●		

药　品	可配伍	忌配伍	可　变
Dexmedetomidine Hydrochloride 盐酸右美托咪啶	●		
Diltiazem Hydrochloride 盐酸地尔硫䓬	●		
Diphenhydramine Hydrochloride 盐酸苯海拉明	●		
Doxapram Hydrochloride 盐酸多沙普仑	●		
Enalaprilat 依那普利拉	●		
Esmolol Hydrochloride 盐酸艾司洛尔	●		
Famotidine 法莫替丁	●		
Fenoldopam Mesylate 甲磺酸非诺多泮	●		
Furosemide 呋塞米		●	
Heparin Sodium 肝素钠			●
Hextend 羟乙基淀粉电解质平衡溶液	●		
Hydrocortisone Sodium Succinate 氢化可的松琥珀酸钠	●		
Hydromorphone Hydrochloride 盐酸氢吗啡酮	●		
Idarubicin Hydrochloride 盐酸伊达比星	●		
Labetalol Hydrochloride 盐酸拉贝洛尔	●		
Lidocaine Hydrochloride 盐酸利多卡因	●		
Linezolid 利奈唑胺		●	
Lorazepam 劳拉西泮	●		
Magnesium Sulfate 硫酸镁	●		
Meperidine Hydrochloride 盐酸哌替啶	●		
Metoclopramide Hydrochloride 盐酸甲氧氯普胺		●	
Midazolam Hydrochloride 盐酸咪达唑仑	●		
Morphine Sulfate 硫酸吗啡	●		

药　品	可配伍	忌配伍	可　变
Nicardipine Hydrochloride 盐酸尼卡地平	●		
Penicillin G Potassium 青霉素钾	●		
Penicillin G Sodium 青霉素钠	●		
Pentobarbital Sodium 戊巴比妥钠	●		
Polymyxin B Sulfate 硫酸多粘菌素 B	●		
Potassium Chloride 氯化钾	●		
Prochlorperazine Edisylate 乙二磺酸丙氯拉嗪	●		
Ranitidine Hydrochloride 盐酸雷尼替丁	●		
Sodium Bicarbonate 碳酸氢钠	●		
Tacrolimus 他克莫司	●		
Theophylline 茶碱	●		
Verapamil Hydrochloride 盐酸维拉帕米	●		
Zidovudine 齐多夫定	●		

Esmolol Hydrochloride
盐酸艾司洛尔

【描述】 一种短效的选择性 β_1- 肾上腺素受体阻滞剂。

【制品】 **Brevibloc**：10ml 安瓿装浓度为 250mg/ml 的浓缩制剂和 10ml 瓶装与 250ml 袋装浓度为 10mg/ml 直接可用制剂。pH 值：浓缩制剂为 3.5 ~ 5.5，直接可用制剂为 4.5 ~ 5.5。

【制备】 浓缩液必须稀释后使用。用相容的溶液 500ml 稀释 2 安瓿（总计 5g）或 250ml 稀释 1 安瓿（2.5g），配制成浓度为 10mg/ml 的注射液。建议浓度不要超过 10mg/ml。

【用法】 浓度为 10mg/ml 的注射液用于静脉滴注，同时用输液泵控制滴速。

【稳定性】 本品为无色至淡黄色溶液。在室温下贮存。冷冻对本品没有影响。在pH值中性时，本品相对稳定，在碱性或酸性溶液中会快速水解。本品用相容的静脉滴注液稀释后 24h 内可保持稳定。

配伍禁忌表

溶 液	可配伍	忌配伍	可 变
Dextrose 5% 5% 葡萄糖溶液	●		
Dextrose 5% in Sodium Chloride 0.45% & 0.9% 5% 葡萄糖 0.45% 或 0.9% 氯化钠溶液	●		
Ringer's Injection, Lactated 乳酸盐林格注射液	●		

溶 液	可配伍	忌配伍	可 变
Sodium Bicarbonate 5% 5% 碳酸氢钠溶液			●
Sodium Chloride 0.45% & 0.9% 0.45% 或 0.9% 氯化钠溶液	●		

药 品	可配伍	忌配伍	可 变
Amikacin Sulfate 硫酸阿米卡星	●		
Aminophylline 氨茶碱	●		
Amiodarone Hydrochloride 盐酸胺碘酮	●		
Amphotericin B Cholesteryl Sulfate Complex 两性霉素 B- 硫酸胆甾醇酯复合物		●	
Ampicillin Sodium 氨苄西林钠	●		
Atracurium Besylate 苯磺酸阿曲库铵	●		
Bivalirudin 比伐卢定	●		
Butorphanol Tartrate 酒石酸布托啡诺	●		
Calcium Chloride 氯化钙	●		
Cefazolin Sodium 头孢唑林钠	●		
Ceftazidime 头孢他啶	●		
Ceftizoxime Sodium 头孢唑肟钠	●		
Chloramphenicol Sodium Succinate 氯霉素琥珀酸钠	●		
Cimetidine Hydrochloride 盐酸西咪替丁	●		
Cisatracurium Besylate 苯磺酸顺阿曲库铵	●		
Clindamycin Phosphate 磷酸克林霉素	●		
Dexmedetomidine Hydrochloride 盐酸右美托咪啶	●		
Diazepam 地西泮		●	
Diltiazem Hydrochloride 盐酸地尔硫䓬	●		

药　品	可配伍	忌配伍	可　变
Dopamine Hydrochloride 盐酸多巴胺	●		
Enalaprilat 依那普利拉	●		
Erythromycin Lactobionate 乳糖酸红霉素	●		
Famotidine 法莫替丁	●		
Fenoldopam Mesylate 甲磺酸非诺多泮	●		
Fentanyl Citrate 枸橼酸芬太尼	●		
Furosemide 呋塞米		●	
Gentamicin Sulfate 硫酸庆大霉素	●		
Heparin Sodium 肝素钠	●		
Hextend 羟乙基淀粉电解质平衡溶液	●		
Hydrocortisone Sodium Succinate 氢化可的松琥珀酸钠	●		
Insulin, Regular 正规胰岛素	●		
Labetalol Hydrochloride 盐酸拉贝洛尔	●		
Lansoprazole 兰索拉唑		●	
Linezolid 利奈唑胺	●		
Magnesium Sulfate 硫酸镁	●		
Mcthyldopate Hydrochloride 盐酸甲基多巴	●		
Metronidazole 甲硝唑	●		
Midazolam Hydrochloride 盐酸咪达唑仑	●		
Morphine Sulfate 硫酸吗啡	●		
Nafcillin Sodium 萘夫西林钠	●		
Nicardipine Hydrochloride 盐酸尼卡地平	●		
Nitroglycerin 硝酸甘油	●		
Norepinephrine Hydrochloride 盐酸去甲肾上腺素	●		
Pancuronium Bromide 泮库溴铵	●		
Pantoprazole Sodium 泮托拉唑钠		●	

药　品	可配伍	忌配伍	可　变
Penicillin G Potassium 青霉素钾	●		
Piperacillin Sodium 哌拉西林钠	●		
Polymyxin B Sulfate 硫酸多粘菌素 B	●		
Potassium Chloride & Phosphate 氯化钾或磷酸钾	●		
Procainamide Hydrochloride 盐酸普鲁卡因胺		●	
Propofol 丙泊酚	●		
Ranitidine Hydrochloride 盐酸雷尼替丁	●		
Remifentanil Hydrochloride 盐酸瑞芬太尼	●		
Sodium Acetate 醋酸钠	●		
Sodium Nitroprusside 硝普钠	●		
Streptomycin Sulfate 硫酸链霉素	●		
Tacrolimus 他克莫司	●		
Thiopental Sodium 硫喷妥钠		●	
Tobramycin Sulfate 硫酸妥布霉素	●		
Trimethoprim-Sulfamethoxazole 复方磺胺甲噁唑（甲氧苄啶－磺胺甲噁唑）	●		
Vancomycin Hydrochloride 盐酸万古霉素	●		
Vecuronium Bromide 维库溴铵	●		
Warfarin Sodium 华法林钠		●	

Etoposide Phosphate

依托泊苷磷酸酯

【描述】 一种来源于鬼臼毒素的半合成抗肿瘤药。

【制品】 凡毕复（**Etopophos**）：100mg/ 瓶。pH 值：浓度为1mg/ml 时约 2.9。

【制备】 100mg 的本品用 5ml 或 10ml 相容的稀释溶液分别稀释配制成浓度为 20mg/ml 或 10mg/ml 的溶液。可选用的稀释溶液有：灭菌注射用水、含抑菌剂苯甲醇的注射用水、5% 葡萄糖溶液、0.9% 氯化钠溶液、含抑菌剂苯甲醇的 0.9% 氯化钠溶液。

【用法】 用于静脉滴注，滴注时间 5 ~ 210min。可直接使用配制的溶液，也可用 5% 葡萄糖溶液或 0.9% 氯化钠溶液进一步稀释成浓度为 0.1mg/ml 的溶液后使用。

【稳定性】 未开启的本品颜色介于白色和类白色之间，应冷藏、避光贮存。根据厂商的介绍，配制溶液在室温下 24h 内及冷藏 7d 内可保持稳定。然而其他研究表明，在室温下或冷藏 31d 内很少有或没有药效损失发生。

依托泊苷磷酸酯的水溶性非常好（>100mg/ml），且不会出现有机溶剂配方常有的在水介质中产生沉淀的现象。同样，依托泊苷磷酸酯的稳定性和相容性特征并不适用于其他常规有机溶剂配方的依托泊苷。

配伍禁忌表

溶 液	可配伍	忌配伍	可 变
Dextrose 5% 5% 葡萄糖溶液	●		
Sodium Chloride 0.9% 0.9% 氯化钠溶液	●		

药 品	可配伍	忌配伍	可 变
Acyclovir Sodium 阿昔洛韦钠	●		
Amikacin Sulfate 硫酸阿米卡星	●		
Aminophylline 氨茶碱	●		
Amphotericin B 两性霉素 B		●	
Ampicillin Sodium 氨苄西林钠	●		
Ampicillin Sodium-Sulbactam Sodium 氨苄西林钠－舒巴坦钠	●		
Aztreonam 氨曲南	●		
Bleomycin Sulfate 硫酸博来霉素	●		
Bumetanide 布美他尼	●		
Buprenorphine Hydrochloride 盐酸丁丙诺啡	●		
Butorphanol Tartrate 酒石酸布托啡诺	●		
Calcium Gluconate 葡萄糖酸钙	●		
Carboplatin 卡铂	●		
Carmustine 卡莫司汀	●		
Cefazolin Sodium 头孢唑林钠	●		
Cefepime Hydrochloride 盐酸头孢吡肟		●	
Cefotaxime Sodium 头孢噻肟钠	●		
Cefotetan Disodium 头孢替坦二钠	●		
Cefoxitin Sodium 头孢西丁钠	●		
Ceftazidime 头孢他啶	●		

药　品	可配伍	忌配伍	可　变
Ceftizoxime Sodium 头孢唑肟钠	●		
Ceftriaxone Sodium 头孢曲松钠	●		
Cefuroxime Sodium 头孢呋辛钠	●		
Chlorpromazine Hydrochloride 盐酸氯丙嗪		●	
Cimetidine Hydrochloride 盐酸西咪替丁	●		
Ciprofloxacin 环丙沙星	●		
Cisplatin 顺铂	●		
Clindamycin Phosphate 磷酸克林霉素	●		
Cyclophosphamide 环磷酰胺	●		
Cytarabine 阿糖胞苷	●		
Dacarbazine 达卡巴嗪	●		
Dactinomycin 放线菌素 D	●		
Daunorubicin Hydrochloride 盐酸柔红霉素	●		
Dexamethasone Sodium Phosphate 地塞米松磷酸钠	●		
Diphenhydramine Hydrochloride 盐酸苯海拉明	●		
Dobutamine Hydrochloride 盐酸多巴酚丁胺	●		
Dopamine Hydrochloride 盐酸多巴胺	●		
Doxorubicin Hydrochloride 盐酸多柔比星	●		
Doxycycline Hyclate 盐酸多西环素	●		
Droperidol 氟哌利多	●		
Enalaprilat 依那普利拉	●		
Famotidine 法莫替丁	●		
Fluconazole 氟康唑	●		
Fludarabine Phosphate 磷酸氟达拉滨	●		
Fluorouracil 氟尿嘧啶	●		

药 品	可配伍	忌配伍	可 变
Furosemide 呋塞米	●		
Ganciclovir Sodium 更昔洛韦钠	●		
Gemcitabine Hydrochloride 盐酸吉西他滨	●		
Gentamicin Sulfate 硫酸庆大霉素	●		
Granisetron Hydrochloride 盐酸格拉司琼	●		
Haloperidol Lactate 乳酸氟哌啶醇	●		
Heparin Sodium 肝素钠	●		
Hydrocortisone Sodium Phosphate 氢化可的松磷酸钠	●		
Hydrocortisone Sodium Succinate 氢化可的松琥珀酸钠	●		
Hydromorphone Hydrochloride 盐酸氢吗啡酮	●		
Hydroxyzine Hydrochloride 盐酸羟嗪	●		
Idarubicin Hydrochloride 盐酸伊达比星	●		
Ifosfamide 异环磷酰胺	●		
Imipenem-Cilastatin Sodium 亚胺培南－西司他丁钠		●	
Lansoprazole 兰索拉唑		●	
Leucovorin Calcium 亚叶酸钙	●		
Linezolid 利奈唑胺	●		
Lorazepam 劳拉西泮	●		
Magnesium Sulfate 硫酸镁	●		
Mannitol 甘露醇	●		
Meperidine Hydrochloride 盐酸哌替啶	●		
Mesna 美司钠	●		
Methotrexate Sodium 甲氨蝶呤钠	●		
Methylprednisolone Sodium Succinate 甲泼尼龙琥珀酸钠		●	

药　品	可配伍	忌配伍	可　变
Metoclopramide Hydrochloride 盐酸甲氧氯普胺	●		
Metronidazole 甲硝唑	●		
Mitomycin 丝裂霉素		●	
Mitoxantrone Hydrochloride 盐酸米托蒽醌	●		
Morphine Sulfate 硫酸吗啡	●		
Nalbuphine Hydrochloride 盐酸纳布啡	●		
Ondansetron Hydrochloride 盐酸昂丹司琼	●		
Oxaliplatin 奥沙利铂	●		
Paclitaxel 紫杉醇	●		
Piperacillin Sodium 哌拉西林钠	●		
Piperacillin Sodium-Tazobactam Sodium 哌拉西林钠－他唑巴坦钠	●		
Potassium Chloride 氯化钾	●		
Prochlorperazine Edisylate 乙二磺酸丙氯拉嗪		●	
Promethazine Hydrochloride 盐酸异丙嗪	●		
Ranitidine Hydrochloride 盐酸雷尼替丁	●		
Sodium Bicarbonate 碳酸氢钠	●		
Streptozocin 链佐星	●		
Teniposide 替尼泊苷	●		
Thiotepa 塞替派	●		
Ticarcillin Disodium-Clavulanate Potassium 替卡西林钠－克拉维酸钾	●		
Tobramycin Sulfate 硫酸妥布霉素	●		
Trimethoprim-Sulfamethoxazole 复方磺胺甲噁唑（甲氧苄啶－磺胺甲噁唑）	●		
Vancomycin Hydrochloride 盐酸万古霉素	●		
Vinblastine Sulfate 硫酸长春碱	●		

药　品	可配伍	忌配伍	可　变
Vincristine Sulfate 硫酸长春新碱	●		
Zidovudine 齐多夫定	●		

Famotidine
法莫替丁

【描述】 一种组胺 H_2 受体拮抗剂。

【制品】 **Pepcid**：浓度为 10mg/ml，2ml 单剂量瓶装，4ml 或 20ml 多倍剂量瓶装；浓度为 20mg/50ml，预先配制的溶液包装。pH 值：瓶装溶液为 5 ~ 5.6；预先配制的溶液为 5.7 ~ 6.4。

【制备】 20mg 剂量应用 0.9% 氯化钠溶液 5 ~ 10ml 稀释，供静脉注射用。或用 100ml 相容的稀释溶液稀释，供静脉滴注用。

【用法】 用于缓慢静脉注射，速度不超过10mg/min。用于静脉滴注，滴注时间 15 ~ 30min。

【稳定性】 法莫替丁为澄明无色溶液。未开启的本品冷藏贮存，但要防止冷冻和温度超过40℃。如果冻结，在室温下或温水中解冻，直到完全溶解。预先配制的溶液在室温下保存，避免温度过高。在不超过25℃的室温下，法莫替丁可在长达26周的时间内保持稳定。

配伍禁忌表

溶　液	可配伍	忌配伍	可　变
Dextrose 5% & 10% 5% 或 10% 葡萄糖溶液	●		
Fat Emulsion 10%, IV 10% 脂肪乳静脉注射液	●		
Ringer's Injection, Lactated 乳酸盐林格注射液	●		

溶　液	可配伍	忌配伍	可　变
Sodium Bicarbonate 5% 5% 碳酸氢钠溶液	●		
Sodium Chloride 0.9% 0.9% 氯化钠溶液	●		

药　品	可配伍	忌配伍	可　变
Acyclovir Sodium 阿昔洛韦钠	●		
Allopurinol Sodium 别嘌醇钠	●		
Amifostine 氨磷汀	●		
Aminophylline 氨茶碱	●		
Amiodarone Hydrochloride 盐酸胺碘酮	●		
Amphotericin B Cholesteryl Sulfate Complex 两性霉素 B– 硫酸胆甾醇酯复合物		●	
Ampicillin Sodium 氨苄西林钠	●		
Ampicillin Sodium-Sulbactam Sodium 氨苄西林钠 – 舒巴坦钠	●		
Anakinra 阿那白滞素	●		
Atropine Sulfate 硫酸阿托品	●		
Azithromycin 阿奇霉素		●	
Aztreonam 氨曲南	●		
Bivalirudin 比伐卢定	●		
Calcium Gluconate 葡萄糖酸钙	●		
Cefazolin Sodium 头孢唑林钠	●		
Cefepime Hydrochloride 盐酸头孢吡肟		●	
Cefotaxime Sodium 头孢噻肟钠	●		
Cefotetan Disodium 头孢替坦二钠	●		
Cefoxitin Sodium 头孢西丁钠	●		
Ceftazidime 头孢他啶	●		

药　品	可配伍	忌配伍	可　变
Ceftizoxime Sodium 头孢唑肟钠	●		
Ceftriaxone Sodium 头孢曲松钠	●		
Cefuroxime Sodium 头孢呋辛钠	●		
Chlorpromazine Hydrochloride 盐酸氯丙嗪	●		
Cisatracurium Besylate 苯磺酸顺阿曲库铵	●		
Cisplatin 顺铂	●		
Cladribine 克拉屈滨	●		
Cyclophosphamide 环磷酰胺	●		
Cytarabine 阿糖胞苷	●		
Dexamethasone Sodium Phosphate 地塞米松磷酸钠	●		
Dexmedetomidine Hydrochloride 盐酸右美托咪啶	●		
Digoxin 地高辛	●		
Diphenhydramine Hydrochloride 盐酸苯海拉明	●		
Dobutamine Hydrochloride 盐酸多巴酚丁胺	●		
Docetaxel 多西他赛	●		
Dopamine Hydrochloride 盐酸多巴胺	●		
Doxorubicin Hydrochloride 盐酸多柔比星	●		
Doxorubicin Hydrochloride Liposome Injection 盐酸多柔比星脂质体注射液	●		
Droperidol 氟哌利多	●		
Enalaprilat 依那普利拉	●		
Epinephrine Hydrochloride 盐酸肾上腺素	●		
Erythromycin Lactobionate 乳糖酸红霉素	●		
Esmolol Hydrochloride 盐酸艾司洛尔	●		
Etoposide Phosphate 依托泊苷磷酸酯	●		

药　品	可配伍	忌配伍	可　变
Fenoldopam Mesylate 甲磺酸非诺多泮	●		
Filgrastim 非格司亭	●		
Fluconazole 氟康唑	●		
Fludarabine Phosphate 磷酸氟达拉滨	●		
Flumazenil 氟马西尼	●		
Folic Acid 叶酸	●		
Furosemide 呋塞米	●		
Gemcitabine Hydrochloride 盐酸吉西他滨	●		
Gentamicin Sulfate 硫酸庆大霉素	●		
Granisetron Hydrochloride 盐酸格拉司琼	●		
Haloperidol Lactate 乳酸氟哌啶醇	●		
Heparin Sodium 肝素钠	●		
Hextend 羟乙基淀粉电解质平衡溶液	●		
Hydrocortisone Sodium Succinate 氢化可的松琥珀酸钠	●		
Hydromorphone Hydrochloride 盐酸氢吗啡酮	●		
Hydroxyzine Hydrochloride 盐酸羟嗪	●		
Imipenem-Cilastatin Sodium 亚胺培南－西司他丁钠	●		
Insulin, Regular 正规胰岛素	●		
Isoproterenol Hydrochloride 盐酸异丙肾上腺素	●		
Labetalol Hydrochloride 盐酸拉贝洛尔	●		
Lansoprazole 兰索拉唑		●	
Lidocaine Hydrochloride 盐酸利多卡因	●		
Linezolid 利奈唑胺	●		
Lorazepam 劳拉西泮	●		

药　品	可配伍	忌配伍	可　变
Magnesium Sulfate 硫酸镁	●		
Melphalan Hydrochloride 盐酸美法仑	●		
Meperidine Hydrochloride 盐酸哌替啶	●		
Methotrexate Sodium 甲氨蝶呤钠	●		
Methylprednisolone Sodium Succinate 甲泼尼龙琥珀酸钠	●		
Metoclopramide Hydrochloride 盐酸甲氧氯普胺	●		
Midazolam Hydrochloride 盐酸咪达唑仑	●		
Morphine Sulfate 硫酸吗啡	●		
Nafcillin Sodium 萘夫西林钠	●		
Nicardipine Hydrochloride 盐酸尼卡地平	●		
Nitroglycerin 硝酸甘油	●		
Norepinephrine Bitartrate 重酒石酸去甲肾上腺素	●		
Ondansetron Hydrochloride 盐酸昂丹司琼	●		
Oxacillin Sodium 苯唑西林钠	●		
Oxaliplatin 奥沙利铂	●		
Paclitaxel 紫杉醇	●		
Pemetrexed Disodium 培美曲塞二钠	●		
Phenylephrine Hydrochloride 盐酸去氧肾上腺素	●		
Phenytoin Sodium 苯妥英钠	●		
Phytonadione 维生素 K_1	●		
Piperacillin Sodium 哌拉西林钠	●		
Piperacillin Sodium-Tazobactam Sodium 哌拉西林钠－他唑巴坦钠		●	
Potassium Chloride 氯化钾	●		

药　品	可配伍	忌配伍	可　变
Potassium Phosphates 磷酸钾	●		
Procainamide Hydrochloride 盐酸普鲁卡因胺	●		
Propofol 丙泊酚	●		
Remifentanil Hydrochloride 盐酸瑞芬太尼	●		
Sargramostim 沙格司亭	●		
Sodium Bicarbonate 碳酸氢钠	●		
Sodium Nitroprusside 硝普钠	●		
Teniposide 替尼泊苷	●		
Theophylline 茶碱	●		
Thiamine Hydrochloride 维生素 B_1	●		
Thiotepa 塞替派	●		
Ticarcillin Disodium-Clavulanate Potassium 替卡西林钠－克拉维酸钾	●		
Tirofiban Hydrochloride 盐酸替罗非班	●		
Vancomycin Hydrochloride 盐酸万古霉素	●		
Verapamil Hydrochloride 盐酸维拉帕米	●		
Vinorelbine Tartrate 酒石酸长春瑞滨	●		

Fenoldopam Mesylate
甲磺酸非诺多泮

【描述】 一种多巴胺受体激动剂，用于严重高血压的紧急短期处理。

【制品】 **Corlopam**：浓度为 10mg/ml，1ml 安瓿装或 2ml 安瓿装。pH 值：2.8 ~ 3.8。

【制备】 本品使用时，注射液需用 5% 葡萄糖溶液或 0.9% 氯化钠溶液稀释。建议稀释成浓度为 40μg/ml 后给药。

【用法】 用于缓慢静脉滴注，使用输液泵控制滴速。不应大剂量使用本品。

【稳定性】 本品注射液在室温下贮存，或冷藏贮存。本品的 5% 葡萄糖溶液或 0.9% 氯化钠溶液的稀释溶液，在正常光线及室温下贮存，或冷藏贮存，至少可在 72h 内保持稳定。

配伍禁忌表

溶　液	可配伍	忌配伍	可　变
Dextrose 5% 5% 葡萄糖溶液	●		
Sodium Chloride 0.9% 0.9% 氯化钠溶液	●		

药　品	可配伍	忌配伍	可　变
Alfentanil Hydrochloride 盐酸阿芬太尼	●		
Amikacin Sulfate 硫酸阿米卡星	●		

药　品	可配伍	忌配伍	可　变
Aminocaproic Acid 氨基己酸	●		
Aminophylline 氨茶碱		●	
Amiodarone Hydrochloride 盐酸胺碘酮	●		
Amphotericin B 两性霉素 B		●	
Ampicillin Sodium 氨苄西林钠		●	
Ampicillin Sodium-Sulbactam Sodium 氨苄西林钠－舒巴坦钠	●		
Argatroban 阿加曲班	●		
Atracurium Besylate 苯磺酸阿曲库铵	●		
Atropine Sulfate 硫酸阿托品	●		
Aztreonam 氨曲南	●		
Bumetanide 布美他尼		●	
Butorphanol Tartrate 酒石酸布托啡诺	●		
Calcium Gluconate 葡萄糖酸钙	●		
Cefazolin Sodium 头孢唑林钠	●		
Cefepime Hydrochloride 盐酸头孢吡肟	●		
Cefotaxime Sodium 头孢噻肟钠	●		
Cefotetan Disodium 头孢替坦二钠	●		
Cefoxitin Sodium 头孢西丁钠		●	
Ceftazidime 头孢他啶	●		
Ceftizoxime Sodium 头孢唑肟钠	●		
Ceftriaxone Sodium 头孢曲松钠	●		
Cefuroxime Sodium 头孢呋辛钠	●		
Chlorpromazine Hydrochloride 盐酸氯丙嗪	●		
Cimetidine Hydrochloride 盐酸西咪替丁	●		
Ciprofloxacin 环丙沙星	●		
Cisatracurium Besylate 苯磺酸顺阿曲库铵	●		
Clindamycin Phosphate 磷酸克林霉素	●		

药　品	可配伍	忌配伍	可　变
Dexamethasone Sodium Phosphate 地塞米松磷酸钠		●	
Dexmedetomidine Hydrochloride 盐酸右美托咪啶	●		
Diazepam 地西泮		●	
Digoxin 地高辛	●		
Diltiazem Hydrochloride 盐酸地尔硫䓬	●		
Diphenhydramine Hydrochloride 盐酸苯海拉明	●		
Dobutamine Hydrochloride 盐酸多巴酚丁胺	●		
Dolasetron Mesylate 甲磺酸多拉司琼	●		
Dopamine Hydrochloride 盐酸多巴胺	●		
Doxycycline Hyclate 盐酸多西环素	●		
Droperidol 氟哌利多	●		
Enalaprilat 依那普利拉	●		
Ephedrine Sulfate 硫酸麻黄碱	●		
Epinephrine Hydrochloride 盐酸肾上腺素	●		
Erythromycin Lactobionate 乳糖酸红霉素	●		
Esmolol Hydrochloride 盐酸艾司洛尔	●		
Famotidine 法莫替丁	●		
Fentanyl Citrate 枸橼酸芬太尼	●		
Fluconazole 氟康唑	●		
Fosphenytoin Sodium 磷苯妥英钠		●	
Furosemide 呋塞米		●	
Gentamicin Sulfate 硫酸庆大霉素	●		
Granisetron Hydrochloride 盐酸格拉司琼	●		
Haloperidol Lactate 乳酸氟哌啶醇	●		

药　品	可配伍	忌配伍	可　变
Heparin Sodium 肝素钠	●		
Hextend 羟乙基淀粉电解质平衡溶液	●		
Hydrocortisone Sodium Succinate 氢化可的松琥珀酸钠	●		
Hydromorphone Hydrochloride 盐酸氢吗啡酮	●		
Hydroxyzine Hydrochloride 盐酸羟嗪	●		
Iodixanol 碘克沙醇	●		
Iohexol 碘海醇	●		
Iopamidol 碘帕醇	●		
Ioxaglate Meglumine-Ioxaglate Sodium 碘克沙葡胺－碘克沙酸钠	●		
Isoproterenol Hydrochloride 盐酸异丙肾上腺素	●		
Ketorolac Tromethamine 酮洛酸氨丁三醇		●	
Labetalol Hydrochloride 盐酸拉贝洛尔	●		
Levofloxacin 左氧氟沙星	●		
Lidocaine Hydrochloride 盐酸利多卡因	●		
Linezolid 利奈唑胺	●		
Lorazepam 劳拉西泮	●		
Magnesium Sulfate 硫酸镁	●		
Mannitol 甘露醇	●		
Meperidine Hydrochloride 盐酸哌替啶	●		
Methohexital Sodium 美索比妥钠		●	
Methylprednisolone Sodium Succinate 甲泼尼龙琥珀酸钠		●	
Metoclopramide Hydrochloride 盐酸甲氧氯普胺	●		

药　品	可配伍	忌配伍	可　变
Metronidazole 甲硝唑	●		
Midazolam Hydrochloride 盐酸咪达唑仑	●		
Milrinone Lactate 乳酸米力农	●		
Mivacurium Chloride 米库氯铵	●		
Morphine Sulfate 硫酸吗啡	●		
Nalbuphine Hydrochloride 盐酸纳布啡	●		
Naloxone Hydrochloride 盐酸纳洛酮	●		
Nicardipine Hydrochloride 盐酸尼卡地平	●		
Nitroglycerin 硝酸甘油	●		
Norepinephrine Bitartrate 重酒石酸去甲肾上腺素	●		
Ondansetron Hydrochloride 盐酸昂丹司琼	●		
Pancuronium Bromide 泮库溴铵	●		
Pentobarbital Sodium 戊巴比妥钠		●	
Phenylephrine Hydrochloride 盐酸去氧肾上腺素	●		
Phenytoin Sodium 苯妥英钠		●	
Piperacillin Sodium 哌拉西林钠	●		
Piperacillin Sodium-Tazobactam Sodium 哌拉西林钠－他唑巴坦钠	●		
Potassium Chloride 氯化钾	●		
Procainamide Hydrochloride 盐酸普鲁卡因胺	●		
Prochlorperazine Edisylate 乙二磺酸丙氯拉嗪		●	
Promethazine Hydrochloride 盐酸异丙嗪	●		
Propofol 丙泊酚	●		
Propranolol Hydrochloride 盐酸普萘洛尔	●		

药　品	可配伍	忌配伍	可　变
Quinupristin-Dalfopristin 喹奴普丁－达福普丁	●		
Ranitidine Hydrochloride 盐酸雷尼替丁	●		
Remifentanil Hydrochloride 盐酸瑞芬太尼	●		
Rocuronium Bromide 罗库溴铵	●		
Sodium Bicarbonate 碳酸氢钠		●	
Sufentanil Citrate 枸橼酸舒芬太尼	●		
Theophylline 茶碱	●		
Thiopental Sodium 硫喷妥钠		●	
Ticarcillin Disodium-Clavulanate Potassium 替卡西林钠－克拉维酸钾	●		
Tobramycin Sulfate 硫酸妥布霉素	●		
Trimethoprim-Sulfamethoxazole 复方磺胺甲噁唑（甲氧苄啶－磺胺甲噁唑）	●		
Vancomycin Hydrochloride 盐酸万古霉素	●		
Vecuronium Bromide 维库溴铵	●		
Verapamil Hydrochloride 盐酸维拉帕米	●		

Fentanyl Citrate
枸橼酸芬太尼

【描述】 一种合成的强效麻醉性镇痛药。

【制品】 **Sublimaze**：浓度为50μg（0.05mg）/ml，2ml安瓿装，5ml 安瓿装，10ml 安瓿装和 20ml 安瓿装。pH 值：4～7.5。

【用法】 用于肌内注射或静脉注射。

【稳定性】 未开启的本品应在室温下避光贮存。在 pH 值为 3.5～7.5 的范围内，本品最为稳定。在 pH 值为正常（4～7.5）时，不会因被塑料袋吸附，而造成药品的损失。但是如果与碱性溶液混合，由于被吸附，在 1h 内药品将损耗 50%。

配伍禁忌表

溶　液	可配伍	忌配伍	可　变
Dextrose 5% 5% 葡萄糖溶液	●		
Sodium Chloride 0.9% 0.9% 氯化钠溶液	●		

药　品	可配伍	忌配伍	可　变
Abciximab 阿昔单抗	●		
Amiodarone Hydrochloride 盐酸胺碘酮	●		
Amphotericin B Cholesteryl Sulfate Complex 两性霉素 B- 硫酸胆甾醇酯复合物	●		
Argatroban 阿加曲班	●		

药　品	可配伍	忌配伍	可　变
Atracurium Besylate 苯磺酸阿曲库铵	●		
Atropine Sulfate 硫酸阿托品	●		
Azithromycin 阿奇霉素		●	
Bivalirudin 比伐卢定	●		
Bupivacaine Hydrochloride 盐酸布比卡因	●		
Butorphanol Tartrate 酒石酸布托啡诺	●		
Caffeine Citrate 枸橼酸咖啡因	●		
Chlorpromazine Hydrochloride 盐酸氯丙嗪	●		
Cimetidine Hydrochloride 盐酸西咪替丁	●		
Cisatracurium Besylate 苯磺酸顺阿曲库铵	●		
Clonidine Hydrochloride 盐酸可乐定	●		
Dexamethasone Sodium Phosphate 地塞米松磷酸钠	●		
Diazepam 地西泮	●		
Diltiazem Hydrochloride 盐酸地尔硫䓬	●		
Dimenhydrinate 茶苯海明	●		
Diphenhydramine Hydrochloride 盐酸苯海拉明	●		
Dobutamine Hydrochloride 盐酸多巴酚丁胺	●		
Dopamine Hydrochloride 盐酸多巴胺	●		
Doxapram Hydrochloride 盐酸多沙普仑	●		
Droperidol 氟哌利多	●		
Enalaprilat 依那普利拉	●		
Epinephrine Hydrochloride 盐酸肾上腺素	●		
Esmolol Hydrochloride 盐酸艾司洛尔	●		
Fenoldopam Mesylate 甲磺酸非诺多泮	●		
Fluorouracil 氟尿嘧啶		●	
Haloperidol Lactate 乳酸氟哌啶醇	●		

药　品	可配伍	忌配伍	可　变
Heparin Sodium 肝素钠	●		
Hextend 羟乙基淀粉电解质平衡溶液	●		
Hydrocortisone Sodium Succinate 氢化可的松琥珀酸钠	●		
Hydromorphone Hydrochloride 盐酸氢吗啡酮	●		
Hydroxyzine Hydrochloride 盐酸羟嗪	●		
Ketorolac Tromethamine 酮洛酸氨丁三醇	●		
Labetalol Hydrochloride 盐酸拉贝洛尔	●		
Lansoprazole 兰索拉唑	●		
Levofloxacin 左氧氟沙星	●		
Lidocaine Hydrochloride 盐酸利多卡因			●
Linezolid 利奈唑胺	●		
Lorazepam 劳拉西泮	●		
Meperidine Hydrochloride 盐酸哌替啶	●		
Methohexital Sodium 美索比妥钠		●	
Metoclopramide Hydrochloride 盐酸甲氧氯普胺	●		
Midazolam Hydrochloride 盐酸咪达唑仑	●		
Milrinone Lactate 乳酸米力农	●		
Morphine Sulfate 硫酸吗啡	●		
Nafcillin Sodium 萘夫西林钠	●		
Nicardipine Hydrochloride 盐酸尼卡地平	●		
Nitroglycerin 硝酸甘油	●		
Norepinephrine Bitartrate 重酒石酸去甲肾上腺素	●		
Ondansetron Hydrochloride 盐酸昂丹司琼	●		
Oxaliplatin 奥沙利铂	●		

药　品	可配伍	忌配伍	可　变
Pancuronium Bromide 泮库溴铵	●		
Pantoprazole Sodium 泮托拉唑钠		●	
Pentazocine Lactate 乳酸喷他佐辛	●		
Pentobarbital Sodium 戊巴比妥钠		●	
Phenobarbital Sodium 苯巴比妥钠	●		
Phenytoin Sodium 苯妥英钠		●	
Potassium Chloride 氯化钾	●		
Prochlorperazine Edisylate 乙二磺酸丙氯拉嗪	●		
Promethazine Hydrochloride 盐酸异丙嗪	●		
Propofol 丙泊酚	●		
Ranitidine Hydrochloride 盐酸雷尼替丁	●		
Remifentanil Hydrochloride 盐酸瑞芬太尼	●		
Ropivacaine Hydrochloride 盐酸罗哌卡因	●		
Sargramostim 沙格司亭	●		
Scopolamine Hydrobromide 氢溴酸东莨菪碱	●		
Thiopental Sodium 硫喷妥钠			●
Vecuronium Bromide 维库溴铵	●		

Filgrastim
非格司亭

【描述】 一种重组人粒细胞集落刺激因子。

【制品】 **优保津（Neupogen），优保金（Neupogen）**：300μg 或 480μg 瓶装或注射器装。pH 值：4。

【制备】 用于静脉滴注，用适量的5%葡萄糖溶液稀释。用于持续皮下滴注，用 5% 葡萄糖溶液 10 ~ 50ml 稀释。在浓度为 5 ~ 15μg/ml 的非格司亭浓缩液中，加入 0.2% 标准人血清白蛋白，稀释后其浓度不能低于 5μg/ml。

【用法】 用于皮下注射，静脉注射，皮下滴注或静脉滴注。用输液泵来调节滴注时间。

【稳定性】 澄明、无色溶液应冷藏，避免阳光直接照射，应防止冷冻和温度超过 30℃。温度在 9 ~ 30℃之间时，本品在 24h 内保持稳定。不能振摇溶液。

在含量为 5 ~ 15μg/ml 的非格司亭浓缩液中，加入 0.2% 标准人血清白蛋白，可将被容器和装置的吸附量减到最低。当浓度高于 15μg/ml 时，不用加入白蛋白。稀释后浓度不能低于 5μg/ml。

配伍禁忌表

溶　液	可配伍	忌配伍	可　变
Dextrose 5% 5% 葡萄糖溶液	●		
Sodium Chloride 0.9% 0.9% 氯化钠溶液		●	

药　品	可配伍	忌配伍	可　变
Acyclovir Sodium 阿昔洛韦钠	●		
Allopurinol Sodium 别嘌醇钠	●		
Amikacin Sulfate 硫酸阿米卡星	●		
Aminophylline 氨茶碱	●		
Amphotericin B 两性霉素 B		●	
Ampicillin Sodium 氨苄西林钠	●		
Ampicillin Sodium-Sulbactam Sodium 氨苄西林钠－舒巴坦钠	●		
Aztreonam 氨曲南	●		
Bleomycin Sulfate 硫酸博来霉素	●		
Bumetanide 布美他尼	●		
Buprenorphine Hydrochloride 盐酸丁丙诺啡	●		
Butorphanol Tartrate 酒石酸布托啡诺	●		
Calcium Gluconate 葡萄糖酸钙	●		
Carboplatin 卡铂	●		
Carmustine 卡莫司汀	●		
Cefazolin Sodium 头孢唑林钠	●		
Cefepime Hydrochloride 盐酸头孢吡肟		●	
Cefotaxime Sodium 头孢噻肟钠		●	
Cefotetan Disodium 头孢替坦二钠	●		
Cefoxitin Sodium 头孢西丁钠		●	
Ceftazidime 头孢他啶	●		
Ceftizoxime Sodium 头孢唑肟钠		●	
Ceftriaxone Sodium 头孢曲松钠		●	
Cefuroxime Sodium 头孢呋辛钠		●	
Chlorpromazine Hydrochloride 盐酸氯丙嗪	●		
Cimetidine Hydrochloride 盐酸西咪替丁	●		
Cisplatin 顺铂	●		

药　品	可配伍	忌配伍	可　变
Clindamycin Phosphate 磷酸克林霉素		●	
Cyclophosphamide 环磷酰胺	●		
Cytarabine 阿糖胞苷	●		
Dacarbazine 达卡巴嗪	●		
Dactinomycin 放线菌素 D		●	
Daunorubicin Hydrochloride 盐酸柔红霉素	●		
Dexamethasone Sodium Phosphate 地塞米松磷酸钠	●		
Diphenhydramine Hydrochloride 盐酸苯海拉明	●		
Doxorubicin Hydrochloride 盐酸多柔比星	●		
Doxycycline Hyclate 盐酸多西环素	●		
Droperidol 氟哌利多	●		
Enalaprilat 依那普利拉	●		
Etoposide 依托泊苷		●	
Famotidine 法莫替丁	●		
Floxuridine 氟尿苷	●		
Fluconazole 氟康唑	●		
Fludarabine Phosphate 磷酸氟达拉滨	●		
Fluorouracil 氟尿嘧啶		●	
Furosemide 呋塞米		●	
Gallium Nitrate 硝酸镓	●		
Ganciclovir Sodium 更昔洛韦钠	●		
Gentamicin Sulfate 硫酸庆大霉素			●
Granisetron Hydrochloride 盐酸格拉司琼	●		
Haloperidol Lactate 乳酸氟哌啶醇	●		
Heparin Sodium 肝素钠		●	

药品	可配伍	忌配伍	可变
Hydrocortisone Sodium Phosphate 氢化可的松磷酸钠	●		
Hydrocortisone Sodium Succinate 氢化可的松琥珀酸钠	●		
Hydromorphone Hydrochloride 盐酸氢吗啡酮	●		
Hydroxyzine Hydrochloride 盐酸羟嗪	●		
Idarubicin Hydrochloride 盐酸伊达比星	●		
Ifosfamide 异环磷酰胺	●		
Imipenem-Cilastatin Sodium 亚胺培南－西司他丁钠			●
Leucovorin Calcium 亚叶酸钙	●		
Lorazepam 劳拉西泮	●		
Mannitol 甘露醇		●	
Mechlorethamine Hydrochloride 盐酸氮芥	●		
Melphalan Hydrochloride 盐酸美法仑	●		
Meperidine Hydrochloride 盐酸哌替啶	●		
Mesna 美司钠	●		
Methotrexate Sodium 甲氨蝶呤钠	●		
Methylprednisolone Sodium Succinate 甲泼尼龙琥珀酸钠		●	
Metoclopramide Hydrochloride 盐酸甲氧氯普胺	●		
Metronidazole 甲硝唑		●	
Mitomycin 丝裂霉素		●	
Mitoxantrone Hydrochloride 盐酸米托蒽醌	●		
Morphine Sulfate 硫酸吗啡	●		
Nalbuphine Hydrochloride 盐酸纳布啡	●		

药　品	可配伍	忌配伍	可　变
Ondansetron Hydrochloride 盐酸昂丹司琼	●		
Piperacillin Sodium 哌拉西林钠		●	
Potassium Chloride 氯化钾	●		
Prochlorperazine Edisylate 乙二磺酸丙氯拉嗪		●	
Promethazine Hydrochloride 盐酸异丙嗪	●		
Ranitidine Hydrochloride 盐酸雷尼替丁	●		
Sodium Bicarbonate 碳酸氢钠	●		
Streptozocin 链佐星	●		
Thiotepa 塞替派		●	
Ticarcillin Disodium-Clavulanate Potassium 替卡西林钠－克拉维酸钾	●		
Tobramycin Sulfate 硫酸妥布霉素	●		
Trimethoprim-Sulfamethoxazole 复方磺胺甲噁唑（甲氧苄啶－磺胺甲噁唑）	●		
Vancomycin Hydrochloride 盐酸万古霉素	●		
Vinblastine Sulfate 硫酸长春碱	●		
Vincristine Sulfate 硫酸长春新碱	●		
Vinorelbine Tartrate 酒石酸长春瑞滨	●		
Zidovudine 齐多夫定	●		

Fluconazole
氟康唑

【描述】 一种合成的三唑类抗真菌药。

【制品】 **大扶康（Diflucan）**：浓度为2mg/ml，100ml和200ml瓶装或袋装。pH 值：氯化钠溶液稀释后为 4 ~ 8，葡萄糖溶液稀释后为 3.5 ~ 6.5。

【用法】 用于静脉滴注，速度低于 200mg/h。

【稳定性】 在室温下贮存，或冷藏贮存，防止冷冻。不能使用已产生混浊或有沉淀的溶液。

配伍禁忌表

药　品	可配伍	忌配伍	可　变
Acyclovir Sodium 阿昔洛韦钠	●		
Aldesleukin 阿地白介素	●		
Allopurinol Sodium 别嘌醇钠	●		
Amifostine 氨磷汀	●		
Amikacin Sulfate 硫酸阿米卡星	●		
Aminophylline 氨茶碱	●		
Amiodarone Hydrochloride 盐酸胺碘酮	●		
Amphotericin B 两性霉素 B			●
Amphotericin B Cholesteryl Sulfate Complex 两性霉素 B– 硫酸胆甾醇酯复合物		●	
Ampicillin Sodium 氨苄西林钠		●	

药　品	可配伍	忌配伍	可　变
Ampicillin Sodium-Sulbactam Sodium 氨苄西林钠－舒巴坦钠	●		
Anakinra 阿那白滞素			●
Aztreonam 氨曲南	●		
Bivalirudin 比伐卢定	●		
Calcium Gluconate 葡萄糖酸钙		●	
Cefazolin Sodium 头孢唑林钠	●		
Cefepime Hydrochloride 盐酸头孢吡肟	●		
Cefotaxime Sodium 头孢噻肟钠		●	
Cefotetan Disodium 头孢替坦二钠	●		
Cefoxitin Sodium 头孢西丁钠	●		
Ceftazidime 头孢他啶			●
Ceftriaxone Sodium 头孢曲松钠		●	
Cefuroxime Sodium 头孢呋辛钠		●	
Chloramphenicol Sodium Succinate 氯霉素琥珀酸钠		●	
Chlorpromazine Hydrochloride 盐酸氯丙嗪	●		
Cimetidine Hydrochloride 盐酸西咪替丁	●		
Ciprofloxacin 环丙沙星	●		
Cisatracurium Besylate 苯磺酸顺阿曲库铵	●		
Clindamycin Phosphate 磷酸克林霉素			●
Daptomycin 达托霉素	●		
Dexamethasone Sodium Phosphate 地塞米松磷酸钠	●		
Dexmedetomidine Hydrochloride 盐酸右美托咪啶	●		
Diazepam 地西泮		●	
Digoxin 地高辛		●	

药　品	可配伍	忌配伍	可　变
Diltiazem Hydrochloride 盐酸地尔硫䓬	●		
Dimenhydrinate 茶苯海明	●		
Diphenhydramine Hydrochloride 盐酸苯海拉明	●		
Dobutamine Hydrochloride 盐酸多巴酚丁胺	●		
Docetaxel 多西他赛	●		
Dopamine Hydrochloride 盐酸多巴胺	●		
Doxorubicin Hydrochloride Liposome Injection 盐酸多柔比星脂质体注射液	●		
Droperidol 氟哌利多	●		
Drotrecogin Alfa（Activated）α- 屈曲可近（重组人活化蛋白 C）	●		
Etoposide Phosphate 依托泊苷磷酸酯	●		
Famotidine 法莫替丁	●		
Fenoldopam Mesylate 甲磺酸非诺多泮	●		
Filgrastim 非格司亭	●		
Fludarabine Phosphate 磷酸氟达拉滨	●		
Foscarnet Sodium 膦甲酸钠	●		
Furosemide 呋塞米		●	
Gallium Nitrate 硝酸镓	●		
Ganciclovir Sodium 更昔洛韦钠	●		
Gemcitabine Hydrochloride 盐酸吉西他滨	●		
Gentamicin Sulfate 硫酸庆大霉素	●		
Granisetron Hydrochloride 盐酸格拉司琼	●		
Haloperidol Lactate 乳酸氟哌啶醇		●	
Heparin Sodium 肝素钠	●		
Hextend 羟乙基淀粉电解质平衡溶液	●		

药　品	可配伍	忌配伍	可　变
Hydrocortisone Sodium Succinate 氢化可的松琥珀酸钠	●		
Hydroxyzine Hydrochloride 盐酸羟嗪		●	
Imipenem-Cilastatin Sodium 亚胺培南－西司他丁钠		●	
Immune Globulin Intravenous 静脉注射用免疫球蛋白	●		
Lansoprazole 兰索拉唑	●		
Leucovorin Calcium 亚叶酸钙	●		
Linezolid 利奈唑胺	●		
Lorazepam 劳拉西泮	●		
Melphalan Hydrochloride 盐酸美法仑	●		
Meperidine Hydrochloride 盐酸哌替啶	●		
Meropenem 美罗培南	●		
Metoclopramide Hydrochloride 盐酸甲氧氯普胺	●		
Metronidazole 甲硝唑	●		
Midazolam Hydrochloride 盐酸咪达唑仑	●		
Morphine Sulfate 硫酸吗啡	●		
Nafcillin Sodium 萘夫西林钠	●		
Nitroglycerin 硝酸甘油	●		
Ondansetron Hydrochloride 盐酸昂丹司琼	●		
Oxacillin Sodium 苯唑西林钠	●		
Paclitaxel 紫杉醇	●		
Pancuronium Bromide 泮库溴铵	●		
Pantoprazole Sodium 泮托拉唑钠		●	
Pemetrexed Disodium 培美曲塞二钠	●		
Penicillin G Potassium 青霉素钾	●		

药　品	可配伍	忌配伍	可　变
Pentamidine Isethionate 依西酸喷他脒		●	
Phenytoin Sodium 苯妥英钠	●		
Piperacillin Sodium 哌拉西林钠			●
Piperacillin Sodium-Tazobactam Sodium 哌拉西林钠－他唑巴坦钠	●		
Potassium Chloride 氯化钾	●		
Prochlorperazine Edisylate 乙二磺酸丙氯拉嗪	●		
Promethazine Hydrochloride 盐酸异丙嗪	●		
Propofol 丙泊酚	●		
Quinupristin-Dalfopristin 喹奴普丁－达福普丁	●		
Ranitidine Hydrochloride 盐酸雷尼替丁	●		
Remifentanil Hydrochloride 盐酸瑞芬太尼	●		
Sargramostim 沙格司亭	●		
Tacrolimus 他克莫司	●		
Teniposide 替尼泊苷	●		
Theophylline 茶碱	●		
Thiotepa 塞替派	●		
Ticarcillin Disodium-Clavulanate Potassium 替卡西林钠－克拉维酸钾	●		
Tobramycin Sulfate 硫酸妥布霉素	●		
Trimethoprim-Sulfamethoxazole 复方磺胺甲噁唑（甲氧苄啶－磺胺甲噁唑）		●	
Vancomycin Hydrochloride 盐酸万古霉素	●		
Vecuronium Bromide 维库溴铵	●		
Vinorelbine Tartrate 酒石酸长春瑞滨	●		
Zidovudine 齐多夫定	●		

Fludarabine Phosphate
磷酸氟达拉滨

【描述】 一种合成的核苷类抗肿瘤药。

【制品】 福达华（**Fludara**）：50mg/ 瓶。pH 值：7.2 ~ 8.2。

【制备】 用 2ml 灭菌注射用水，配制成浓度为 25mg/ml 的溶液。用于静脉滴注时，进一步用 5% 葡萄糖溶液或 0.9% 氯化钠溶液 100ml 或 125ml 稀释。

【用法】 静脉滴注时间应在 30min 以上。

【稳定性】 冷藏贮存。配制后的溶液在室温下 16d 内药效将损失 2%。聚氯乙烯塑料袋不吸附本品。

配伍禁忌表

溶 液	可配伍	忌配伍	可 变
Dextrose 5% 5% 葡萄糖溶液	●		
Sodium Chloride 0.9% 0.9% 氯化钠溶液	●		

药 品	可配伍	忌配伍	可 变
Acyclovir Sodium 阿昔洛韦钠		●	
Allopurinol Sodium 别嘌醇钠	●		
Amifostine 氨磷汀	●		
Amikacin Sulfate 硫酸阿米卡星	●		
Aminophylline 氨茶碱	●		

药　品	可配伍	忌配伍	可　变
Amphotericin B 两性霉素 B		●	
Ampicillin Sodium 氨苄西林钠	●		
Ampicillin Sodium-Sulbactam Sodium 氨苄西林钠－舒巴坦钠	●		
Aztreonam 氨曲南	●		
Bleomycin Sulfate 硫酸博来霉素	●		
Butorphanol Tartrate 酒石酸布托啡诺	●		
Carboplatin 卡铂	●		
Carmustine 卡莫司汀	●		
Cefazolin Sodium 头孢唑林钠	●		
Cefepime Hydrochloride 盐酸头孢吡肟	●		
Cefotaxime Sodium 头孢噻肟钠	●		
Cefotetan Disodium 头孢替坦二钠	●		
Ceftazidime 头孢他啶	●		
Ceftizoxime Sodium 头孢唑肟钠	●		
Ceftriaxone Sodium 头孢曲松钠	●		
Cefuroxime Sodium 头孢呋辛钠	●		
Chlorpromazine Hydrochloride 盐酸氯丙嗪		●	
Cimetidine Hydrochloride 盐酸西咪替丁	●		
Cisplatin 顺铂	●		
Clindamycin Phosphate 磷酸克林霉素	●		
Cyclophosphamide 环磷酰胺	●		
Cytarabine 阿糖胞苷	●		
Dacarbazine 达卡巴嗪	●		
Dactinomycin 放线菌素 D	●		
Daunorubicin Hydrochloride 盐酸柔红霉素		●	
Dexamethasone Sodium Phosphate 地塞米松磷酸钠	●		

药　品	可配伍	忌配伍	可　变
Diphenhydramine Hydrochloride 盐酸苯海拉明	●		
Doxorubicin Hydrochloride 盐酸多柔比星	●		
Doxycycline Hyclate 盐酸多西环素	●		
Droperidol 氟哌利多	●		
Etoposide 依托泊苷	●		
Etoposide Phosphate 依托泊苷磷酸酯	●		
Famotidine 法莫替丁	●		
Filgrastim 非格司亭	●		
Fluconazole 氟康唑	●		
Fluorouracil 氟尿嘧啶	●		
Furosemide 呋塞米	●		
Ganciclovir Sodium 更昔洛韦钠		●	
Gemcitabine Hydrochloride 盐酸吉西他滨	●		
Gentamicin Sulfate 硫酸庆大霉素	●		
Granisetron Hydrochloride 盐酸格拉司琼	●		
Haloperidol Lactate 乳酸氟哌啶醇	●		
Heparin Sodium 肝素钠	●		
Hydrocortisone Sodium Phosphate 氢化可的松磷酸钠	●		
Hydrocortisone Sodium Succinate 氢化可的松琥珀酸钠	●		
Hydromorphone Hydrochloride 盐酸氢吗啡酮	●		
Hydroxyzine Hydrochloride 盐酸羟嗪		●	
Ifosfamide 异环磷酰胺	●		
Imipenem-Cilastatin Sodium 亚胺培南－西司他丁钠	●		

药　品	可配伍	忌配伍	可　变
Lorazepam 劳拉西泮	●		
Magnesium Sulfate 硫酸镁	●		
Mannitol 甘露醇	●		
Mechlorethamine Hydrochloride 盐酸氮芥	●		
Melphalan Hydrochloride 盐酸美法仑	●		
Meperidine Hydrochloride 盐酸哌替啶	●		
Mesna 美司钠	●		
Methotrexate Sodium 甲氨蝶呤钠	●		
Methylprednisolone Sodium Succinate 甲泼尼龙琥珀酸钠	●		
Metoclopramide Hydrochloride 盐酸甲氧氯普胺	●		
Mitoxantrone Hydrochloride 盐酸米托蒽醌	●		
Morphine Sulfate 硫酸吗啡	●		
Multivitamins 复合维生素制剂	●		
Nalbuphine Hydrochloride 盐酸纳布啡	●		
Ondansetron Hydrochloride 盐酸昂丹司琼	●		
Pentostatin 喷司他丁	●		
Piperacillin Sodium 哌拉西林钠	●		
Piperacillin Sodium-Tazobactam Sodium 哌拉西林钠－他唑巴坦钠	●		
Potassium Chloride 氯化钾	●		
Prochlorperazine Edisylate 乙二磺酸丙氯拉嗪		●	
Promethazine Hydrochloride 盐酸异丙嗪	●		
Ranitidine Hydrochloride 盐酸雷尼替丁	●		
Sodium Bicarbonate 碳酸氢钠	●		
Teniposide 替尼泊苷	●		

药　品	可配伍	忌配伍	可　变
Thiotepa 塞替派	●		
Ticarcillin Disodium-Clavulanate Potassium 替卡西林钠－克拉维酸钾	●		
Tobramycin Sulfate 硫酸妥布霉素	●		
Trimethoprim-Sulfamethoxazole 复方磺胺甲噁唑（甲氧苄啶－磺胺甲噁唑）	●		
Vancomycin Hydrochloride 盐酸万古霉素	●		
Vinblastine Sulfate 硫酸长春碱	●		
Vincristine Sulfate 硫酸长春新碱	●		
Vinorelbine Tartrate 酒石酸长春瑞滨	●		
Zidovudine 齐多夫定	●		

Fluorouracil
氟尿嘧啶

【描述】 一种嘧啶拮抗剂类抗肿瘤药。

【制品】 浓度为50mg/ml，10ml和20ml瓶装或安瓿装，100ml大包装。pH 值：约 9.2。

【用法】 用于静脉注射，防止溢出。无需稀释，可用于静脉直接注射或滴注。

【稳定性】 贮存期间，出现轻微变色，不影响药效。本品为无色至淡黄色溶液，如出现暗黄色、琥珀色或褐色时，不能再使用。在室温下贮存。低温会使溶液出现沉淀，但沉淀物在加温至60℃并剧烈振摇后重新溶解。

塑料静脉注射袋、输液装置、输液管、注射器等对本品没有明显的吸附性。

配伍禁忌表

溶　液	可配伍	忌配伍	可　变
Dextrose 5% 5% 葡萄糖溶液	●		
Dextrose 5% in Ringer's Injection, Lactated 5% 葡萄糖乳酸盐林格注射液	●		
Sodium Chloride 0.9% 0.9% 氯化钠溶液	●		

药　品	可配伍	忌配伍	可　变
Aldesleukin 阿地白介素		●	
Allopurinol Sodium 别嘌醇钠	●		
Amifostine 氨磷汀	●		
Amphotericin B Cholesteryl Sulfate Complex 两性霉素 B- 硫酸胆甾醇酯复合物		●	
Aztreonam 氨曲南	●		
Bleomycin Sulfate 硫酸博来霉素	●		
Carboplatin 卡铂		●	
Cefepime Hydrochloride 盐酸头孢吡肟	●		
Cisplatin 顺铂			●
Cyclophosphamide 环磷酰胺	●		
Cytarabine 阿糖胞苷		●	
Diazepam 地西泮		●	
Doxorubicin Hydrochloride 盐酸多柔比星		●	
Doxorubicin Hydrochloride Liposome Injection 盐酸多柔比星脂质体注射液	●		
Droperidol 氟哌利多		●	
Epirubicin Hydrochloride 盐酸表柔比星		●	
Etoposide 依托泊苷	●		
Etoposide Phosphate 依托泊苷磷酸酯	●		
Fentanyl Citrate 枸橼酸芬太尼		●	
Filgrastim 非格司亭		●	
Fludarabine Phosphate 磷酸氟达拉滨	●		
Furosemide 呋塞米	●		
Gallium Nitrate 硝酸镓		●	
Gemcitabine Hydrochloride 盐酸吉西他滨	●		
Granisetron Hydrochloride 盐酸格拉司琼	●		
Heparin Sodium 肝素钠	●		

药　品	可配伍	忌配伍	可　变
Hydrocortisone Sodium Succinate 氢化可的松琥珀酸钠	●		
Hydromorphone Hydrochloride 盐酸氢吗啡酮	●		
Ifosfamide 异环磷酰胺	●		
Lansoprazole 兰索拉唑		●	
Leucovorin Calcium 亚叶酸钙			●
Linezolid 利奈唑胺	●		
Mannitol 甘露醇	●		
Melphalan Hydrochloride 盐酸美法仑	●		
Methotrexate Sodium 甲氨蝶呤钠			●
Metoclopramide Hydrochloride 盐酸甲氧氯普胺			●
Mitomycin 丝裂霉素	●		
Mitoxantrone Hydrochloride 盐酸米托蒽醌	●		
Morphine Sulfate 硫酸吗啡		●	
Ondansetron Hydrochloride 盐酸昂丹司琼		●	
Paclitaxel 紫杉醇	●		
Pemetrexed Disodium 培美曲塞二钠	●		
Piperacillin Sodium-Tazobactam Sodium 哌拉西林钠－他唑巴坦钠	●		
Potassium Chloride 氯化钾	●		
Propofol 丙泊酚	●		
Sargramostim 沙格司亭	●		
Teniposide 替尼泊苷	●		
Thiotepa 塞替派	●		
Topotecan Hydrochloride 盐酸拓扑替康		●	
Vinblastine Sulfate 硫酸长春碱	●		

药　品	可配伍	忌配伍	可　变
Vincristine Sulfate 硫酸长春新碱	●		
Vinorelbine Tartrate 酒石酸长春瑞滨		●	

Foscarnet Sodium
膦甲酸钠

【描述】 一种膦酸盐类抗病毒药。

【制品】 **Foscavir**：浓度为24mg/ml，250ml瓶装或500ml瓶装。pH值：7.4。

【制备】 用于外周注射，用5%葡萄糖溶液或0.9%氯化钠溶液稀释成浓度为12mg/ml的溶液。

【用法】 用于静脉滴注，使用输液泵，速度不超过每分钟1mg/kg，用于中心静脉注射不须稀释，或稀释为12mg/ml后用于外周静脉注射。

【稳定性】 膦甲酸钠注射液是澄明、无色溶液。在室温下贮存，防止冷冻和过热。本品仅在真空包装没有任何损伤时才可使用。用相容的稀释溶液稀释后，在室温或冷藏条件下24h内保持稳定。

配伍禁忌表

溶　液	可配伍	忌配伍	可　变
Dextrose 5% 5%葡萄糖溶液	●		
Sodium Chloride 0.9% 0.9%氯化钠溶液	●		

药　品	可配伍	忌配伍	可　变
Acyclovir Sodium 阿昔洛韦钠		●	
Aldesleukin 阿地白介素	●		
Amikacin Sulfate 硫酸阿米卡星	●		
Aminophylline 氨茶碱	●		
Amphotericin B 两性霉素 B		●	
Ampicillin Sodium 氨苄西林钠	●		
Aztreonam 氨曲南	●		
Cefazolin Sodium 头孢唑林钠	●		
Cefoxitin Sodium 头孢西丁钠	●		
Ceftazidime 头孢他啶	●		
Ceftizoxime Sodium 头孢唑肟钠	●		
Ceftriaxone Sodium 头孢曲松钠	●		
Cefuroxime Sodium 头孢呋辛钠	●		
Chloramphenicol Sodium Succinate 氯霉素琥珀酸钠	●		
Cimetidine Hydrochloride 盐酸西咪替丁	●		
Clindamycin Phosphate 磷酸克林霉素	●		
Dexamethasone Sodium Phosphate 地塞米松磷酸钠	●		
Diazepam 地西泮		●	
Digoxin 地高辛		●	
Diphenhydramine Hydrochloride 盐酸苯海拉明		●	
Dobutamine Hydrochloride 盐酸多巴酚丁胺		●	
Dopamine Hydrochloride 盐酸多巴胺	●		
Droperidol 氟哌利多		●	
Erythromycin Lactobionate 乳糖酸红霉素	●		
Fluconazole 氟康唑	●		

药　品	可配伍	忌配伍	可　变
Furosemide 呋塞米	●		
Ganciclovir Sodium 更昔洛韦钠		●	
Gentamicin Sulfate 硫酸庆大霉素	●		
Haloperidol Lactate 乳酸氟哌啶醇		●	
Heparin Sodium 肝素钠	●		
Hydrocortisone Sodium Succinate 氢化可的松琥珀酸钠	●		
Hydromorphone Hydrochloride 盐酸氢吗啡酮	●		
Hydroxyzine Hydrochloride 盐酸羟嗪	●		
Imipenem-Cilastatin Sodium 亚胺培南－西司他丁钠	●		
Leucovorin Calcium 亚叶酸钙		●	
Lorazepam 劳拉西泮			●
Metoclopramide Hydrochloride 盐酸甲氧氯普胺	●		
Metronidazole 甲硝唑	●		
Midazolam Hydrochloride 盐酸咪达唑仑		●	
Morphine Sulfate 硫酸吗啡	●		
Nafcillin Sodium 萘夫西林钠	●		
Oxacillin Sodium 苯唑西林钠	●		
Penicillin G Potassium 青霉素钾	●		
Pentamidine Isethionate 依西酸喷他脒		●	
Phenytoin Sodium 苯妥英钠	●		
Piperacillin Sodium 哌拉西林钠	●		
Potassium Chloride 氯化钾	●		
Prochlorperazine Edisylate 乙二磺酸丙氯拉嗪		●	

药　品	可配伍	忌配伍	可　变
Promethazine Hydrochloride 盐酸异丙嗪		●	
Ranitidine Hydrochloride 盐酸雷尼替丁	●		
Ticarcillin Disodium-Clavulanate Potassium 替卡西林钠－克拉维酸钾	●		
Tobramycin Sulfate 硫酸妥布霉素	●		
Trimethoprim-Sulfamethoxazole 复方磺胺甲嘧唑（甲氧苄啶－磺胺甲嘧唑）			●
Trimetrexate Glucuronate 葡萄糖醛酸三甲曲沙		●	
Vancomycin Hydrochloride 盐酸万古霉素			●

Furosemide
呋塞米

【描述】 一种高效的利尿剂。

【制品】 **Lasix**：浓度为 10mg/ml，2ml、4ml 或 10ml 琥珀色安瓿装、预装注射器或单剂量瓶装。pH 值：8 ~ 9.3。

【用法】 用于肌内注射，静脉直接注射，应缓慢，注射时间 1 ~ 2min，或静脉滴注，速度不超过 4mg/min。

【稳定性】 见光可能引起变色。当本品溶液呈黄色时不能使用。在室温下贮存，冷藏可能引起沉淀。当本品溶液的pH值低于 5.5 时，可能出现沉淀。过滤器不吸附本品。

配伍禁忌表

溶　液	可配伍	忌配伍	可　变
Dextrose 5% 5% 葡萄糖溶液	●		
Dextrose 5% in Ringer's Injection, Lactated 5% 葡萄糖乳酸盐林格注射液	●		
Dextrose 5% in Sodium Chloride 0.9% 5% 葡萄糖 0.9% 氯化钠溶液	●		
Mannitol 20% 20% 甘露醇溶液	●		
Ringer's Injection, Lactated 乳酸盐林格注射液	●		

溶　液	可配伍	忌配伍	可　变
Sodium Chloride 0.9% 0.9% 氯化钠溶液	●		

药　品	可配伍	忌配伍	可　变
Allopurinol Sodium 别嘌醇钠	●		
Amifostine 氨磷汀	●		
Amikacin Sulfate 硫酸阿米卡星	●		
Aminophylline 氨茶碱	●		
Amiodarone Hydrochloride 盐酸胺碘酮			●
Amphotericin B Cholesteryl Sulfate Complex 两性霉素 B- 硫酸胆甾醇酯复合物	●		
Ampicillin Sodium 氨苄西林钠	●		
Argatroban 阿加曲班	●		
Atropine Sulfate 硫酸阿托品	●		
Azithromycin 阿奇霉素		●	
Aztreonam 氨曲南	●		
Bivalirudin 比伐卢定	●		
Bleomycin Sulfate 硫酸博来霉素	●		
Bumetanide 布美他尼	●		
Buprenorphine Hydrochloride 盐酸丁丙诺啡		●	
Caffeine Citrate 枸橼酸咖啡因		●	
Calcium Gluconate 葡萄糖酸钙	●		
Cefamandole Nafate 头孢孟多钠	●		
Cefepime Hydrochloride 盐酸头孢吡肟	●		
Ceftazidime 头孢他啶	●		
Cefuroxime Sodium 头孢呋辛钠	●		
Chlorpromazine Hydrochloride 盐酸氯丙嗪		●	
Cimetidine Hydrochloride 盐酸西咪替丁	●		

药　品	可配伍	忌配伍	可　变
Ciprofloxacin 环丙沙星		●	
Cisatracurium Besylate 苯磺酸顺阿曲库铵			●
Cisplatin 顺铂	●		
Cladribine 克拉屈滨	●		
Cloxacillin Sodium 氯唑西林钠	●		
Cyclophosphamide 环磷酰胺	●		
Cytarabine 阿糖胞苷	●		
Dexamethasone Sodium Phosphate 地塞米松磷酸钠	●		
Dexmedetomidine Hydrochloride 盐酸右美托咪啶	●		
Diazepam 地西泮		●	
Digoxin 地高辛	●		
Diltiazem Hydrochloride 盐酸地尔硫䓬		●	
Dimenhydrinate 茶苯海明		●	
Dobutamine Hydrochloride 盐酸多巴酚丁胺			●
Docetaxel 多西他赛	●		
Dopamine Hydrochloride 盐酸多巴胺			●
Doxapram Hydrochloride 盐酸多沙普仑		●	
Doxorubicin Hydrochloride 盐酸多柔比星			●
Doxorubicin Hydrochloride Liposome Injection 盐酸多柔比星脂质体注射液	●		
Droperidol 氟哌利多		●	
Drotrecogin Alfa（Activated）α-屈曲可近（重组人活化蛋白 C）			●
Epinephrine Hydrochloride 盐酸肾上腺素			●
Erythromycin Lactobionate 乳糖酸红霉素		●	
Esmolol Hydrochloride 盐酸艾司洛尔		●	

药　品	可配伍	忌配伍	可　变
Etoposide Phosphate 依托泊苷磷酸酯	●		
Famotidine 法莫替丁			●
Fenoldopam Mesylate 甲磺酸非诺多泮		●	
Fentanyl Citrate 枸橼酸芬太尼	●		
Filgrastim 非格司亭		●	
Fluconazole 氟康唑		●	
Fludarabine Phosphate 磷酸氟达拉滨	●		
Fluorouracil 氟尿嘧啶	●		
Foscarnet Sodium 膦甲酸钠	●		
Gallium Nitrate 硝酸镓	●		
Gemcitabine Hydrochloride 盐酸吉西他滨		●	
Gentamicin Sulfate 硫酸庆大霉素			●
Granisetron Hydrochloride 盐酸格拉司琼	●		
Heparin Sodium 肝素钠	●		
Hextend 羟乙基淀粉电解质平衡溶液	●		
Hydralazine Hydrochloride 盐酸肼屈嗪		●	
Hydrocortisone Sodium Succinate 氢化可的松琥珀酸钠			●
Hydromorphone Hydrochloride 盐酸氢吗啡酮	●		
Idarubicin Hydrochloride 盐酸伊达比星		●	
Indomethacin Sodium Trihydrate 吲哚美辛钠三水合物	●		
Isoproterenol Hydrochloride 盐酸异丙肾上腺素		●	
Kanamycin Sulfate 硫酸卡那霉素	●		
Labetalol Hydrochloride 盐酸拉贝洛尔			●
Lansoprazole 兰索拉唑		●	

药 品	可配伍	忌配伍	可 变
Leucovorin Calcium 亚叶酸钙	●		
Levofloxacin 左氧氟沙星		●	
Lidocaine Hydrochloride 盐酸利多卡因	●		
Linezolid 利奈唑胺	●		
Lorazepam 劳拉西泮	●		
Melphalan Hydrochloride 盐酸美法仑	●		
Meperidine Hydrochloride 盐酸哌替啶			●
Meropenem 美罗培南	●		
Methotrexate Sodium 甲氨蝶呤钠	●		
Metoclopramide Hydrochloride 盐酸甲氧氯普胺		●	
Midazolam Hydrochloride 盐酸咪达唑仑		●	
Milrinone Lactate 乳酸米力农		●	
Mitomycin 丝裂霉素	●		
Morphine Sulfate 硫酸吗啡			●
Nicardipine Hydrochloride 盐酸尼卡地平		●	
Nitroglycerin 硝酸甘油	●		
Norepinephrine Bitartrate 重酒石酸去甲肾上腺素			●
Ondansetron Hydrochloride 盐酸昂丹司琼		●	
Oxaliplatin 奥沙利铂	●		
Paclitaxel 紫杉醇	●		
Pantoprazole Sodium 泮托拉唑钠			●
Piperacillin Sodium-Tazobactam Sodium 哌拉西林钠－他唑巴坦钠	●		
Potassium Chloride 氯化钾	●		
Prochlorperazine Edisylate 乙二磺酸丙氯拉嗪		●	

药　品	可配伍	忌配伍	可　变
Promethazine Hydrochloride 盐酸异丙嗪		●	
Propofol 丙泊酚	●		
Quinidine Gluconate 葡萄糖酸奎尼丁		●	
Ranitidine Hydrochloride 盐酸雷尼替丁	●		
Remifentanil Hydrochloride 盐酸瑞芬太尼	●		
Sargramostim 沙格司亭	●		
Sodium Bicarbonate 碳酸氢钠	●		
Sodium Nitroprusside 硝普钠	●		
Tacrolimus 他克莫司	●		
Teniposide 替尼泊苷	●		
Theophylline 茶碱	●		
Thiopental Sodium 硫喷妥钠	●		
Thiotepa 塞替派	●		
Tirofiban Hydrochloride 盐酸替罗非班	●		
Tobramycin Sulfate 硫酸妥布霉素	●		
Vecuronium Bromide 维库溴铵		●	
Verapamil Hydrochloride 盐酸维拉帕米			●
Vinblastine Sulfate 硫酸长春碱		●	
Vincristine Sulfate 硫酸长春新碱		●	
Vinorelbine Tartrate 酒石酸长春瑞滨		●	

Ganciclovir Sodium
更昔洛韦钠

【描述】 一种鸟嘌呤核苷类抗病毒药。

【制品】 **Cytovene-IV**：500mg/瓶。pH值：约11。

【制备】 加入10ml灭菌注射用水，摇匀，配制成浓度为50mg/ml的溶液。不能使用含对羟基甲苯酸酯（尼泊金）的灭菌注射用水。用50～250ml（通常用100ml）相容的稀释溶液进一步稀释为浓度不超过10mg/ml的滴注溶液。

【用法】 用于静脉滴注，使用内连过滤装置。不能快速滴注和通过其他途径注射给药。

【稳定性】 在室温下贮存，防止过热。制备溶液在室温下12h内保持稳定。不能冷藏，因为有可能出现沉淀。根据厂商的说明，经配制的供静脉滴注用的更昔洛韦溶液可以冷藏，但不能冷冻。尚无发现聚氯乙烯（PVC）容器会吸附本品。

配伍禁忌表

溶　液	可配伍	忌配伍	可　变
Dextrose 5% 5% 葡萄糖溶液	●		
Sodium Chloride 0.9% 0.9% 氯化钠溶液	●		

药　品	可配伍	忌配伍	可　变
Aldesleukin 阿地白介素		●	
Allopurinol Sodium 别嘌醇钠	●		
Amifostine 氨磷汀		●	
Amphotericin B Cholesteryl Sulfate Complex 两性霉素 B－硫酸胆甾醇酯复合物	●		
Aztreonam 氨曲南		●	
Cefepime Hydrochloride 盐酸头孢吡肟		●	
Cisatracurium Besylate 苯磺酸顺阿曲库铵			●
Cisplatin 顺铂	●		
Cyclophosphamide 环磷酰胺	●		
Cytarabine 阿糖胞苷		●	
Docetaxel 多西他赛	●		
Doxorubicin Hydrochloride 盐酸多柔比星		●	
Doxorubicin Hydrochloride Liposome Injection 盐酸多柔比星脂质体注射液	●		
Enalaprilat 依那普利拉	●		
Etoposide Phosphate 依托泊苷磷酸酯	●		
Filgrastim 非格司亭	●		
Fluconazole 氟康唑	●		
Fludarabine Phosphate 磷酸氟达拉滨		●	
Foscarnet Sodium 膦甲酸钠		●	
Gemcitabine Hydrochloride 盐酸吉西他滨		●	
Granisetron Hydrochloride 盐酸格拉司琼	●		
Lansoprazole 兰索拉唑	●		
Linezolid 利奈唑胺	●		
Melphalan Hydrochloride 盐酸美法仑	●		
Methotrexate Sodium 甲氨蝶呤钠	●		
Ondansetron Hydrochloride 盐酸昂丹司琼		●	

药　品	可配伍	忌配伍	可　变
Paclitaxel 紫杉醇	●		
Pemetrexed Disodium 培美曲塞二钠	●		
Piperacillin Sodium-Tazobactam Sodium 哌拉西林钠－他唑巴坦钠		●	
Propofol 丙泊酚	●		
Remifentanil Hydrochloride 盐酸瑞芬太尼	●		
Sargramostim 沙格司亭		●	
Tacrolimus 他克莫司			●
Teniposide 替尼泊苷	●		
Thiotepa 塞替派	●		
Vinorelbine Tartrate 酒石酸长春瑞滨		●	

Gemcitabine Hydrochloride
盐酸吉西他滨

【描述】 一种合成的嘧啶核苷类抗肿瘤药。

【制品】 健择（Gemzar）：200mg/ 瓶或 1g/ 瓶。pH 值：2.7 ~ 3.3。

【制备】 200mg/ 瓶和 1g/ 瓶分别加入 0.9% 氯化钠溶液（不含抑菌剂）5ml 和 25ml，振摇，配制成浓度为 38mg/ml 的注射液。用于静脉滴注时，可用 0.9% 氯化钠溶液进一步稀释成浓度为 0.1mg/ml 的溶液。

【用法】 用于静脉滴注，每次滴注时间为30min以上，每周一次。配制的盐酸吉西他滨溶液可以直接使用或稀释后使用。

【稳定性】 根据厂商的说明，配制的静脉滴注液在室温下至少 24h 内保持稳定。其他研究表明，配制的溶液与用 0.9% 氯化钠溶液或5%葡萄糖溶液稀释的溶液一样，在室温下至少35d内可保持稳定。配制的溶液不能冷藏，因为可能出现加温不能再溶解的无色晶体。容器和输液装置不吸附本品。

配伍禁忌表

溶　液	可配伍	忌配伍	可　变
Dextrose 5% 5% 葡萄糖溶液	●		
Sodium Chloride 0.9% 0.9% 氯化钠溶液	●		

药　品	可配伍	忌配伍	可　变
Acyclovir Sodium 阿昔洛韦钠		●	
Amifostine 氨磷汀	●		
Amikacin Sulfate 硫酸阿米卡星	●		
Aminophylline 氨茶碱	●		
Amphotericin B 两性霉素 B		●	
Ampicillin Sodium 氨苄西林钠	●		
Ampicillin Sodium-Sulbactam Sodium 氨苄西林钠－舒巴坦钠	●		
Aztreonam 氨曲南	●		
Bleomycin Sulfate 硫酸博来霉素	●		
Bumetanide 布美他尼	●		
Buprenorphine Hydrochloride 盐酸丁丙诺啡	●		
Butorphanol Tartrate 酒石酸布托啡诺	●		
Calcium Gluconate 葡萄糖酸钙	●		
Carboplatin 卡铂	●		
Carmustine 卡莫司汀	●		
Cefazolin Sodium 头孢唑林钠	●		
Cefotaxime Sodium 头孢噻肟钠		●	
Cefotetan Disodium 头孢替坦二钠	●		
Cefoxitin Sodium 头孢西丁钠	●		
Ceftazidime 头孢他啶	●		
Ceftizoxime Sodium 头孢唑肟钠	●		
Ceftriaxone Sodium 头孢曲松钠	●		
Cefuroxime Sodium 头孢呋辛钠	●		
Chlorpromazine Hydrochloride 盐酸氯丙嗪	●		
Cimetidine Hydrochloride 盐酸西咪替丁	●		
Ciprofloxacin 环丙沙星	●		
Cisplatin 顺铂	●		

药　品	可配伍	忌配伍	可　变
Clindamycin Phosphate 磷酸克林霉素	●		
Cyclophosphamide 环磷酰胺	●		
Cytarabine 阿糖胞苷	●		
Dactinomycin 放线菌素 D	●		
Daunorubicin Hydrochloride 盐酸柔红霉素	●		
Dexamethasone Sodium Phosphate 地塞米松磷酸钠	●		
Dexrazoxane 右雷佐生	●		
Diphenhydramine Hydrochloride 盐酸苯海拉明	●		
Dobutamine Hydrochloride 盐酸多巴酚丁胺	●		
Docetaxel 多西他赛	●		
Dopamine Hydrochloride 盐酸多巴胺	●		
Doxorubicin Hydrochloride 盐酸多柔比星	●		
Doxycycline Hyclate 盐酸多西环素	●		
Droperidol 氟哌利多	●		
Enalaprilat 依那普利拉	●		
Etoposide 依托泊苷	●		
Etoposide Phosphate 依托泊苷磷酸酯	●		
Famotidine 法莫替丁	●		
Fluconazole 氟康唑	●		
Fludarabine Phosphate 磷酸氟达拉滨	●		
Fluorouracil 氟尿嘧啶	●		
Furosemide 呋塞米		●	
Ganciclovir Sodium 更昔洛韦钠		●	
Gentamicin Sulfate 硫酸庆大霉素	●		
Granisetron Hydrochloride 盐酸格拉司琼	●		

药　品	可配伍	忌配伍	可　变
Haloperidol Lactate 乳酸氟哌啶醇	●		
Heparin Sodium 肝素钠	●		
Hydrocortisone Sodium Phosphate 氢化可的松磷酸钠	●		
Hydrocortisone Sodium Succinate 氢化可的松琥珀酸钠	●		
Hydromorphone Hydrochloride 盐酸氢吗啡酮	●		
Hydroxyzine Hydrochloride 盐酸羟嗪	●		
Idarubicin Hydrochloride 盐酸伊达比星	●		
Ifosfamide 异环磷酰胺	●		
Imipenem-Cilastatin Sodium 亚胺培南－西司他丁钠		●	
Irinotecan Hydrochloride 盐酸依立替康		●	
Lansoprazole 兰索拉唑		●	
Leucovorin Calcium 亚叶酸钙	●		
Linezolid 利奈唑胺	●		
Lorazepam 劳拉西泮	●		
Mannitol 甘露醇	●		
Meperidine Hydrochloride 盐酸哌替啶	●		
Mesna 美司钠	●		
Methotrexate Sodium 甲氨蝶呤钠		●	
Methylprednisolone Sodium Succinate 甲泼尼龙琥珀酸钠		●	
Metoclopramide Hydrochloride 盐酸甲氧氯普胺	●		
Metronidazole 甲硝唑	●		
Mitomycin 丝裂霉素		●	

药　品	可配伍	忌配伍	可　变
Mitoxantrone Hydrochloride 盐酸米托蒽醌	●		
Morphine Sulfate 硫酸吗啡	●		
Nalbuphine Hydrochloride 盐酸纳布啡	●		
Ondansetron Hydrochloride 盐酸昂丹司琼	●		
Oxaliplatin 奥沙利铂	●		
Paclitaxel 紫杉醇	●		
Pemetrexed Disodium 培美曲塞二钠		●	
Piperacillin Sodium 哌拉西林钠		●	
Piperacillin Sodium-Tazobactam Sodium 哌拉西林钠－他唑巴坦钠		●	
Potassium Chloride 氯化钾	●		
Prochlorperazine Edisylate 乙二磺酸丙氯拉嗪		●	
Promethazine Hydrochloride 盐酸异丙嗪	●		
Ranitidine Hydrochloride 盐酸雷尼替丁	●		
Sodium Bicarbonate 碳酸氢钠	●		
Streptozocin 链佐星	●		
Teniposide 替尼泊苷	●		
Thiotepa 塞替派	●		
Ticarcillin Disodium-Clavulanate Potassium 替卡西林钠－克拉维酸钾	●		
Tobramycin Sulfate 硫酸妥布霉素	●		
Topotecan Hydrochloride 盐酸拓扑替康	●		
Trimethoprim-Sulfamethoxazole 复方磺胺甲噁唑（甲氧苄啶－磺胺甲噁唑）	●		
Vancomycin Hydrochloride 盐酸万古霉素	●		
Vinblastine Sulfate 硫酸长春碱	●		
Vincristine Sulfate 硫酸长春新碱	●		

药　品	可配伍	忌配伍	可　变
Vinorelbine Tartrate 酒石酸长春瑞滨	●		
Zidovudine 齐多夫定	●		

Gentamicin Sulfate
硫酸庆大霉素

【描述】 一种氨基糖苷类抗生素。

【制品】 **Garamycin**：浓度为40mg/ml或10mg/ml（儿科用）。也有用 0.9% 氯化钠溶液预先制备的几种浓度的静脉滴注液。pH 值：3 ~ 5.5。

【制备】 用于成年人的间歇性静脉滴注，用5%葡萄糖溶液或0.9%氯化钠溶液50 ~ 200ml稀释。用于儿科患者，相应减少用量，但是必须满足 30 ~ 120min 的滴注使用量。

【用法】 用于肌内注射，静脉滴注，滴注时间 30 ~ 120min。

【稳定性】 未开启的本品在 2 ~ 30℃ 温度下贮存。注射液颜色为无色至浅黄色。药效与颜色无关。用 5% 葡萄糖溶液或 0.9% 氯化钠溶液稀释后的注射液，在室温下至少 24h 内保持稳定，冷藏17d内保持稳定，在−20℃的冷冻条件下30d内保持稳定。过滤作用或吸附作用不会影响其药效。

配伍禁忌表

溶　液	可配伍	忌配伍	可　变
Dextrose 5% & 10% 5% 或 10% 葡萄糖溶液	●		
Dextrose 5% in Sodium Chloride 0.2% 5% 葡萄糖 0.2% 氯化钠溶液	●		

溶　液	可配伍	忌配伍	可　变
Fat Emulsion 10%, IV 10% 脂肪乳静脉注射液		●	
Injection, Lactated 乳酸盐林格注射液	●		
Sodium Chloride 0.9% 0.9% 氯化钠溶液	●		

药　品	可配伍	忌配伍	可　变
Acyclovir Sodium 阿昔洛韦钠	●		
Aldesleukin 阿地白介素	●		
Allopurinol Sodium 别嘌醇钠		●	
Amifostine 氨磷汀	●		
Amiodarone Hydrochloride 盐酸胺碘酮	●		
Amphotericin B 两性霉素 B		●	
Amphotericin B Cholesteryl Sulfate Complex 两性霉素 B－硫酸胆甾醇酯复合物		●	
Ampicillin Sodium 氨苄西林钠		●	
Atracurium Besylate 苯磺酸阿曲库铵	●		
Azithromycin 阿奇霉素		●	
Aztreonam 氨曲南	●		
Bivalirudin 比伐卢定	●		
Bleomycin Sulfate 硫酸博来霉素	●		
Caffeine Citrate 枸橼酸咖啡因	●		
Cefamandole Nafate 头孢孟多钠		●	
Cefepime Hydrochloride 盐酸头孢吡肟		●	
Cefotaxime Sodium 头孢噻肟钠			●
Cefotetan Disodium 头孢替坦二钠		●	
Cefoxitin Sodium 头孢西丁钠	●		

药　品	可配伍	忌配伍	可　变
Ceftazidime 头孢他啶			●
Ceftriaxone Sodium 头孢曲松钠			●
Cefuroxime Sodium 头孢呋辛钠			●
Cimetidine Hydrochloride 盐酸西咪替丁	●		
Ciprofloxacin 环丙沙星	●		
Cisatracurium Besylate 苯磺酸顺阿曲库铵	●		
Clindamycin Phosphate 磷酸克林霉素	●		
Cloxacillin Sodium 氯唑西林钠		●	
Cyclophosphamide 环磷酰胺	●		
Cytarabine 阿糖胞苷			●
Daptomycin 达托霉素	●		
Dexmedetomidine Hydrochloride 盐酸右美托咪啶	●		
Diatrizoate Sodium 泛影酸钠	●		
Diltiazem Hydrochloride 盐酸地尔硫䓬	●		
Dimenhydrinate 茶苯海明	●		
Docetaxel 多西他赛	●		
Dopamine Hydrochloride 盐酸多巴胺			●
Doxapram Hydrochloride 盐酸多沙普仑	●		
Doxorubicin Hydrochloride Liposome Injection 盐酸多柔比星脂质体注射液	●		
Drotrecogin Alfa（Activated） α-屈曲可近（重组人活化蛋白 C）		●	
Enalaprilat 依那普利拉	●		
Esmolol Hydrochloride 盐酸艾司洛尔	●		
Etoposide Phosphate 依托泊苷磷酸酯	●		
Famotidine Hydrochloride 盐酸法莫替丁	●		
Fenoldopam Mesylate 甲磺酸非诺多泮	●		

药　品	可配伍	忌配伍	可　变
Filgrastim 非格司亭			●
Fluconazole 氟康唑	●		
Fludarabine Phosphate 磷酸氟达拉滨	●		
Foscarnet Sodium 膦甲酸钠	●		
Furosemide 呋塞米			●
Gemcitabine Hydrochloride 盐酸吉西他滨	●		
Granisetron Hydrochloride 盐酸格拉司琼	●		
Heparin Sodium 肝素钠		●	
Hetastarch in Sodium Chloride 0.9% 羟乙基淀粉 0.9% 氯化钠溶液		●	
Hextend 羟乙基淀粉电解质平衡溶液	●		
Hydromorphone Hydrochloride 盐酸氢吗啡酮	●		
Idarubicin Hydrochloride 盐酸伊达比星		●	
IL-2 白介素 -2	●		
Indomethacin Sodium Trihydrate 吲哚美辛钠三水合物		●	
Insulin, Regular 正规胰岛素	●		
Iodipamide Meglumine 胆影葡胺		●	
Iothalamate Meglumine 碘他拉葡胺	●		
Ioxaglate Meglumine & Sodium 碘克沙葡胺或碘克沙酸钠			●
Labetalol Hydrochloride 盐酸拉贝洛尔	●		
Lansoprazole 兰索拉唑	●		
Levofloxacin 左氧氟沙星	●		
Lidocaine Hydrochloride 盐酸利多卡因	●		
Linezolid 利奈唑胺	●		
Lorazepam 劳拉西泮	●		

药品	可配伍	忌配伍	可变
Magnesium Sulfate 硫酸镁	●		
Melphalan Hydrochloride 盐酸美法仑	●		
Meperidine Hydrochloride 盐酸哌替啶	●		
Meropenem 美罗培南	●		
Metronidazole 甲硝唑	●		
Midazolam Hydrochloride 盐酸咪达唑仑	●		
Milrinone Lactate 乳酸米力农	●		
Morphine Sulfate 硫酸吗啡	●		
Multivitamins 复合维生素制剂	●		
Nafcillin Sodium 萘夫西林钠		●	
Nicardipine Hydrochloride 盐酸尼卡地平	●		
Ondansetron Hydrochloride 盐酸昂丹司琼	●		
Paclitaxel 紫杉醇	●		
Pancuronium Bromide 泮库溴铵	●		
Pantoprazole Sodium 泮托拉唑钠		●	
Pemetrexed Disodium 培美曲塞二钠		●	
Penicillin G Sodium 青霉素钠	●		
Propofol 丙泊酚		●	
Ranitidine Hydrochloride 盐酸雷尼替丁	●		
Remifentanil Hydrochloride 盐酸瑞芬太尼	●		
Sargramostim 沙格司亭	●		
Tacrolimus 他克莫司	●		
Teniposide 替尼泊苷	●		
Theophylline 茶碱	●		
Thiotepa 塞替派	●		
Vancomycin Hydrochloride 盐酸万古霉素			●
Vecuronium Bromide 维库溴铵	●		
Verapamil Hydrochloride 盐酸维拉帕米	●		

药　品	可配伍	忌配伍	可　变
Vinorelbine Tartrate 酒石酸长春瑞滨	●		
Warfarin Sodium 华法林钠		●	
Zidovudine 齐多夫定	●		

Granisetron Hydrochloride
盐酸格拉司琼

【描述】 一种 5- 羟色胺拮抗剂止吐药。

【制品】 **凯特瑞（Kytril）**：浓度为 1mg/ml。pH 值：单剂量瓶装为 4.7 ~ 7.3；多倍剂量瓶装为 4 ~ 6。

【制备】 用于静脉滴注，用 5% 葡萄糖溶液或 0.9% 氯化钠溶液 20 ~ 50ml 稀释。

【用法】 用于静脉注射，不用稀释，注射时间为30s以上。用于静脉滴注，用 5% 葡萄糖溶液或 0.9% 氯化钠溶液 20 ~ 50ml 稀释，滴注时间为 5min 以上。

【稳定性】 未开启的本品在低于30℃的温度下避光贮存，防止冷冻。注射液澄明无色。用 5% 葡萄糖溶液或 0.9% 氯化钠溶液稀释后的注射液至少 24h 内保持稳定。

配伍禁忌表

溶 液	可配伍	忌配伍	可 变
Dextrose 5% 5% 葡萄糖溶液	●		
Dextrose 5% in Sodium Chloride 0.45% & 0.9% 5% 葡萄糖 0.45% 或 0.9% 氯化钠溶液	●		
Sodium Chloride 0.9% 0.9% 氯化钠溶液	●		

药　品	可配伍	忌配伍	可　变
Acyclovir Sodium 阿昔洛韦钠	●		
Allopurinol Sodium 别嘌醇钠	●		
Amifostine 氨磷汀	●		
Amikacin Sulfate 硫酸阿米卡星	●		
Aminophylline 氨茶碱	●		
Amphotericin B 两性霉素 B		●	
Amphotericin B Cholesteryl Sulfate Complex 两性霉素 B－硫酸胆甾醇酯复合物	●		
Ampicillin Sodium 氨苄西林钠	●		
Ampicillin Sodium-Sulbactam Sodium 氨苄西林钠－舒巴坦钠	●		
Aztreonam 氨曲南	●		
Bleomycin Sulfate 硫酸博来霉素	●		
Bumetanide 布美他尼	●		
Buprenorphine Hydrochloride 盐酸丁丙诺啡	●		
Butorphanol Tartrate 酒石酸布托啡诺	●		
Calcium Gluconate 葡萄糖酸钙	●		
Carboplatin 卡铂	●		
Carmustine 卡莫司汀	●		
Cefazolin Sodium 头孢唑林钠	●		
Cefepime Hydrochloride 盐酸头孢吡肟	●		
Cefotaxime Sodium 头孢噻肟钠	●		
Cefotetan Disodium 头孢替坦二钠	●		
Cefoxitin Sodium 头孢西丁钠	●		
Ceftazidime 头孢他啶	●		
Ceftizoxime Sodium 头孢唑肟钠	●		
Ceftriaxone Sodium 头孢曲松钠	●		
Cefuroxime Sodium 头孢呋辛钠	●		

药　品	可配伍	忌配伍	可　变
Chlorpromazine Hydrochloride 盐酸氯丙嗪	●		
Cimetidine Hydrochloride 盐酸西咪替丁	●		
Ciprofloxacin 环丙沙星	●		
Cisplatin 顺铂	●		
Cladribine 克拉屈滨	●		
Clindamycin Phosphate 磷酸克林霉素	●		
Cyclophosphamide 环磷酰胺	●		
Cytarabine 阿糖胞苷	●		
Dacarbazine 达卡巴嗪	●		
Dactinomycin 放线菌素 D	●		
Daunorubicin Hydrochloride 盐酸柔红霉素	●		
Dexamethasone Sodium Phosphate 地塞米松磷酸钠	●		
Dexmedetomidine Hydrochloride 盐酸右美托咪啶	●		
Diphenhydramine Hydrochloride 盐酸苯海拉明	●		
Dobutamine Hydrochloride 盐酸多巴酚丁胺	●		
Docetaxel 多西他赛	●		
Dopamine Hydrochloride 盐酸多巴胺	●		
Doxorubicin Hydrochloride 盐酸多柔比星	●		
Doxorubicin Hydrochloride Liposome Injection 盐酸多柔比星脂质体注射液	●		
Doxycycline Hyclate 盐酸多西环素	●		
Droperidol 氟哌利多	●		
Enalaprilat 依那普利拉	●		
Etoposide 依托泊苷	●		

药　品	可配伍	忌配伍	可　变
Etoposide Phosphate 依托泊苷磷酸酯	●		
Famotidine 法莫替丁	●		
Fenoldopam Mesylate 甲磺酸非诺多泮	●		
Filgrastim 非格司亭	●		
Fluconazole 氟康唑	●		
Fludarabine Phosphate 磷酸氟达拉滨	●		
Fluorouracil 氟尿嘧啶	●		
Furosemide 呋塞米	●		
Gallium Nitrate 硝酸镓	●		
Ganciclovir Sodium 更昔洛韦钠	●		
Gemcitabine Hydrochloride 盐酸吉西他滨	●		
Gentamicin Sulfate 硫酸庆大霉素	●		
Haloperidol Lactate 乳酸氟哌啶醇	●		
Heparin Sodium 肝素钠	●		
Hextend 羟乙基淀粉电解质平衡溶液	●		
Hydrocortisone Sodium Phosphate 氢化可的松磷酸钠	●		
Hydrocortisone Sodium Succinate 氢化可的松琥珀酸钠	●		
Hydromorphone Hydrochloride 盐酸氢吗啡酮	●		
Hydroxyzine Hydrochloride 盐酸羟嗪	●		
Idarubicin Hydrochloride 盐酸伊达比星	●		
Ifosfamide 异环磷酰胺	●		
Imipenem-Cilastatin Sodium 亚胺培南－西司他丁钠	●		
Lansoprazole 兰索拉唑		●	
Leucovorin Calcium 亚叶酸钙	●		

药　品	可配伍	忌配伍	可　变
Linezolid 利奈唑胺	●		
Lorazepam 劳拉西泮	●		
Magnesium Sulfate 硫酸镁	●		
Mechlorethamine Hydrochloride 盐酸氮芥	●		
Melphalan Hydrochloride 盐酸美法仑	●		
Meperidine Hydrochloride 盐酸哌替啶	●		
Mesna 美司钠	●		
Methotrexate Sodium 甲氨蝶呤钠	●		
Methylprednisolone Sodium Succinate 甲泼尼龙琥珀酸钠	●		
Metoclopramide Hydrochloride 盐酸甲氧氯普胺	●		
Metronidazole 甲硝唑	●		
Mitomycin 丝裂霉素	●		
Mitoxantrone Hydrochloride 盐酸米托蒽醌	●		
Morphine Sulfate 硫酸吗啡	●		
Nalbuphine Hydrochloride 盐酸纳布啡	●		
Oxaliplatin 奥沙利铂	●		
Paclitaxel 紫杉醇	●		
Pemetrexed Disodium 培美曲塞二钠	●		
Piperacillin Sodium 哌拉西林钠	●		
Piperacillin Sodium-Tazobactam Sodium 哌拉西林钠－他唑巴坦钠	●		
Potassium Chloride 氯化钾	●		
Prochlorperazine Edisylate 乙二磺酸丙氯拉嗪	●		
Promethazine Hydrochloride 盐酸异丙嗪	●		
Propofol 丙泊酚	●		

药　品	可配伍	忌配伍	可　变
Ranitidine Hydrochloride 盐酸雷尼替丁	●		
Sargramostim 沙格司亭	●		
Sodium Bicarbonate 碳酸氢钠	●		
Streptozocin 链佐星	●		
Teniposide 替尼泊苷	●		
Thiotepa 塞替派	●		
Ticarcillin Disodium-Clavulanate Potassium 替卡西林钠－克拉维酸钾	●		
Tobramycin Sulfate 硫酸妥布霉素	●		
Topotecan Hydrochloride 盐酸拓扑替康	●		
Trimethoprim-Sulfamethoxazole 复方磺胺甲噁唑（甲氧苄啶－磺胺甲噁唑）	●		
Vancomycin Hydrochloride 盐酸万古霉素	●		
Vinblastine Sulfate 硫酸长春碱	●		
Vincristine Sulfate 硫酸长春新碱	●		
Vinorelbine Tartrate 酒石酸长春瑞滨	●		
Zidovudine 齐多夫定	●		

Heparin Sodium
肝素钠

【描述】 一种延长凝血时间的天然物质混合物。

【制品】 浓度为1000～20000U/ml，0.5～30ml瓶装；浓度为10U/ml和100U/ml稀释溶液，可用一定量的肝素配制而成。pH值：5～8。

【制备】 用于间歇性静脉注射，用5%葡萄糖溶液或0.9%氯化钠溶液50～100ml稀释，或者不稀释直接使用。用于成年人的持续性静脉滴注，适当剂量的肝素钠加入1L相容的稀释溶液。

【用法】 用于深部皮下注射、间歇性静脉注射，或持续性静脉滴注，建议使用电子滴速控制装置。

【稳定性】 未开启的本品在室温下贮存。本品颜色为无色至浅黄色。颜色的轻微变化不影响其药效。已发现玻璃容器、塑料注射器和过滤器会吸附本品，但并不造成其药品的损失。

配伍禁忌表

溶　液	可配伍	忌配伍	可　变
Dextrose 5% 5% 葡萄糖溶液			●
Dextrose 5% in Sodium Chloride 0.2%, 0.45%, & 0.9% 5% 葡萄糖 0.2% 或 0.45% 或 0.9% 氯化钠溶液			●

溶　液	可配伍	忌配伍	可　变
Ringer's Injection, Lactated 乳酸盐林格注射液			●
Sodium Chloride 0.9% 0.9% 氯化钠溶液			●

注意：尽管存在矛盾的结果，但是大多数研究显示肝素钠能溶于含有葡萄糖的溶液中。

药　品	可配伍	忌配伍	可　变
Acyclovir Sodium 阿昔洛韦钠	●		
Aldesleukin 阿地白介素			●
Allopurinol Sodium 别嘌醇钠	●		
Alteplase 阿替普酶		●	
Amifostine 氨磷汀	●		
Amikacin Sulfate 硫酸阿米卡星		●	
Aminophylline 氨茶碱	●		
Amiodarone Hydrochloride 盐酸胺碘酮		●	
Amphotericin B 两性霉素 B	●		
Amphotericin B Cholesteryl Sulfate Complex 两性霉素 B– 硫酸胆甾醇酯复合物		●	
Ampicillin Sodium 氨苄西林钠			●
Ampicillin Sodium-Sulbactam Sodium 氨苄西林钠 – 舒巴坦钠	●		
Antithymocyte Globulin (Rabbit) 抗胸腺细胞球蛋白（兔）			●
Atracurium Besylate 苯磺酸阿曲库铵			●
Atropine Sulfate 硫酸阿托品	●		
Aztreonam 氨曲南	●		

药　品	可配伍	忌配伍	可　变
Betamethasone Sodium Phosphate 倍他米松磷酸钠	●		
Bivalirudin 比伐卢定	●		
Bleomycin Sulfate 硫酸博来霉素	●		
Buprenorphine Hydrochloride 盐酸丁丙诺啡	●		
Caffeine Citrate 枸橼酸咖啡因	●		
Calcium Gluconate 葡萄糖酸钙	●		
Cefamandole Nafate 头孢孟多钠	●		
Cefazolin Sodium 头孢唑林钠	●		
Cefepime Hydrochloride 盐酸头孢吡肟	●		
Cefotaxime Sodium 头孢噻肟钠	●		
Cefotetan Disodium 头孢替坦二钠	●		
Cefoxitin Sodium 头孢西丁钠	●		
Ceftazidime 头孢他啶	●		
Ceftriaxone Sodium 头孢曲松钠	●		
Chloramphenicol Sodium Succinate 氯霉素琥珀酸钠	●		
Chlorpromazine Hydrochloride 盐酸氯丙嗪			●
Cimetidine Hydrochloride 盐酸西咪替丁	●		
Ciprofloxacin 环丙沙星		●	
Cisatracurium Besylate 苯磺酸顺阿曲库铵			●
Cisplatin 顺铂	●		
Cladribine 克拉屈滨	●		
Clindamycin Phosphate 磷酸克林霉素	●		
Clonidine Hydrochloride 盐酸可乐定	●		
Cloxacillin Sodium 氯唑西林钠	●		
Colistimethate Sodium 多粘菌素 E 甲磺酸钠	●		

药　品	可配伍	忌配伍	可　变
Corticotropin 促皮质素	●		
Cyclophosphamide 环磷酰胺	●		
Cytarabine 阿糖胞苷			●
Dacarbazine 达卡巴嗪			●
Daptomycin 达托霉素	●		
Daunorubicin Hydrochloride 盐酸柔红霉素		●	
Dexamethasone Sodium Phosphate 地塞米松磷酸钠	●		
Dexmedetomidine Hydrochloride 盐酸右美托咪啶	●		
Diazepam 地西泮		●	
Diazoxide 二氮嗪	●		
Digoxin 地高辛	●		
Diltiazem Hydrochloride 盐酸地尔硫䓬			●
Dimenhydrinate 茶苯海明			●
Diphenhydramine Hydrochloride 盐酸苯海拉明	●		
Dobutamine Hydrochloride 盐酸多巴酚丁胺			●
Docetaxel 多西他赛	●		
Dopamine Hydrochloride 盐酸多巴胺			●
Doxapram Hydrochloride 盐酸多沙普仑	●		
Doxorubicin Hydrochloride 盐酸多柔比星			●
Doxycycline Hyclate盐酸多西环素		●	
Droperidol 氟哌利多			●
Drotrecogin Alfa (Activated) α- 屈曲可近（重组人活化蛋白 C）			●
Enalaprilat 依那普利拉	●		

药　品	可配伍	忌配伍	可　变
Epinephrine Hydrochloride 盐酸肾上腺素	●		
Ergotamine Tartrate 酒石酸麦角胺		●	
Ertapenem 厄他培南	●		
Erythromycin Lactobionate 乳糖酸红霉素		●	
Esmolol Hydrochloride 盐酸艾司洛尔	●		
Etomidate 依托咪酯	●		
Etoposide Phosphate 依托泊苷磷酸酯	●		
Famotidine 法莫替丁	●		
Fenoldopam Mesylate 甲磺酸非诺多泮	●		
Fentanyl Citrate 枸橼酸芬太尼	●		
Filgrastim 非格司亭		●	
Fluconazole 氟康唑	●		
Fludarabine Phosphate 磷酸氟达拉滨	●		
Flumazenil 氟马西尼	●		
Fluorouracil 氟尿嘧啶	●		
Foscarnet Sodium 膦甲酸钠	●		
Furosemide 呋塞米	●		
Gallium Nitrate 硝酸镓	●		
Gemcitabine Hydrochloride 盐酸吉西他滨	●		
Gentamicin Sulfate 硫酸庆大霉素		●	
Granisetron Hydrochloride 盐酸格拉司琼	●		
Haloperidol Lactate 乳酸氟哌啶醇		●	
Hextend 羟乙基淀粉电解质平衡溶液	●		
Hyaluronidase 玻璃酸酶		●	
Hydralazine Hydrochloride 盐酸肼屈嗪	●		
Hydrocortisone Sodium Succinate 氢化可的松琥珀酸钠			●

药　品	可配伍	忌配伍	可　变
Hydromorphone Hydrochloride 盐酸氢吗啡酮			●
Idarubicin Hydrochloride 盐酸伊达比星		●	
Insulin, Regular 正规胰岛素	●		
Isoproterenol Hydrochloride 盐酸异丙肾上腺素	●		
Kanamycin Sulfate 硫酸卡那霉素			●
Labetalol Hydrochloride 盐酸拉贝洛尔			●
Lansoprazole 兰索拉唑	●		
Leucovorin Calcium 亚叶酸钙	●		
Levofloxacin 左氧氟沙星		●	
Lidocaine Hydrochloride 盐酸利多卡因	●		
Lincomycin Hydrochloride 盐酸林可霉素	●		
Linezolid 利奈唑胺	●		
Lorazepam 劳拉西泮	●		
Magnesium Sulfate 硫酸镁	●		
Melphalan Hydrochloride 盐酸美法仑	●		
Meperidine Hydrochloride 盐酸哌替啶			●
Meropenem 美罗培南	●		
Methotrexate Sodium 甲氨蝶呤钠	●		
Methyldopate Hydrochloride 盐酸甲基多巴	●		
Methylprednisolone Sodium Succinate 甲泼尼龙琥珀酸钠			●
Metoclopramide Hydrochloride 盐酸甲氧氯普胺	●		
Metronidazole 甲硝唑	●		
Midazolam Hydrochloride 盐酸咪达唑仑	●		
Milrinone Lactate 乳酸米力农	●		

药　品	可配伍	忌配伍	可　变
Mitomycin 丝裂霉素			●
Morphine Sulfate 硫酸吗啡			●
Nafcillin Sodium 萘夫西林钠	●		
Naloxone Hydrochloride 盐酸纳洛酮	●		
Neostigmine Methylsulfate 甲硫酸新斯的明	●		
Nicardipine Hydrochloride 盐酸尼卡地平			●
Nitroglycerin 硝酸甘油	●		
Norepinephrine Hydrochloride 盐酸去甲肾上腺素	●		
Octreotide Acetate 醋酸奥曲肽	●		
Ondansetron Hydrochloride 盐酸昂丹司琼	●		
Oxacillin Sodium 苯唑西林钠	●		
Oxaliplatin 奥沙利铂	●		
Oxytocin 缩宫素	●		
Paclitaxel 紫杉醇	●		
Pancuronium Bromide 泮库溴铵	●		
Pantoprazole Sodium 泮托拉唑钠		●	
Pemetrexed Disodium 培美曲塞二钠	●		
Penicillin G Potassium & Sodium 青霉素钾或青霉素钠			●
Pentazocine Lactate 乳酸喷他佐辛			●
Phenobarbital Sodium 苯巴比妥钠	●		
Phenytoin Sodium 苯妥英钠		●	
Phytonadione 维生素 K_1	●		
Piperacillin Sodium 哌拉西林钠	●		
Piperacillin Sodium-Tazobactam Sodium 哌拉西林钠－他唑巴坦钠	●		
Polymyxin B Sulfate 硫酸多粘菌素 B		●	

药　品	可配伍	忌配伍	可　变
Potassium Chloride 氯化钾	●		
Procainamide Hydrochloride 盐酸普鲁卡因胺	●		
Prochlorperazine Edisylate 乙二磺酸丙氯拉嗪			●
Promethazine Hydrochloride 盐酸异丙嗪			●
Propofol 丙泊酚	●		
Propranolol Hydrochloride 盐酸普萘洛尔	●		
Quinidine Gluconate 葡萄糖酸奎尼丁			●
Ranitidine Hydrochloride 盐酸雷尼替丁	●		
Remifentanil Hydrochloride 盐酸瑞芬太尼	●		
Sargramostim 沙格司亭	●		
Scopolamine Hydrobromide 氢溴酸东莨菪碱	●		
Sodium Bicarbonate 碳酸氢钠	●		
Sodium Nitroprusside 硝普钠	●		
Streptokinase 链激酶	●		
Streptomycin Sulfate 硫酸链霉素		●	
Succinylcholine Chloride 氯琥珀胆碱	●		
Tacrolimus 他克莫司	●		
Theophylline 茶碱	●		
Thiopental Sodium 硫喷妥钠	●		
Thiotepa 塞替派	●		
Ticarcillin Disodium-Clavulanate Potassium 替卡西林钠－克拉维酸钾	●		
Tirofiban Hydrochloride 盐酸替罗非班	●		
Tobramycin Sulfate 硫酸妥布霉素		●	
Triflupromazine Hydrochloride 盐酸三氟丙嗪		●	

药　品	可配伍	忌配伍	可　变
Trimethoprim-Sulfamethoxazole 复方磺胺甲噁唑（甲氧苄啶－磺胺甲噁唑）	●		
Vancomycin Hydrochloride 盐酸万古霉素			●
Vasopressin 加压素	●		
Vecuronium Bromide 维库溴铵	●		
Verapamil Hydrochloride 盐酸维拉帕米	●		
Vinblastine Sulfate 硫酸长春碱			●
Vincristine Sulfate 硫酸长春新碱	●		
Vinorelbine Tartrate 酒石酸长春瑞滨			●
Warfarin Sodium 华法林钠	●		
Zidovudine 齐多夫定	●		

Hetastarch in Lactated Electrolyte Injection
羟乙基淀粉乳酸盐（电解质）注射液

【描述】 一种源自淀粉的合成多聚体，用作血浆扩容剂。

【制品】 **Hextend**：浓度为6%可直接使用的多种电解质乳酸盐溶液，500ml 单剂量塑料容器装或 1000ml 单剂量塑料容器装。pH 值：约 5.9。

【用法】 可直接使用的溶液仅用于静脉滴注。滴注量和滴注速度依患者的临床病症而定。本品含钙，不能和血液通过同一装置同时给药，因为可能发生凝血。

【稳定性】 本品为澄明溶液，颜色在浅黄色至琥珀色之间，在室温下贮存，防止冷冻和过热。短暂处于温度高达40℃的环境中，不会对本品产生不利影响。但是，如果长时间处于这种环境，就会变成混浊的深褐色溶液或形成晶体沉淀物，则不能再使用。

配伍禁忌表

药　品	可配伍	忌配伍	可　变
Alfentanil Hydrochloride 盐酸阿芬太尼	●		
Amikacin Sulfate 硫酸阿米卡星	●		
Aminophylline 氨茶碱	●		
Amiodarone Hydrochloride 盐酸胺碘酮	●		
Amphotericin B 两性霉素 B		●	
Ampicillin Sodium 氨苄西林钠	●		
Ampicillin Sodium-Sulbactam Sodium 氨苄西林钠－舒巴坦钠	●		

药　品	可配伍	忌配伍	可　变
Atracurium Besylate 苯磺酸阿曲库铵	●		
Azithromycin 阿奇霉素	●		
Aztreonam 氨曲南	●		
Bumetanide 布美他尼	●		
Butorphanol Tartrate 酒石酸布托啡诺	●		
Calcium Gluconate 葡萄糖酸钙	●		
Cefazolin Sodium 头孢唑林钠	●		
Cefepime Hydrochloride 盐酸头孢吡肟	●		
Cefotaxime Sodium 头孢噻肟钠	●		
Cefotetan Disodium 头孢替坦二钠	●		
Cefoxitin Sodium 头孢西丁钠	●		
Ceftazidime 头孢他啶	●		
Ceftizoxime Sodium 头孢唑肟钠	●		
Ceftriaxone Sodium 头孢曲松钠	●		
Cefuroxime Sodium 头孢呋辛钠	●		
Chlorpromazine Hydrochloride 盐酸氯丙嗪	●		
Cimetidine Hydrochloride 盐酸西咪替丁	●		
Ciprofloxacin 环丙沙星	●		
Cisatracurium Besylate 苯磺酸顺阿曲库铵	●		
Clindamycin Phosphate 磷酸克林霉素	●		
Dexamethasone Sodium Phosphate 地塞米松磷酸钠	●		
Diazepam 地西泮		●	
Digoxin 地高辛	●		
Diltiazem Hydrochloride 盐酸地尔硫䓬	●		
Diphenhydramine Hydrochloride 盐酸苯海拉明	●		
Dobutamine Hydrochloride 盐酸多巴酚丁胺	●		

药　品	可配伍	忌配伍	可　变
Dolasetron Mesylate 甲磺酸多拉司琼	●		
Dopamine Hydrochloride 盐酸多巴胺	●		
Doxycycline Hyclate 盐酸多西环素	●		
Droperidol 氟哌利多	●		
Enalaprilat 依那普利拉	●		
Ephedrine Sulfate 硫酸麻黄碱	●		
Epinephrine Hydrochloride 盐酸肾上腺素	●		
Erythromycin Lactobionate 乳糖酸红霉素	●		
Esmolol Hydrochloride 盐酸艾司洛尔	●		
Famotidine 法莫替丁	●		
Fenoldopam Mesylate 甲磺酸非诺多泮	●		
Fentanyl Citrate 枸橼酸芬太尼	●		
Fluconazole 氟康唑	●		
Furosemide 呋塞米	●		
Gentamicin Sulfate 硫酸庆大霉素	●		
Granisetron Hydrochloride 盐酸格拉司琼	●		
Haloperidol Lactate 乳酸氟哌啶醇	●		
Heparin Sodium 肝素钠	●		
Hydrocortisone Sodium Succinate 氢化可的松琥珀酸钠	●		
Hydromorphone Hydrochloride 盐酸氢吗啡酮	●		
Hydroxyzine Hydrochloride 盐酸羟嗪	●		
Isoproterenol Hydrochloride 盐酸异丙肾上腺素	●		
Ketorolac Tromethamine 酮洛酸氨丁三醇	●		
Labetalol Hydrochloride 盐酸拉贝洛尔	●		
Levofloxacin 左氧氟沙星	●		

药　品	可配伍	忌配伍	可　变
Lidocaine Hydrochloride 盐酸利多卡因	●		
Lorazepam 劳拉西泮	●		
Magnesium Sulfate 硫酸镁	●		
Mannitol 甘露醇	●		
Meperidine Hydrochloride 盐酸哌替啶	●		
Methylprednisolone Sodium Succinate 甲泼尼龙琥珀酸钠	●		
Metoclopramide Hydrochloride 盐酸甲氧氯普胺	●		
Metronidazole 甲硝唑	●		
Midazolam Hydrochloride 盐酸咪达唑仑	●		
Milrinone Lactate 乳酸米力农	●		
Mivacurium Chloride 米库氯铵	●		
Morphine Sulfate 硫酸吗啡	●		
Nalbuphine Hydrochloride 盐酸纳布啡	●		
Nitroglycerin 硝酸甘油	●		
Norepinephrine Bitartrate 重酒石酸去甲肾上腺素	●		
Ondansetron Hydrochloride 盐酸昂丹司琼	●		
Pancuronium Bromide 泮库溴铵	●		
Phenylephrine Hydrochloride 盐酸去氧肾上腺素	●		
Piperacillin Sodium 哌拉西林钠	●		
Piperacillin Sodium-Tazobactam Sodium 哌拉西林钠－他唑巴坦钠	●		
Potassium Chloride 氯化钾	●		
Procainamide Hydrochloride 盐酸普鲁卡因胺	●		

药　品	可配伍	忌配伍	可　变
Prochlorperazine Edisylate 乙二磺酸丙氯拉嗪	●		
Promethazine Hydrochloride 盐酸异丙嗪	●		
Ranitidine Hydrochloride 盐酸雷尼替丁	●		
Rocuronium Bromide 罗库溴铵	●		
Sodium Bicarbonate 碳酸氢钠		●	
Sodium Nitroprusside 硝普钠	●		
Succinylcholine Chloride 氯琥珀胆碱	●		
Sufentanil Citrate 枸橼酸舒芬太尼	●		
Theophylline 茶碱	●		
Thiopental Sodium 硫喷妥钠	●		
Ticarcillin Disodium-Clavulanate Potassium 替卡西林钠－克拉维酸钾	●		
Tobramycin Sulfate 硫酸妥布霉素	●		
Trimethoprim-Sulfamethoxazole 复方磺胺甲噁唑（甲氧苄啶－磺胺甲噁唑）	●		
Vancomycin Hydrochloride 盐酸万古霉素	●		
Vecuronium Bromide 维库溴铵	●		
Verapamil Hydrochloride 盐酸维拉帕米	●		

Hydrocortisone Sodium Succinate
氢化可的松琥珀酸钠

【描述】 一种具有抗炎作用的肾上腺皮质激素类药。

【制品】 **Solu-Cortef**：100 ~ 1000mg各种规格和容器装。pH值：制备后溶液为7 ~ 8。

【制备】 肌内注射用或静脉注射用不超过2ml的注射液，用含抑菌剂的稀释溶液稀释配制成注射液。鞘内注射，用不含抑菌剂的稀释溶液配制。

【用法】 用于肌内注射，静脉直接注射，注射时间应在30s至数分钟之间，或用浓度为0.1 ~ 1mg/ml的溶液进行静脉滴注。用于鞘内注射时，只能用不含抑菌剂的稀释溶液配制。

【稳定性】 配制的溶液避光保存，在室温或更低的温度下保持稳定。没用完的溶液在3d后应丢弃。该药加热后不稳定，不能进行高压灭菌。塑料静脉注射袋、滴注管、注射器和过滤器不吸附本品。

配伍禁忌表

溶　液	可配伍	忌配伍	可　变
Dextrose 5% 5% 葡萄糖溶液	●		
Dextrose 5% in Ringer's Injection, Lactated 5% 葡萄糖乳酸盐林格注射液	●		

溶液	可配伍	忌配伍	可变
Dextrose 5% in Sodium Chloride 0.2%, 0.45%, & 0.9% 5% 葡萄糖 0.2% 或 0.45% 或 0.9% 氯化钠溶液	●		
Ringer's Injection, Lactated 乳酸盐林格注射液	●		
Sodium Chloride 0.45% & 0.9% 0.45% 或 0.9% 氯化钠溶液	●		

药品	可配伍	忌配伍	可变
Acyclovir Sodium 阿昔洛韦钠	●		
Allopurinol Sodium 别嘌醇钠	●		
Amifostine 氨磷汀	●		
Amikacin Sulfate 硫酸阿米卡星	●		
Aminophylline 氨茶碱	●		
Amobarbital Sodium 异戊巴比妥钠			●
Amphotericin B 两性霉素 B	●		
Amphotericin B Cholesteryl Sulfate Complex 两性霉素 B－硫酸胆甾醇酯复合物	●		
Ampicillin Sodium 氨苄西林钠			●
Antithymocyte Globulin (Rabbit) 抗胸腺细胞球蛋白（兔）	●		
Argatroban 阿加曲班	●		
Atracurium Besylate 苯磺酸阿曲库铵	●		
Atropine Sulfate 硫酸阿托品	●		
Aztreonam 氨曲南	●		
Betamethasone Sodium Phosphate 倍他米松磷酸钠	●		

药　品	可配伍	忌配伍	可　变
Bivalirudin 比伐卢定	●		
Bleomycin Sulfate 硫酸博来霉素		●	
Calcium Chloride & Gluconate 氯化钙或葡萄糖酸钙	●		
Cefepime Hydrochloride 盐酸头孢吡肟	●		
Chloramphenicol Sodium Succinate 氯霉素琥珀酸钠	●		
Chlordiazepoxide Hydrochloride 盐酸氯氮䓬	●		
Chlorpromazine Hydrochloride 盐酸氯丙嗪	●		
Ciprofloxacin 环丙沙星		●	
Cisatracurium Besylate 苯磺酸顺阿曲库铵	●		
Cladribine 克拉屈滨	●		
Clindamycin Phosphate 磷酸克林霉素	●		
Cloxacillin Sodium 氯唑西林钠	●		
Colistimethate Sodium 多粘菌素 E 甲磺酸钠		●	
Corticotropin 促皮质素	●		
Cyanocobalamin 维生素 B_{12}	●		
Cytarabine 阿糖胞苷			●
Dacarbazine 达卡巴嗪		●	
Daunorubicin Hydrochloride 盐酸柔红霉素	●		
Dexamethasone Sodium Phosphate 地塞米松磷酸钠	●		
Diatrizoate Meglumine & Sodium 泛影葡胺或泛影酸钠	●		
Diazepam 地西泮		●	
Digoxin 地高辛	●		
Diltiazem Hydrochloride 盐酸地尔硫䓬			●

药　品	可配伍	忌配伍	可　变
Dimenhydrinate 茶苯海明			●
Diphenhydramine Hydrochloride 盐酸苯海拉明	●		
Docetaxel 多西他赛	●		
Dopamine Hydrochloride 盐酸多巴胺	●		
Doxapram Hydrochloride 盐酸多沙普仑		●	
Doxorubicin Hydrochloride 盐酸多柔比星		●	
Doxorubicin Hydrochloride Liposome Injection 盐酸多柔比星脂质体注射液	●		
Droperidol 氟哌利多	●		
Edrophonium Chloride 依酚氯铵	●		
Enalaprilat 依那普利拉	●		
Ephedrine Sulfate 硫酸麻黄碱			●
Epinephrine Hydrochloride 盐酸肾上腺素	●		
Erythromycin Lactobionate 乳糖酸红霉素	●		
Esmolol Hydrochloride 盐酸艾司洛尔	●		
Estrogens, Conjugated 结合雌激素	●		
Ethacrynate Sodium 依他尼酸钠	●		
Etoposide Phosphate 依托泊苷磷酸酯	●		
Famotidine 法莫替丁	●		
Fenoldopam Mesylate 甲磺酸非诺多泮	●		
Fentanyl Citrate 枸橼酸芬太尼	●		
Filgrastim 非格司亭	●		
Fludarabine Phosphate 磷酸氟达拉滨	●		
Fluorouracil 氟尿嘧啶	●		
Foscarnet Sodium 膦甲酸钠	●		
Furosemide 呋塞米			●
Gallium Nitrate 硝酸镓	●		

药　品	可配伍	忌配伍	可　变
Gemcitabine Hydrochloride 盐酸吉西他滨	●		
Granisetron Hydrochloride 盐酸格拉司琼	●		
Heparin Sodium 肝素钠			●
Hextend 羟乙基淀粉电解质平衡溶液	●		
Hydralazine Hydrochloride 盐酸肼屈嗪			●
Idarubicin Hydrochloride 盐酸伊达比星		●	
Insulin, Regular 正规胰岛素	●		
Iothalamate Sodium 碘他拉酸钠	●		
Ioxaglate Meglumine & Sodium 碘克沙葡胺或碘克沙酸钠	●		
Isoproterenol Hydrochloride 盐酸异丙肾上腺素	●		
Kanamycin Sulfate 硫酸卡那霉素			●
Lansoprazole 兰索拉唑		●	
Lidocaine Hydrochloride 盐酸利多卡因	●		
Linezolid 利奈唑胺	●		
Lorazepam 劳拉西泮	●		
Magnesium Sulfate 硫酸镁			●
Melphalan Hydrochloride 盐酸美法仑	●		
Meperidine Hydrochloride 盐酸哌替啶	●		
Mephentermine Sulfate 硫酸美芬丁胺	●		
Methylergonovine Maleate 马来酸甲麦角新碱	●		
Methylprednisolone Sodium Succinate 甲泼尼龙琥珀酸钠			●
Metoclopramide Hydrochloride 盐酸甲氧氯普胺	●		
Metronidazole 甲硝唑			●

药　品	可配伍	忌配伍	可　变
Midazolam Hydrochloride 盐酸咪达唑仑		●	
Mitomycin 丝裂霉素	●		
Mitoxantrone Hydrochloride 盐酸米托蒽醌	●		
Morphine Sulfate 硫酸吗啡	●		
Nafcillin Sodium 萘夫西林钠		●	
Neostigmine Methylsulfate 甲硫酸新斯的明	●		
Nicardipine Hydrochloride 盐酸尼卡地平	●		
Norepinephrine Bitartrate 重酒石酸去甲肾上腺素	●		
Ondansetron Hydrochloride 盐酸昂丹司琼	●		
Oxacillin Sodium 苯唑西林钠	●		
Oxaliplatin 奥沙利铂	●		
Oxytocin 缩宫素	●		
Paclitaxel 紫杉醇	●		
Pancuronium Bromide 泮库溴铵	●		
Pantoprazole Sodium 泮托拉唑钠		●	
Penicillin G Potassium 青霉素钾			●
Penicillin G Sodium 青霉素钠	●		
Pentazocine Lactate 乳酸喷他佐辛	●		
Pentobarbital Sodium 戊巴比妥钠			●
Phenobarbital Sodium 苯巴比妥钠		●	
Phenytoin Sodium 苯妥英钠		●	
Phytonadione 维生素 K_1	●		
Piperacillin Sodium 哌拉西林钠	●		
Piperacillin Sodium-Tazobactam Sodium 哌拉西林钠－他唑巴坦钠	●		
Polymyxin B Sulfate 硫酸多粘菌素 B	●		
Potassium Chloride 氯化钾	●		

药　品	可配伍	忌配伍	可　变
Procainamide Hydrochloride 盐酸普鲁卡因胺	●		
Procaine Hydrochloride 盐酸普鲁卡因	●		
Prochlorperazine Edisylate 乙二磺酸丙氯拉嗪			●
Promethazine Hydrochloride 盐酸异丙嗪			●
Propofol 丙泊酚	●		
Propranolol Hydrochloride 盐酸普萘洛尔	●		
Remifentanil Hydrochloride 盐酸瑞芬太尼	●		
Sargramostim 沙格司亭		●	
Scopolamine Hydrobromide 氢溴酸东莨菪碱	●		
Sodium Bicarbonate 碳酸氢钠	●		
Succinylcholine Chloride 氯琥珀胆碱	●		
Tacrolimus 他克莫司	●		
Teniposide 替尼泊苷	●		
Theophylline 茶碱	●		
Thiopental Sodium 硫喷妥钠	●		
Thiotepa 塞替派	●		
Trimethobenzamide Hydrochloride 盐酸曲美苄胺	●		
Vancomycin Hydrochloride 盐酸万古霉素			●
Vecuronium Bromide 维库溴铵	●		
Verapamil Hydrochloride 盐酸维拉帕米	●		
Vinorelbine Tartrate 酒石酸长春瑞滨	●		

Hydromorphone Hydrochloride
盐酸氢吗啡酮

【描述】 一种半合成的阿片类镇痛药。

【制品】 **Dilaudid Hydrochloride**：浓度为1mg/ml、2mg/ml或4mg/ml，1ml安瓿装；浓度为2mg/ml，20ml多倍剂量瓶装；高效**Dilaudid-HP**：浓度为 10mg/ml。pH 值：4 ~ 5.5。

【用法】 用于皮下注射，肌内注射，静脉直接注射（应在2 ~ 3min 内缓慢注射）。

【稳定性】 在室温下避光贮存，不能冷藏。冷藏可能引起沉淀或结晶，但是在室温下可能重新溶解，且不影响其稳定性。溶液颜色可能会轻微变黄，但这并不影响其药效。

配伍禁忌表

溶　液	可配伍	忌配伍	可　变
Dextrose 5% 5% 葡萄糖溶液	●		
Dextrose 5% in Ringer's Injection 5% 葡萄糖林格注射液	●		
Dextrose 5% in Ringer's Injection, Lactated 5% 葡萄糖乳酸盐林格注射液	●		
Dextrose 5% in Sodium Chloride 0.45% & 0.9% 5% 葡萄糖 0.45% 或 0.9% 氯化钠溶液	●		
Ringer's Injection 林格注射液	●		

溶　液	可配伍	忌配伍	可　变
Ringer's Injection, Lactated 乳酸盐林格注射液	●		
Sodium Chloride 0.45% & 0.9% 0.45% 或 0.9% 氯化钠溶液	●		

药　品	可配伍	忌配伍	可　变
Acyclovir Sodium 阿昔洛韦钠	●		
Allopurinol Sodium 别嘌醇钠	●		
Amifostine 氨磷汀	●		
Amikacin Sulfate 硫酸阿米卡星	●		
Amphotericin B Cholesteryl Sulfate Complex 两性霉素 B– 硫酸胆甾醇酯复合物		●	
Ampicillin Sodium 氨苄西林钠			●
Atropine Sulfate 硫酸阿托品	●		
Aztreonam 氨曲南	●		
Bivalirudin 比伐卢定	●		
Bupivacaine Hydrochloride 盐酸布比卡因	●		
Cefamandole Nafate 头孢孟多钠	●		
Cefazolin Sodium 头孢唑林钠			●
Cefepime Hydrochloride 盐酸头孢吡肟	●		
Cefotaxime Sodium 头孢噻肟钠	●		
Cefoxitin Sodium 头孢西丁钠	●		
Ceftazidime 头孢他啶	●		
Ceftizoxime Sodium 头孢唑肟钠	●		
Cefuroxime Sodium 头孢呋辛钠	●		
Chloramphenicol Sodium Succinate 氯霉素琥珀酸钠	●		
Chlorpromazine Hydrochloride 盐酸氯丙嗪	●		

药　品	可配伍	忌配伍	可　变
Cimetidine Hydrochloride 盐酸西咪替丁	●		
Cisatracurium Besylate 苯磺酸顺阿曲库铵	●		
Cisplatin 顺铂	●		
Cladribine 克拉屈滨	●		
Clindamycin Phosphate 磷酸克林霉素	●		
Clonidine Hydrochloride 盐酸可乐定	●		
Cloxacillin Sodium 氯唑西林钠			●
Cyclophosphamide 环磷酰胺	●		
Cytarabine 阿糖胞苷	●		
Dexamethasone Sodium Phosphate 地塞米松磷酸钠			●
Dexmedetomidine Hydrochloride 盐酸右美托咪啶	●		
Diazepam 地西泮		●	
Diltiazem Hydrochloride 盐酸地尔硫䓬	●		
Dimenhydrinate 茶苯海明			●
Diphenhydramine Hydrochloride 盐酸苯海拉明	●		
Dobutamine Hydrochloride 盐酸多巴酚丁胺	●		
Docetaxel 多西他赛	●		
Dopamine Hydrochloride 盐酸多巴胺	●		
Doxorubicin Hydrochloride 盐酸多柔比星	●		
Doxorubicin Hydrochloride Liposome Injection 盐酸多柔比星脂质体注射液	●		
Doxycycline Hyclate 盐酸多西环素	●		
Epinephrine Hydrochloride 盐酸肾上腺素	●		
Erythromycin Lactobionate 乳糖酸红霉素	●		

药 品	可配伍	忌配伍	可 变
Etoposide Phosphate 依托泊苷磷酸酯	●		
Famotidine 法莫替丁	●		
Fenoldopam Mesylate 甲磺酸非诺多泮	●		
Fentanyl Citrate 枸橼酸芬太尼	●		
Filgrastim 非格司亭	●		
Fludarabine Phosphate 磷酸氟达拉滨	●		
Fluorouracil 氟尿嘧啶	●		
Foscarnet Sodium 膦甲酸钠	●		
Furosemide 呋塞米	●		
Gallium Nitrate 硝酸镓		●	
Gemcitabine Hydrochloride 盐酸吉西他滨	●		
Gentamicin Sulfate 硫酸庆大霉素	●		
Glycopyrrolate 格隆溴铵	●		
Granisetron Hydrochloride 盐酸格拉司琼	●		
Haloperidol Lactate 乳酸氟哌啶醇			●
Heparin Sodium 肝素钠			●
Hextend 羟乙基淀粉电解质平衡溶液	●		
Hyaluronidase 玻璃酸酶		●	
Hydroxyzine Hydrochloride 盐酸羟嗪	●		
Kanamycin Sulfate 硫酸卡那霉素	●		
Ketorolac Tromethamine 酮洛酸氨丁三醇			●
Labetalol Hydrochloride 盐酸拉贝洛尔	●		
Lansoprazole 兰索拉唑		●	
Linezolid 利奈唑胺	●		
Lorazepam 劳拉西泮	●		
Magnesium Sulfate 硫酸镁	●		
Melphalan Hydrochloride 盐酸美法仑	●		
Methotrexate Sodium 甲氨蝶呤钠	●		

药 品	可配伍	忌配伍	可 变
Metoclopramide Hydrochloride 盐酸甲氧氯普胺	●		
Metronidazole 甲硝唑	●		
Midazolam Hydrochloride 盐酸咪达唑仑	●		
Milrinone Lactate 乳酸米力农	●		
Morphine Sulfate 硫酸吗啡	●		
Nafcillin Sodium 萘夫西林钠	●		
Nicardipine Hydrochloride 盐酸尼卡地平	●		
Nitroglycerin 硝酸甘油	●		
Norepinephrine Bitartrate 重酒石酸去甲肾上腺素	●		
Ondansetron Hydrochloride 盐酸昂丹司琼	●		
Oxacillin Sodium 苯唑西林钠	●		
Oxaliplatin 奥沙利铂	●		
Paclitaxel 紫杉醇	●		
Pantoprazole Sodium 泮托拉唑钠		●	
Pemetrexed Disodium 培美曲塞二钠	●		
Penicillin G Potassium 青霉素钾	●		
Pentazocine Lactate 乳酸喷他佐辛	●		
Pentobarbital Sodium 戊巴比妥钠	●		
Phenobarbital Sodium 苯巴比妥钠			●
Phenytoin Sodium 苯妥英钠		●	
Piperacillin Sodium 哌拉西林钠	●		
Piperacillin Sodium-Tazobactam Sodium 哌拉西林钠－他唑巴坦钠	●		
Potassium Chloride 氯化钾	●		
Prochlorperazine Edisylate 乙二磺酸丙氯拉嗪			●

药　品	可配伍	忌配伍	可　变
Promethazine Hydrochloride 盐酸异丙嗪	●		
Propofol 丙泊酚	●		
Ranitidine Hydrochloride 盐酸雷尼替丁	●		
Remifentanil Hydrochloride 盐酸瑞芬太尼	●		
Sargramostim 沙格司亭		●	
Scopolamine Hydrobromide 氢溴酸东莨菪碱	●		
Sodium Bicarbonate 碳酸氢钠		●	
Tacrolimus 他克莫司	●		
Teniposide 替尼泊苷	●		
Thiethylperazine Malate 马来酸硫乙拉嗪	●		
Thiopental Sodium 硫喷妥钠		●	
Thiotepa 塞替派	●		
Tobramycin Sulfate 硫酸妥布霉素	●		
Trimethobenzamide Hydrochloride 盐酸曲美苄胺	●		
Trimethoprim-Sulfamethoxazole 复方磺胺甲噁唑（甲氧苄啶－磺胺甲噁唑）	●		
Vancomycin Hydrochloride 盐酸万古霉素	●		
Vecuronium Bromide 维库溴铵	●		
Verapamil Hydrochloride 盐酸维拉帕米	●		
Vinorelbine Tartrate 酒石酸长春瑞滨	●		

Hydroxyzine Hydrochloride
盐酸羟嗪

【描述】 一种抗组胺剂，用于治疗焦虑和紧张症状，同时有止痒疗效。

【制品】 **Vistaril**：浓度为 25mg/ml，10ml 瓶装；浓度为 50mg/ml，1ml、2ml 或 10ml 瓶装。pH 值：3.5 ~ 6。

【用法】 用于肌内注射，注射液不用稀释，（肌肉丰富处）深部注射。

【稳定性】 未开启的本品在室温下贮存，避免过热和冷冻。

配伍禁忌表

药　品	可配伍	忌配伍	可　变
Allopurinol Sodium 别嘌醇钠		●	
Amifostine 氨磷汀		●	
Aminophylline 氨茶碱		●	
Amobarbital Sodium 异戊巴比妥钠		●	
Amphotericin B Cholesteryl Sulfate Complex 两性霉素 B- 硫酸胆甾醇酯复合物		●	
Atropine Sulfate 硫酸阿托品	●		
Aztreonam 氨曲南	●		
Buprenorphine Hydrochloride 盐酸丁丙诺啡	●		
Butorphanol Tartrate 酒石酸布托啡诺	●		
Cefepime Hydrochloride 盐酸头孢吡肟		●	

药　品	可配伍	忌配伍	可　变
Chloramphenicol Sodium Succinate 氯霉素琥珀酸钠		●	
Chlorpromazine Hydrochloride 盐酸氯丙嗪	●		
Cimetidine Hydrochloride 盐酸西咪替丁	●		
Ciprofloxacin 环丙沙星	●		
Cisatracurium Besylate 苯磺酸顺阿曲库铵	●		
Cisplatin 顺铂	●		
Cladribine 克拉屈滨	●		
Codeine Phosphate 磷酸可待因	●		
Cyclophosphamide 环磷酰胺	●		
Cytarabine 阿糖胞苷	●		
Dexmedctomidine Hydrochloride 盐酸右美托咪啶	●		
Dimenhydrinate 茶苯海明			●
Diphenhydramine Hydrochloride 盐酸苯海拉明	●		
Docetaxel 多西他赛	●		
Doxapram Hydrochloride 盐酸多沙普仑	●		
Doxorubicin Hydrochloride Liposome Injection 盐酸多柔比星脂质体注射液		●	
Droperidol 氟哌利多	●		
Etoposide 依托泊苷	●		
Etoposide Phosphate 依托泊苷磷酸酯	●		
Famotidine 法莫替丁	●		
Fenoldopam Mesylate 甲磺酸非诺多泮	●		
Fentanyl Citrate 枸橼酸芬太尼	●		
Filgrastim 非格司亭	●		
Fluconazole 氟康唑		●	

药　品	可配伍	忌配伍	可　变
Fludarabine Phosphate 磷酸氟达拉滨		●	
Fluphenazine Hydrochloride 盐酸氟奋乃静	●		
Foscarnet Sodium 膦甲酸钠	●		
Gemcitabine Hydrochloride 盐酸吉西他滨	●		
Glycopyrrolate 格隆溴铵	●		
Granisetron Hydrochloride 盐酸格拉司琼	●		
Haloperidol Lactate 乳酸氟哌啶醇		●	
Heparin Sodium 肝素钠		●	
Hextend 羟乙基淀粉电解质平衡溶液	●		
Hydromorphone Hydrochloride 盐酸氢吗啡酮	●		
Ketorolac Tromethamine 酮洛酸氨丁三醇		●	
Lansoprazole 兰索拉唑		●	
Lidocaine Hydrochloride 盐酸利多卡因	●		
Linezolid 利奈唑胺	●		
Melphalan Hydrochloride 盐酸美法仑	●		
Meperidine Hydrochloride 盐酸哌替啶	●		
Mesna 美司钠	●		
Methadone Hydrochloride 盐酸美沙酮	●		
Methotrexate Sodium 甲氨蝶呤钠	●		
Metoclopramide Hydrochloride 盐酸甲氧氯普胺	●		
Midazolam Hydrochloride 盐酸咪达唑仑	●		
Morphine Sulfate 硫酸吗啡	●		
Nafcillin Sodium 萘夫西林钠	●		
Nalbuphine Hydrochloride 盐酸纳布啡	●		
Ondansetron Hydrochloride 盐酸昂丹司琼	●		
Oxaliplatin 奥沙利铂	●		
Oxymorphone Hydrochloride 盐酸羟吗啡酮	●		

药　品	可配伍	忌配伍	可　变
Paclitaxel 紫杉醇		●	
Pemetrexed Disodium 培美曲塞二钠	●		
Penicillin G Potassium & Sodium 青霉素钾或青霉素钠		●	
Pentazocine Lactate 乳酸喷他佐辛	●		
Pentobarbital Sodium 戊巴比妥钠		●	
Phenobarbital Sodium 苯巴比妥钠		●	
Phenytoin Sodium 苯妥英钠		●	
Piperacillin Sodium-Tazobactam Sodium 哌拉西林钠－他唑巴坦钠		●	
Procaine Hydrochloride 盐酸普鲁卡因	●		
Prochlorperazine Edisylate 乙二磺酸丙氯拉嗪	●		
Promethazine Hydrochloride 盐酸异丙嗪	●		
Propofol 丙泊酚	●		
Ranitidine Hydrochloride 盐酸雷尼替丁		●	
Remifentanil Hydrochloride 盐酸瑞芬太尼	●		
Sargramostim 沙格司亭		●	
Scopolamine Hydrobromide 氢溴酸东莨菪碱	●		
Sufentanil Citrate 枸橼酸舒芬太尼	●		
Teniposide 替尼泊苷	●		
Thiotepa 塞替派	●		
Vinorelbine Tartrate 酒石酸长春瑞滨	●		

Ifosfamide
异环磷酰胺

【描述】 一种结构上类似于环磷酰胺的烷化剂类抗肿瘤药。

【制品】 **Ifex**：1g/ 瓶或 3g/ 瓶。pH 值：约 6。

【制备】 1g/ 瓶和 /3g 瓶分别用 20ml 和 60ml 灭菌注射用水或含抑菌剂的注射用水配制成浓度为 50mg/ml 的溶液。然后用一种相容的滴注溶液进一步稀释成浓度为 0.6 ~ 20mg/ml 的溶液。

【用法】 用于静脉滴注，滴注时间至少30min。为防止对膀胱的毒性，应给予尿路保护剂巯乙磺酸钠（美司钠），每日至少应给予 2L 液体。

【稳定性】 在室温下贮存。在高于35℃的温度下，本品可能液化。制备的溶液在30℃下7d内保持稳定，冷藏至少3周内保持稳定。

配伍禁忌表

溶 液	可配伍	忌配伍	可 变
Dextrose 5% 5% 葡萄糖溶液	●		
Dextrose 5% in Ringer's Injection 5% 葡萄糖林格注射液	●		
Dextrose 5% in Sodium Chloride 0.9% 5% 葡萄糖 0.9% 氯化钠溶液	●		
Ringer's Injection, Lactated 乳酸盐林格注射液	●		

溶　液	可配伍	忌配伍	可　变
Sodium Chloride 0.45% & 0.9% 0.45% 或 0.9% 氯化钠溶液	●		

药　品	可配伍	忌配伍	可　变
Allopurinol Sodium 别嘌醇钠	●		
Amifostine 氨磷汀	●		
Amphotericin B Cholesteryl Sulfate Complex 两性霉素 B－硫酸胆甾醇酯复合物	●		
Aztreonam 氨曲南	●		
Carboplatin 卡铂	●		
Cefepime Hydrochloride 盐酸头孢吡肟		●	
Cisplatin 顺铂	●		
Doxorubicin Hydrochloride Liposome Injection 盐酸多柔比星脂质体注射液	●		
Epirubicin Hydrochloride 盐酸表柔比星	●		
Etoposide 依托泊苷	●		
Etoposide Phosphate 依托泊苷磷酸酯	●		
Filgrastim 非格司亭	●		
Fludarabine Phosphate 磷酸氟达拉滨	●		
Fluorouracil 氟尿嘧啶	●		
Gallium Nitrate 硝酸镓	●		
Gemcitabine Hydrochloride 盐酸吉西他滨	●		
Granisetron Hydrochloride 盐酸格拉司琼	●		
Lansoprazole 兰索拉唑	●		
Linezolid 利奈唑胺	●		
Melphalan Hydrochloride 盐酸美法仑	●		
Mesna 美司钠	●		
Methotrexate Sodium 甲氨蝶呤钠		●	

药　品	可配伍	忌配伍	可　变
Ondansetron Hydrochloride 盐酸昂丹司琼	●		
Oxaliplatin 奥沙利铂	●		
Paclitaxel 紫杉醇	●		
Pemetrexed Disodium 培美曲塞二钠	●		
Piperacillin Sodium-Tazobactam Sodium 哌拉西林钠－他唑巴坦钠	●		
Propofol 丙泊酚	●		
Sargramostim 沙格司亭	●		
Sodium Bicarbonate 碳酸氢钠	●		
Teniposide 替尼泊苷	●		
Thiotepa 塞替派	●		
Topotecan Hydrochloride 盐酸拓扑替康	●		
Vinorelbine Tartrate 酒石酸长春瑞滨	●		

Imipenem-Cilastatin Sodium
亚胺培南－西司他丁钠

【描述】 一种亚胺硫霉素类抗生素——亚胺培南和特异性酶抑制剂西司他丁钠的复方制剂。

【制品】 **Primaxin**：静脉滴注用粉剂，每瓶或每便携输液装置（piggyback）滴注瓶中含亚胺培南和西司他丁钠分别为250mg、500mg；供肌内注射用粉剂，每瓶中含亚胺培南和西司他丁钠分别为500mg、750mg。pH值：配制后缓冲溶液为6.5～8.5。

【制备】 用于静脉滴注，先从容量为100ml的容器中取10ml稀释溶液，加入亚胺培南-西司他丁钠中，充分摇匀后，配制成混悬液，然后把该混悬液移入滴注容器中，继续用剩余的稀释溶液进一步稀释。可重复该过程，摇匀，直至清澈，根据滴注容器的容量，配制成浓度为2.5mg/ml或5mg/ml的溶液。混悬液不能用于静脉注射。容器为便携输液装置滴注瓶时，用100ml相容的稀释溶液，充分摇匀，直至澄明。用于肌内注射，500mg/瓶和750mg/瓶分别用1%盐酸利多卡因（不含肾上腺素）2ml和3ml，摇匀，形成混悬剂，1h内使用。

【用法】 用于间歇性静脉滴注，本品的浓度不超过5mg/ml，250mg或500mg剂量的滴注时间为20～30min，1g剂量的滴注时间为40～60min。用于肌内注射，应把混悬剂注射入肌肉丰富处深部。

【稳定性】 贮存于25℃以下。配制溶液颜色介于无色和黄色或棕褐色之间，其颜色如果变成褐色时不能再使用。配制溶液在室温下4h内保持稳定，冷藏24h内保持稳定。但当配制溶液是用0.9%氯化钠溶液配制成时，在室温下10h内保持稳定，冷藏48h内保持稳定。

配伍禁忌表

溶　液	可配伍	忌配伍	可　变
Dextrose 5% & 10% 5% 或 10% 葡萄糖溶液 *			●
Dextrose 5% in Ringer's Injection, Lactated 5% 葡萄糖乳酸盐林格注射液		●	
Dextrose 5% in Sodium Chloride 0.225%, 0.45%, & 0.9% 5% 葡萄糖 0.225% 或 0.45% 或 0.9% 氯化钠溶液 *			●
Mannitol 2.5%, 5%, & 10% in Water 2.5% 或 5% 或 10% 甘露醇溶液 *			●
Ringer's Injection, Lactated 乳酸盐林格注射液 *			●
Sodium Bicarbonate 5% 5% 碳酸氢钠溶液		●	
Sodium Chloride 0.9% 0.9% 氯化钠溶液 *			●
Sodium Lactate 1/6 M 1/6 M 乳酸钠溶液		●	

注：* 尽管在这些溶液中的稳定性，不足以被认为其相容，但是药品在几个小时内足够稳定,可供使用。

药　品	可配伍	忌配伍	可　变
Acyclovir Sodium 阿昔洛韦钠	●		
Allopurinol Sodium 别嘌醇钠		●	
Amifostine 氨磷汀	●		
Amiodarone Hydrochloride 盐酸胺碘酮		●	

药品	可配伍	忌配伍	可变
Amphotericin B Cholesteryl Sulfate Complex 两性霉素 B- 硫酸胆甾醇酯复合物		●	
Azithromycin 阿奇霉素		●	
Aztreonam 氨曲南	●		
Cefepime Hydrochloride 盐酸头孢吡肟	●		
Cisatracurium Besylate 苯磺酸顺阿曲库铵	●		
Diltiazem Hydrochloride 盐酸地尔硫䓬	●		
Docetaxel 多西他赛	●		
Drotrecogin Alfa (Activated) α- 屈曲可近（重组人活化蛋白 C）		●	
Etoposide Phosphate 依托泊苷磷酸酯		●	
Famotidine 法莫替丁	●		
Filgrastim 非格司亭			●
Fluconazole 氟康唑		●	
Fludarabine Phosphate 磷酸氟达拉滨	●		
Foscarnet Sodium 膦甲酸钠	●		
Gallium Nitrate 硝酸镓		●	
Gemcitabine Hydrochloride 盐酸吉西他滨		●	
Granisetron Hydrochloride 盐酸格拉司琼	●		
Idarubicin Hydrochloride 盐酸伊达比星	●		
Insulin, Regular 正规胰岛素	●		
Lansoprazole 兰索拉唑		●	
Linezolid 利奈唑胺	●		
Lorazepam 劳拉西泮		●	
Melphalan Hydrochloride 盐酸美法仑	●		
Meperidine Hydrochloride 盐酸哌替啶		●	
Methotrexate Sodium 甲氨蝶呤钠	●		
Midazolam Hydrochloride 盐酸咪达唑仑		●	

药　品	可配伍	忌配伍	可　变
Milrinone Lactate 乳酸米力农		●	
Ondansetron Hydrochloride 盐酸昂丹司琼	●		
Propofol 丙泊酚	●		
Remifentanil Hydrochloride 盐酸瑞芬太尼	●		
Sargramostim 沙格司亭		●	
Sodium Bicarbonate 碳酸氢钠		●	
Tacrolimus 他克莫司	●		
Teniposide 替尼泊苷	●		
Thiotepa 塞替派	●		
Vinorelbine Tartrate 酒石酸长春瑞滨	●		
Zidovudine 齐多夫定	●		

Insulin
胰岛素

【描述】 一种胰腺胰岛 β 细胞分泌的激素。

【制品】 常规优泌林（**Humulin R**），诺和灵（**Novolin R**），**Velosulin**：浓度为100IU/ml，10ml瓶装；浓度为500IU/ml，20ml瓶装。pH 值：7 ~ 7.8。

【用法】 用于皮下注射、肌内注射、静脉注射，只有常规胰岛素可用于静脉注射。

【稳定性】 新制的中性胰岛素可在室温下24 ~ 30个月内保持稳定，但仍然建议冷藏，不能冷冻。注射液变色、混浊或粘度异常，均表示注射液已变质或沾污。常规胰岛素仅在澄明无色的状态下可用。

配伍禁忌表

溶　液	可配伍	忌配伍	可　变
Parenteral Nutrition Solutions 胃肠外营养液			●

注意：已证明静脉滴注容器（包括玻璃和塑料的）、输液管、过滤器表面对胰岛素具有吸附性。尽管存在不同的统计结果，但估计药效损失最高达到80%。吸附的百分比与浓度成反比。容器表面积大小和接触时间的长短都将影响结果。但是，这类吸附临床意义是不确定的。

药　品	可配伍	忌配伍	可　变
Aminophylline 氨茶碱		●	
Amiodarone Hydrochloride 盐酸胺碘酮	●		

药　品	可配伍	忌配伍	可　变
Amobarbital Sodium 异戊巴比妥钠		●	
Ampicillin Sodium 氨苄西林钠	●		
Ampicillin Sodium-Sulbactam Sodium 氨苄西林钠－舒巴坦钠	●		
Aztreonam 氨曲南	●		
Cefazolin Sodium 头孢唑林钠	●		
Cefepime Hydrochloride 盐酸头孢吡肟	●		
Cefotetan Disodium 头孢替坦二钠	●		
Ceftazidime 头孢他啶	●		
Chlorothiazide Sodium 氯噻嗪钠		●	
Cimetidine Hydrochloride 盐酸西咪替丁	●		
Cytarabine 阿糖胞苷		●	
Digoxin 地高辛			●
Diltiazem Hydrochloride 盐酸地尔硫䓬			●
Dobutamine Hydrochloride 盐酸多巴酚丁胺			●
Dopamine Hydrochloride 盐酸多巴胺		●	
Doxapram Hydrochloride 盐酸多沙普仑	●		
Drotrecogin Alfa (Activated) α-屈曲可近（重组人活化蛋白 C）		●	
Esmolol Hydrochloride 盐酸艾司洛尔	●		
Famotidine 法莫替丁	●		
Gentamicin Sulfate 硫酸庆大霉素	●		
Heparin Sodium 肝素钠	●		
Imipenem-Cilastatin Sodium 亚胺培南－西司他丁钠	●		
Indomethacin Sodium Trihydrate 吲哚美辛钠三水合物	●		
Labetalol Hydrochloride 盐酸拉贝洛尔			●

药　品	可配伍	忌配伍	可　变
Levofloxacin 左氧氟沙星			●
Lidocaine Hydrochloride 盐酸利多卡因	●		
Magnesium Sulfate 硫酸镁	●		
Meperidine Hydrochloride 盐酸哌替啶	●		
Meropenem 美罗培南	●		
Methylprednisolone Sodium Succinate 甲泼尼龙琥珀酸钠		●	
Metoclopramide Hydrochloride 盐酸甲氧氯普胺	●		
Midazolam Hydrochloride 盐酸咪达唑仑	●		
Milrinone Lactate 乳酸米力农	●		
Morphine Sulfate 硫酸吗啡	●		
Nafcillin Sodium 萘夫西林钠		●	
Nitroglycerin 硝酸甘油	●		
Norepinephrine Bitartrate 重酒石酸去甲肾上腺素		●	
Oxytocin 缩宫素	●		
Pantoprazole Sodium 泮托拉唑钠			●
Pentobarbital Sodium 戊巴比妥钠			●
Phenobarbital Sodium 苯巴比妥钠		●	
Phenytoin Sodium 苯妥英钠		●	
Potassium Chloride 氯化钾	●		
Propofol 丙泊酚	●		
Ranitidine Hydrochloride 盐酸雷尼替丁			●
Sodium Bicarbonate 碳酸氢钠	●		
Sodium Nitroprusside 硝普钠	●		
Tacrolimus 他克莫司	●		
Terbutaline Sulfate 硫酸特布他林	●		

药　品	可配伍	忌配伍	可　变
Thiopental Sodium 硫喷妥钠		●	
Ticarcillin Disodium-Clavulanate Potassium 替卡西林钠－克拉维酸钾	●		
Tobramycin Sulfate 硫酸妥布霉素	●		
Vancomycin Hydrochloride 盐酸万古霉素	●		
Verapamil Hydrochloride 盐酸维拉帕米	●		

Isoproterenol Hydrochloride
盐酸异丙肾上腺素

【描述】 一种合成的拟交感神经胺药。

【制品】 盐酸异丙肾（**Isuprel Hydrochloride**）：浓度为0.02mg/ml（1:50000），注射器装；浓度为0.2mg/ml（1:5000），安瓿装和注射器装。pH 值：2.5 ~ 4.5。

【用法】 用于静脉滴注或静脉直接注射、肌内注射、皮下注射。在特别紧急的情况下，可用于心内注射。用于静脉直接注射时，将 1ml 浓度为 0.2mg/ml 的注射液，用 0.9% 氯化钠溶液或 5% 葡萄糖溶液稀释配制成 10ml 浓度为 20μg/ml 的直接注射溶液。配制静脉滴注溶液时，将 1 ~ 10ml 浓度为 0.2mg/ml 的注射液加入到 500ml 相容的稀释溶液中进行稀释。

【稳定性】 未开启的本品在控制的室温下避光贮存。暴露在空气、阳光下或受热可能使溶液呈现介于粉红色和红褐色之间的颜色。溶液一旦出现颜色或沉淀物，就不能使用。pH 值大于 6 的溶液，将发生明显分解。

配伍禁忌表

溶　液	可配伍	忌配伍	可　变
Dextrose 5% 5% 葡萄糖溶液	●		
Dextrose 5% in Ringer's Injection, Lactated 5% 葡萄糖乳酸盐林格注射液	●		

溶　液	可配伍	忌配伍	可　变
Dextrose 5% in Sodium Chloride 0.9% 5% 葡萄糖 0.9% 氯化钠溶液	●		
Ringer's Injection, Lactated 乳酸盐林格注射液	●		
Sodium Bicarbonate 5% 5% 碳酸氢钠溶液		●	
Sodium Chloride 0.9% 0.9% 氯化钠溶液	●		

药　品	可配伍	忌配伍	可　变
Aminophylline 氨茶碱		●	
Amiodarone Hydrochloride 盐酸胺碘酮	●		
Atracurium Besylate 苯磺酸阿曲库铵	●		
Barbiturates 巴比妥酸盐		●	
Bivalirudin 比伐卢定	●		
Caffeine Citrate 枸橼酸咖啡因	●		
Calcium Chloride 氯化钙	●		
Cimetidine Hydrochloride 盐酸西咪替丁	●		
Cisatracurium Besylate 苯磺酸顺阿曲库铵	●		
Dexmedetomidine Hydrochloride 盐酸右美托咪啶	●		
Dobutamine Hydrochloride 盐酸多巴酚丁胺	●		
Famotidine 法莫替丁	●		
Fenoldopam Mesylate 甲磺酸非诺多泮	●		
Furosemide 呋塞米		●	
Heparin Sodium 肝素钠	●		
Hextend 羟乙基淀粉电解质平衡溶液	●		

药　品	可配伍	忌配伍	可　变
Hydrocortisone Sodium Succinate 氢化可的松琥珀酸钠	●		
Levofloxacin 左氧氟沙星	●		
Lidocaine Hydrochloride 盐酸利多卡因		●	
Magnesium Sulfate 硫酸镁	●		
Milrinone Lactate 乳酸米力农	●		
Multivitamins 复合维生素制剂	●		
Pancuronium Bromide 泮库溴铵	●		
Pantoprazole Sodium 泮托拉唑钠		●	
Potassium Chloride 氯化钾	●		
Propofol 丙泊酚	●		
Ranitidine Hydrochloride 盐酸雷尼替丁	●		
Remifentanil Hydrochloride 盐酸瑞芬太尼	●		
Sodium Bicarbonate 碳酸氢钠		●	
Sodium Nitroprusside 硝普钠	●		
Succinylcholine Chloride 氯琥珀胆碱	●		
Tacrolimus 他克莫司	●		
Vecuronium Bromide 维库溴铵	●		
Verapamil Hydrochloride 盐酸维拉帕米	●		

Isoproterenol Hydrochloride 盐酸异丙肾上腺素

Itraconazole
伊曲康唑

【描述】 一种具有三唑环的合成三氮唑类抗真菌药。

【制品】 斯皮仁诺（**Sporanox**）：浓度为10mg/ml，25ml安瓿装，50ml塑料袋装的专用的0.9%氯化钠溶液和一个带过滤器的输液装置。pH 值：制备后溶液为 4.5。

【制备】 必须完全遵循厂商的制备说明。制备伊曲康唑注射液必须使用 50ml 塑料袋装的专用的 0.9% 氯化钠溶液，不能使用别的溶液和容器。把安瓿中的 25ml 浓缩液全部放入 50ml 塑料袋装的专用的 0.9% 氯化钠溶液中，轻轻混合，配制成 75ml 浓度为 3.33mg/ml 的注射液。

【用法】 伊曲康唑注射液必须完全遵循厂商的说明进行制备，以避免产生沉淀。浓缩液用袋装中提供的0.9%氯化钠溶液稀释后，用流量控制装置通过专用的滴注线，在 60min 内，静脉滴注 60ml（200mg）浓度为 3.33mg/ml 的伊曲康唑溶液。不能用于静脉推注。静脉滴注应使用一个扩展装置和套装中提供的带过滤器的滴注装置。别的药物或溶液不能通过这个专用的滴注线给予或加入伊曲康唑溶液袋中。滴注完成后，滴注装置应使用双路旋塞并用 15 ~ 20ml 的 0.9% 氯化钠溶液冲洗 30s ~ 15min。然后整个滴注装置应丢弃。滴注伊曲康唑的静脉必须在用0.9%氯化钠溶液冲洗后，才能用于注射其他药物。

【稳定性】 本品为无色至微黄色溶液，应在室温下避光贮存，防止冷冻。使用前应检查是否有颗粒出现和是否变色。配制后溶液在室温或冷藏且避光的条件下可保存 48h。期间暴露在正常的室内光线下是可以接受的。

配伍禁忌表

溶　液	可配伍	忌配伍	可　变
Dextrose 5% 5% 葡萄糖溶液		●	
Dextrose 5% in Ringer's Injection, Lactated* 5% 葡萄糖乳酸盐林格注射液 *		●	
Dextrose 5% in Sodium Chloride 0.2%, 0.45%, & 0.9% 5% 葡萄糖 0.2% 或 0.45% 或 0.9% 氯化钠溶液		●	
Ringer's Injection, Lactated 乳酸盐林格注射液		●	
Sodium Chloride 0.9% 0.9% 氯化钠溶液			●

注：＊大多数浓度的伊曲康唑与水溶液物理不相容。为保证伊曲康唑注射液的物理稳定性，必须准确地按照使用说明，用0.9%氯化钠溶液制备浓度为3.33mg/ml的注射液。任何对此浓度的变化，或高或低，都将立即出现大量沉淀，甚至当没有其他药品存在，仅使用单一的水稀释液时，也会出现这种情况。因此认为伊曲康唑与所有其他药物和稀释液的混合和 Y-site 用法是不可配伍的。

Labetalol Hydrochloride
盐酸拉贝洛尔

【描述】 一种α和β受体阻滞剂类抗高血压药。

【制品】 **Normodyne**，喘泰低（**Trandate**）：浓度为5mg/ml，20ml或40ml多倍剂量瓶装，4ml或8ml一次性注射器装。pH值：3～4。

【制备】 用于持续性静脉滴注，把40ml（200mg）盐酸拉贝洛尔加入160ml相容的稀释溶液中，配制成浓度为1mg/ml的溶液。配制浓度为2mg/3ml的溶液，把40ml本品加入250ml相容的稀释溶液中。

【用法】 用于静脉直接注射，应缓慢注射2min以上，或用于持续性静脉滴注，使用输液泵，其初始速度为2mg/min，根据血压变化调整滴注速度。

【稳定性】 溶液颜色从无色至微黄色。pH值在3～4时稳定性最好。碱性溶液中可能产生沉淀。

配伍禁忌表

溶　液	可配伍	忌配伍	可　变
Dextrose 5% 5% 葡萄糖溶液	●		
Dextrose 5% in Ringer's Injection, Lactated 5% 葡萄糖乳酸盐林格注射液	●		

溶　液	可配伍	忌配伍	可　变
Dextrose 5% in Sodium Chloride 0.2%, 0.33%, & 0.9% 5% 葡萄糖 0.2% 或 0.33% 或 0.9% 氯化钠溶液	●		
Ringer's Injection 林格注射液	●		
Ringer's Injection, Lactated 乳酸盐林格注射液	●		
Sodium Bicarbonate 5% 5% 碳酸氢钠溶液		●	
Sodium Chloride 0.9% 0.9% 氯化钠溶液	●		

药　品	可配伍	忌配伍	可　变
Amikacin Sulfate 硫酸阿米卡星	●		
Aminophylline 氨茶碱	●		
Amiodarone Hydrochloride 盐酸胺碘酮	●		
Amphotericin B Cholesteryl Sulfate Complex 两性霉素 B– 硫酸胆甾醇酯复合物		●	
Ampicillin Sodium 氨苄西林钠	●		
Bivalirudin 比伐卢定	●		
Butorphanol Tartrate 酒石酸布托啡诺	●		
Calcium Gluconate 葡萄糖酸钙	●		
Cefazolin Sodium 头孢唑林钠	●		
Ceftazidime 头孢他啶	●		
Ceftizoxime Sodium 头孢唑肟钠	●		
Ceftriaxone Sodium 头孢曲松钠		●	

药　品	可配伍	忌配伍	可　变
Chloramphenicol Sodium Succinate 氯霉素琥珀酸钠	●		
Cimetidine Hydrochloride 盐酸西咪替丁	●		
Clindamycin Phosphate 磷酸克林霉素	●		
Dexmedetomidine Hydrochloride 盐酸右美托咪啶	●		
Diltiazem Hydrochloride 盐酸地尔硫䓬	●		
Dobutamine Hydrochloride 盐酸多巴酚丁胺	●		
Dopamine Hydrochloride 盐酸多巴胺	●		
Enalaprilat 依那普利拉	●		
Epinephrine Hydrochloride 盐酸肾上腺素	●		
Erythromycin Lactobionate 乳糖酸红霉素	●		
Esmolol Hydrochloride 盐酸艾司洛尔	●		
Famotidine 法莫替丁	●		
Fenoldopam Mesylate 甲磺酸非诺多泮	●		
Fentanyl Citrate 枸橼酸芬太尼	●		
Furosemide 呋塞米			●
Gentamicin Sulfate 硫酸庆大霉素	●		
Heparin Sodium 肝素钠			●
Hextend 羟乙基淀粉电解质平衡溶液	●		
Hydromorphone Hydrochloride 盐酸氢吗啡酮	●		
Insulin, Regular 正规胰岛素			●
Lansoprazole 兰索拉唑		●	
Lidocaine Hydrochloride 盐酸利多卡因	●		
Linezolid 利奈唑胺	●		
Lorazepam 劳拉西泮	●		
Magnesium Sulfate 硫酸镁	●		

药　品	可配伍	忌配伍	可　变
Meperidine Hydrochloride 盐酸哌替啶	●		
Metronidazole 甲硝唑	●		
Midazolam Hydrochloride 盐酸咪达唑仑	●		
Milrinone Lactate 乳酸米力农	●		
Morphine Sulfate 硫酸吗啡	●		
Nafcillin Sodium 萘夫西林钠		●	
Nicardipine Hydrochloride 盐酸尼卡地平	●		
Nitroglycerin 硝酸甘油	●		
Norepinephrine Bitartrate 重酒石酸去甲肾上腺素	●		
Oxacillin Sodium 苯唑西林钠	●		
Pantoprazole Sodium 泮托拉唑钠		●	
Penicillin G Potassium 青霉素钾	●		
Piperacillin Sodium 哌拉西林钠	●		
Potassium Chloride 氯化钾	●		
Potassium Phosphates 磷酸钾	●		
Propofol 丙泊酚	●		
Ranitidine Hydrochloride 盐酸雷尼替丁	●		
Sodium Acetate 醋酸钠	●		
Sodium Nitroprusside 硝普钠	●		
Thiopental Sodium 硫喷妥钠		●	
Tobramycin Sulfate 硫酸妥布霉素	●		
Trimethoprim-Sulfamethoxazole 复方磺胺甲噁唑（甲氧苄啶－磺胺甲噁唑）	●		
Vancomycin Hydrochloride 盐酸万古霉素	●		
Vecuronium Bromide 维库溴铵	●		
Warfarin Sodium 华法林钠		●	

Lansoprazole
兰索拉唑

PUMP

【描述】 一种用于抗胃酸分泌的质子泵抑制药。

【制品】 **Prevacid I.V.**：30mg/瓶。pH值：11。

【制备】 加入5ml灭菌注射用水轻轻混合，制成6mg/ml的溶液。不能使用其他稀释液。制备的浓缩注射液必须稀释后使用。

【用法】 用50ml的5%葡萄糖溶液、0.9%氯化钠溶液或者乳酸盐林格注射液稀释后静脉滴注。在稀释过程中可能出现沉淀，因此滴注时必须使用厂商提供的内连过滤器。过滤器使用24h后须更换。

【稳定性】 在室温下避光保存。制备的溶液在用相容的稀释溶液稀释前，可在室温下贮存1h。在用5%葡萄糖溶液、0.9%氯化钠溶液或者乳酸盐林格注射液稀释后，在室温下分别在12h、24h和24h内保持稳定。厂商建议稀释的溶液无需冷藏。

配伍禁忌表

溶　液	可配伍	忌配伍	可　变
Dextrose 5% 5%葡萄糖溶液	●		
Ringer's Injection, Lactated 乳酸盐林格注射液	●		
Sodium Chloride 0.9% 0.9%氯化钠溶液	●		

药　品	可配伍	忌配伍	可　变
Acyclovir Sodium 阿昔洛韦钠	●		
Alfentanil Hydrochloride 盐酸阿芬太尼		●	
Amikacin Sulfate 硫酸阿米卡星	●		
Aminophylline 氨茶碱		●	
Amphotericin B 两性霉素 B		●	
Ampicillin Sodium 氨苄西林钠		●	
Ampicillin Sodium-Sulbactam Sodium 氨苄西林钠－舒巴坦钠		●	
Aztreonam 氨曲南		●	
Buprenorphine Hydrochloride 盐酸丁丙诺啡		●	
Butorphanol Tartrate 酒石酸布托啡诺		●	
Calcium Chloride 氯化钙		●	
Calcium Gluconate 葡萄糖酸钙		●	
Carboplatin 卡铂		●	
Cefazolin Sodium 头孢唑林钠		●	
Cefepime Hydrochloride 盐酸头孢吡肟		●	
Cefotetan Disodium 头孢替坦二钠		●	
Cefoxitin Sodium 头孢西丁钠		●	
Ceftazidime 头孢他啶		●	
Ceftizoxime Sodium 头孢唑肟钠		●	
Ceftriaxone Sodium 头孢曲松钠	●		
Chlorpromazine Hydrochloride 盐酸氯丙嗪		●	
Cimetidine Hydrochloride 盐酸西咪替丁		●	
Ciprofloxacin 环丙沙星		●	
Cisplatin 顺铂		●	
Clindamycin Phosphate 磷酸克林霉素		●	
Cyclophosphamide 环磷酰胺		●	
Cyclosporine 环孢霉素	●		

药　品	可配伍	忌配伍	可　变
Cytarabine 阿糖胞苷		●	
Daunorubicin Hydrochloride 盐酸柔红霉素		●	
Dexamethasone sodium phosphate 地塞米松磷酸钠	●		
Diazepam 地西泮		●	
Digoxin 地高辛		●	
Diltiazem Hydrochloride 盐酸地尔硫䓬		●	
Diphenhydramine Hydrochloride 盐酸苯海拉明		●	
Dobutamine Hydrochloride 盐酸多巴酚丁胺		●	
Dopamine Hydrochloride 盐酸多巴胺		●	
Doxorubicin Hydrochloride 盐酸多柔比星		●	
Droperidol 氟哌利多		●	
Enalaprilat 依那普利拉		●	
Esmolol Hydrochloride 盐酸艾司洛尔		●	
Famotidine 法莫替丁		●	
Fentanyl Citrate 枸橼酸芬太尼	●		
Fluconazole 氟康唑	●		
Fluorouracil 氟尿嘧啶		●	
Furosemide 呋塞米		●	
Ganciclovir Sodium 更昔洛韦钠	●		
Gemcitabine Hydrochloride 盐酸吉西他滨		●	
Gentamicin Sulfate 硫酸庆大霉素	●		
Granisetron Hydrochloride 盐酸格拉司琼		●	
Haloperidol Lactate 乳酸氟哌啶醇		●	
Heparin Sodium 肝素钠	●		
Hydrocertisone Sodium Succinate 氢化可的松琥珀酸钠		●	

药　品	可配伍	忌配伍	可　变
Hydromorphone Hydrochloride 盐酸氢吗啡酮		●	
Hydroxyzine Hydrochloride 盐酸羟嗪		●	
Ifosfamide 异环磷酰胺	●		
Imipenem-Cilastatin Sodium 亚胺培南－西司他丁钠		●	
Labetalol Hydrochloride 盐酸拉贝洛尔		●	
Leucovorin Calcium 亚叶酸钙		●	
Levofloxacin 左氧氟沙星		●	
Lidocaine Hydrochloride 盐酸利多卡因		●	
Lorazepam 劳拉西泮		●	
Magnesium Sulfate 硫酸镁		●	
Mannitol 甘露醇	●		
Meperidine Hydrochloride 盐酸哌替啶		●	
Mesna 美司钠		●	
Methotrexate Sodium 甲氨蝶呤钠	●		
Methylprednisolone Sodium Succinate 甲泼尼龙琥珀酸钠		●	
Metoclopramide Hydrochloride 盐酸甲氧氯普胺		●	
Metronidazole 甲硝唑		●	
Midazolam Hydrochloride 盐酸咪达唑仑		●	
Milrinone Lactate 乳酸米力农		●	
Mitoxantrone Hydrochloride 盐酸米托蒽醌		●	
Morphine Sulfate 硫酸吗啡		●	
Nalbuphine Hydrochloride 盐酸纳布啡	●		
Naloxone Hydrochloride 盐酸纳洛酮		●	
Nicardipine Hydrochloride 盐酸尼卡地平		●	

药　品	可配伍	忌配伍	可　变
Nitroglycerin 硝酸甘油		●	
Ondansetron Hydrochloride 盐酸昂丹司琼		●	
Paclitaxel 紫杉醇	●		
Pentamidine Isethionate 依西酸喷他脒		●	
Pentobarbital Sodium 戊巴比妥钠		●	
Phenobarbital Sodium 苯巴比妥钠		●	
Phenylephrine Hydrochloride 盐酸去氧肾上腺素		●	
Phenytoin Sodium 苯妥英钠		●	
Piperacillin Sodium 哌拉西林钠	●		
Piperacillin Sodium-Tazobactam Sodium 哌拉西林钠－他唑巴坦钠	●		
Potassium Chloride 氯化钾		●	
Potassium Phosphates 磷酸钾		●	
Procainamide Hydrochloride 盐酸普鲁卡因胺		●	
Prochlorperazine Edisylate 乙二磺酸丙氯拉嗪		●	
Promethazine Hydrochloride 盐酸异丙嗪		●	
Propranolol Hydrochloride 盐酸普萘洛尔		●	
Ranitidine Hydrochloride 盐酸雷尼替丁		●	
Sodium Bicarbonate 碳酸氢钠		●	
Sodium Phosphates 磷酸钠		●	
Sufentanil Citrate 枸橼酸舒芬太尼	●		
Theophylline 茶碱		●	
Ticarcillin Disodium-Clavulanate Potassium 替卡西林钠－克拉维酸钾		●	
Tobramycin Sulfate 硫酸妥布霉素		●	

药　品	可配伍	忌配伍	可　变
Trimethoprim-Sulfamethoxazole 复方磺胺甲噁唑（甲氧苄啶-磺胺甲噁唑）	●		
Vancomycin Hydrochloride 盐酸万古霉素		●	
Verapamil Hydrochloride 盐酸维拉帕米		●	
Vinblastine Sulfate 硫酸长春碱		●	
Vincristine Sulfate 硫酸长春新碱		●	
Vinorelbine Tartrate 酒石酸长春瑞滨		●	
Zidovudine 齐多夫定		●	

Leucovorin Calcium
亚叶酸钙

【描述】 一种类似叶酸的水溶性维生素，是二氢叶酸还原酶抑制剂的解毒药。

【制品】 含量50～500mg的粉针剂和浓度为10mg/ml的注射液。pH值：注射液为6.5～8.5。

【制备】 粉针剂用含抑菌剂苯甲醇（剂量少于10mg/m^2）的注射用水或灭菌注射用水配制成注射液。50mg、100mg、200mg或500mg粉针剂分别用5ml、10ml、20ml或50ml的含抑菌剂苯甲醇的注射用水或灭菌注射用水，配制成浓度为10mg/ml的注射液。350mg粉针剂用17.5ml的含抑菌剂苯甲醇的注射用水或灭菌注射用水配制成浓度为20mg/ml的注射液。

【用法】 用于肌内注射、静脉注射、静脉滴注，滴注速度不能超过160mg/min。

【稳定性】 在室温下避光贮存。配制溶液在7d内其化学性质保持稳定。如果配制溶液是由不含抑菌剂的稀释溶液配制而成，应在配制后立即使用。溶液pH值在6.5～10时保持稳定。当pH值低于6时，药品分解速度加快。

配伍禁忌表

溶　液	可配伍	忌配伍	可　变
Dextrose 5% & 10% 5% 或 10% 葡萄糖溶液	●		

溶　液	可配伍	忌配伍	可　变
Dextrose 10% in Sodium Chloride 0.9% 10% 葡萄糖 0.9% 氯化钠	●		
Ringer's Injection 林格注射液	●		
Ringer's Injection, Lactated 乳酸盐林格注射液	●		
Sodium Chloride 0.9% 0.9% 氯化钠溶液			●

药　品	可配伍	忌配伍	可　变
Amifostine 氨磷汀	●		
Amphotericin B Cholesteryl Sulfate Complex 两性霉素 B- 硫酸胆甾醇酯复合物		●	
Aztreonam 氨曲南	●		
Bleomycin Sulfate 硫酸博来霉素	●		
Cefepime Hydrochloride 盐酸头孢吡肟	●		
Cisplatin 顺铂	●		
Cladribine 克拉屈滨	●		
Cyclophosphamide 环磷酰胺	●		
Docetaxel 多西他赛	●		
Doxorubicin Hydrochloride 盐酸多柔比星	●		
Doxorubicin Hydrochloride Liposome Injection 盐酸多柔比星脂质体注射液	●		
Droperidol 氟哌利多		●	
Etoposide Phosphate 依托泊苷磷酸酯	●		
Filgrastim 非格司亭	●		
Floxuridine 氟尿苷	●		
Fluconazole 氟康唑	●		

药　品	可配伍	忌配伍	可　变
Fluorouracil 氟尿嘧啶			●
Foscarnet Sodium 膦甲酸钠		●	
Furosemide 呋塞米	●		
Gemcitabine Hydrochloride 盐酸吉西他滨	●		
Granisetron Hydrochloride 盐酸格拉司琼	●		
Heparin Sodium 肝素钠	●		
Lansoprazole 兰索拉唑		●	
Linezolid 利奈唑胺	●		
Methotrexate Sodium 甲氨蝶呤钠	●		
Metoclopramide Hydrochloride 盐酸甲氧氯普胺	●		
Mitomycin 丝裂霉素	●		
Oxaliplatin 奥沙利铂	●		
Pemetrexed Disodium 培美曲塞二钠	●		
Piperacillin Sodium-Tazobactam Sodium 哌拉西林钠－他唑巴坦钠	●		
Sodium Bicarbonate 碳酸氢钠		●	
Tacrolimus 他克莫司	●		
Teniposide 替尼泊苷	●		
Thiotepa 塞替派	●		
Vinblastine Sulfate 硫酸长春碱	●		
Vincristine Sulfate 硫酸长春新碱	●		

Levofloxacin
左氧氟沙星

【描述】 一种合成的氟喹诺酮类抗感染药。

【制品】 **Levaquin**：浓度为25mg/ml，20ml或30ml单剂量瓶装；浓度为 5mg/ml，可直接使用的静脉滴注溶液，50ml、100ml或 200ml 塑料袋包装。pH 值：3.8 ~ 5.8。

【制备】 静脉滴注溶液，必须用相容的稀释溶液稀释，配制成浓度为 5mg/ml 的溶液。

【用法】 浓度为5mg/ml的溶液，只能用于静脉滴注，滴速应缓慢。不能通过其他途径给药，也不能用于快速注射和推注。静脉滴注时间不应少于 60min。剂量为 750mg 时，滴注时间应不得少于 90min。

【稳定性】 本品为澄明溶液，其颜色介于淡黄色和青黄色之间，应在室温下避光贮存。可供直接使用的滴注溶液也应防止冷冻和过热。用相容的稀释溶液稀释后浓度为 5mg/ml 的滴注溶液，在室温下 72h 内保持稳定，冷藏 14d 内保持稳定，冷冻 6 个月内保持稳定。冷冻溶液应在室温或低温条件下解冻。

配伍禁忌表

溶　液	可配伍	忌配伍	可　变
Dextrose 5% 5% 葡萄糖溶液	●		
Dextrose 5% in Ringer's Injection, Lactated 5% 葡萄糖乳酸盐林格注射液	●		

溶　液	可配伍	忌配伍	可　变
Dextrose 5% in Sodium Chloride 0.45% & 0.9% 5% 葡萄糖 0.45% 或 0.9% 氯化钠溶液	●		
Mannitol 20% 20% 甘露醇溶液			●
Sodium Chloride 0.9% 0.9% 氯化钠溶液	●		

药　品	可配伍	忌配伍	可　变
Acyclovir Sodium 阿昔洛韦钠		●	
Alprostadil 前列地尔		●	
Amikacin Sulfate 硫酸阿米卡星	●		
Aminophylline 氨茶碱	●		
Ampicillin Sodium 氨苄西林钠	●		
Azithromycin 阿奇霉素		●	
Bivalirudin 比伐卢定	●		
Caffeine Citrate 枸橼酸咖啡因	●		
Cefotaxime Sodium 头孢噻肟钠	●		
Cimetidine Hydrochloride 盐酸西咪替丁	●		
Clindamycin Phosphate 磷酸克林霉素	●		
Daptomycin 达托霉素	●		
Dexamethasone Sodium Phosphate 地塞米松磷酸钠	●		
Dexmedetomidine Hydrochloride 盐酸右美托咪啶	●		
Dobutamine Hydrochloride 盐酸多巴酚丁胺	●		
Dopamine Hydrochloride 盐酸多巴胺	●		

药　品	可配伍	忌配伍	可　变
Drotrecogin Alfa（Activated） α - 屈曲可近（重组人活化蛋白 C）		●	
Epinephrine Hydrochloride 盐酸肾上腺素	●		
Fenoldopam Mesylate 甲磺酸非诺多泮	●		
Fentanyl Citrate 枸橼酸芬太尼	●		
Furosemide 呋塞米		●	
Gentamicin Sulfate 硫酸庆大霉素	●		
Heparin Sodium 肝素钠		●	
Hextend 羟乙基淀粉电解质平衡溶液	●		
Indomethacin Sodium Trihydrate 吲哚美辛钠三水合物		●	
Insulin, Regular 正规胰岛素			●
Isoproterenol Hydrochloride 盐酸异丙肾上腺素	●		
Lansoprazole 兰索拉唑		●	
Lidocaine Hydrochloride 盐酸利多卡因	●		
Linezolid 利奈唑胺	●		
Lorazepam 劳拉西泮	●		
Metoclopramide Hydrochloride 盐酸甲氧氯普胺	●		
Morphine Sulfate 硫酸吗啡	●		
Nitroglycerin 硝酸甘油	●		
Oxacillin Sodium 苯唑西林钠	●		
Pancuronium Bromide 泮库溴铵	●		
Penicillin G Sodium 青霉素钠	●		
Phenobarbital Sodium 苯巴比妥钠	●		
Phenylephrine Hydrochloride 盐酸去氧肾上腺素	●		

药　品	可配伍	忌配伍	可　变
Potassium Chloride 氯化钾	●		
Propofol 丙泊酚		●	
Sodium Bicarbonate 碳酸氢钠			●
Sodium Nitroprusside 硝普钠		●	
Vancomycin Hydrochloride 盐酸万古霉素	●		

Lidocaine Hydrochloride
盐酸利多卡因

【描述】 一种酰胺类局部麻醉剂，也用作抗心律失常药。

【制品】 利多卡因（**Xylocaine**）：静脉注射用包装，浓度为10mg/ml或20mg/ml，以5～50ml/瓶包装；用于制备静脉滴注液的浓缩剂包装，浓度为40mg/ml、100mg/ml或200mg/ml；预先用5%葡萄糖溶液稀释的静脉滴注液包装，浓度为0.2%（2mg/ml）、0.4%（4mg/ml）或0.8%（8mg/ml）。pH值：瓶装液为5～7；预先配制溶液为3～7。

【制备】 用于静脉滴注，1g或2g本品，通常加入5%葡萄糖溶液1L，分别配制成浓度为1mg/ml（0.1%）或2mg/ml（0.2%）的溶液。当限制液体入量时，推荐使用浓度更高的溶液，可达8mg/ml。

【用法】 通常用于静脉直接注射或持续静脉滴注。浓缩液必须稀释到合适浓度后才能用于静脉注射。也可用于肌内注射。治疗心律失常时，内含肾上腺素的产品不能用于静脉注射。

【稳定性】 未开启的本品应在控制的室温下贮存，应防止高温和冷冻。盐酸利多卡因溶液当pH值在3～6之间时最稳定。

配伍禁忌表

溶　液	可配伍	忌配伍	可　变
Dextrose 5% 5%葡萄糖溶液	●		
Dextrose 5% in Ringer’s Injection, Lactated 5%葡萄糖乳酸盐林格注射液	●		

溶　液	可配伍	忌配伍	可　变
Dextrose 5% in Sodium Chloride 0.45% & 0.9% 5% 葡萄糖 0.45% 或 0.9% 氯化钠溶液	●		
Ringer's Injection, Lactated 乳酸盐林格注射液	●		
Sodium Chloride 0.45% & 0.9% 0.45% 或 0.9% 氯化钠溶液	●		

药　品	可配伍	忌配伍	可　变
Alteplase 阿替普酶	●		
Aminophylline 氨茶碱	●		
Amiodarone Hydrochloride 盐酸胺碘酮	●		
Amphotericin B 两性霉素 B		●	
Amphotericin B Cholesteryl Sulfate Complex 两性霉素 B– 硫酸胆甾醇酯复合物		●	
Ampicillin Sodium 氨苄西林钠			●
Argatroban 阿加曲班	●		
Atracurium Besylate 苯磺酸阿曲库铵	●		
Bivalirudin 比伐卢定	●		
Caffeine Citrate 枸橼酸咖啡因	●		
Calcium Chloride 氯化钙	●		
Calcium Gluconate 葡萄糖酸钙	●		
Cefazolin Sodium 头孢唑林钠			●
Ceftriaxone Sodium 头孢曲松钠			●
Chloramphenicol Sodium Succinate 氯霉素琥珀酸钠	●		
Chlorothiazide Sodium 氯噻嗪钠	●		
Cimetidine Hydrochloride 盐酸西咪替丁	●		
Ciprofloxacin 环丙沙星	●		

药　品	可配伍	忌配伍	可　变
Cisatracurium Besylate 苯磺酸顺阿曲库铵	●		
Cloxacillin Sodium 氯唑西林钠	●		
Daptomycin 达托霉素	●		
Dexamethasone Sodium Phosphate 地塞米松磷酸钠	●		
Dexmedetomidine Hydrochloride 盐酸右美托咪啶	●		
Digoxin 地高辛	●		
Diltiazem Hydrochloride 盐酸地尔硫䓬	●		
Diphenhydramine Hydrochloride 盐酸苯海拉明	●		
Dobutamine Hydrochloride 盐酸多巴酚丁胺	●		
Dopamine Hydrochloride 盐酸多巴胺	●		
Enalaprilat 依那普利拉	●		
Ephedrine Sulfate 硫酸麻黄碱	●		
Epinephrine Hydrochloride 盐酸肾上腺素		●	
Erythromycin Lactobionate 乳糖酸红霉素	●		
Etomidate 依托咪酯	●		
Famotidine 法莫替丁	●		
Fenoldopam Mesylate 甲磺酸非诺多泮	●		
Fentanyl Citrate 枸橼酸芬太尼			●
Flumazenil 氟马西尼	●		
Furosemide 呋塞米	●		
Glycopyrrolate 格隆溴铵	●		
Haloperidol Lactate 乳酸氟哌啶醇	●		
Heparin Sodium 肝素钠	●		
Hextend 羟乙基淀粉电解质平衡溶液	●		

药　品	可配伍	忌配伍	可　变
Hydrocortisone Sodium Succinate 氢化可的松琥珀酸钠	●		
Hydroxyzine Hydrochloride 盐酸羟嗪	●		
Insulin, Regular 正规胰岛素	●		
Isoproterenol Hydrochloride 盐酸异丙肾上腺素		●	
Labetalol Hydrochloride 盐酸拉贝洛尔	●		
Lansoprazole 兰索拉唑		●	
Levofloxacin 左氧氟沙星	●		
Linezolid 利奈唑胺	●		
Meperidine Hydrochloride 盐酸哌替啶	●		
Mephentermine Sulfate 硫酸美芬丁胺	●		
Methohexital Sodium 美索比妥钠		●	
Metoclopramide Hydrochloride 盐酸甲氧氯普胺	●		
Milrinone Lactate 乳酸米力农	●		
Morphine Sulfate 硫酸吗啡	●		
Nafcillin Sodium 萘夫西林钠	●		
Nalbuphine Hydrochloride 盐酸纳布啡	●		
Nicardipine Hydrochloride 盐酸尼卡地平	●		
Nitroglycerin 硝酸甘油	●		
Norepinephrine Bitartrate 重酒石酸去甲肾上腺素		●	
Pantoprazole Sodium 泮托拉唑钠		●	
Penicillin G Potassium 青霉素钾	●		
Pentobarbital Sodium 戊巴比妥钠	●		
Phenylephrine Hydrochloride 盐酸去氧肾上腺素	●		

药　品	可配伍	忌配伍	可　变
Phenytoin Sodium 苯妥英钠		●	
Potassium Chloride 氯化钾	●		
Procainamide Hydrochloride 盐酸普鲁卡因胺	●		
Prochlorperazine Edisylate 乙二磺酸丙氯拉嗪	●		
Propofol 丙泊酚			●
Ranitidine Hydrochloride 盐酸雷尼替丁	●		
Remifentanil Hydrochloride 盐酸瑞芬太尼	●		
Sodium Bicarbonate 碳酸氢钠			●
Sodium Lactate 乳酸钠	●		
Sodium Nitroprusside 硝普钠	●		
Streptokinase 链激酶	●		
Theophylline 茶碱	●		
Thiopental Sodium 硫喷妥钠		●	
Tirofiban Hydrochloride 盐酸替罗非班	●		
Vasopressin 加压素	●		
Verapamil Hydrochloride 盐酸维拉帕米	●		
Warfarin Sodium 华法林钠	●		

Linezolid
利奈唑胺

【描述】 一种合成的氟喹诺酮类抗感染药。

【制品】 **Zyvox**：浓度为2mg/ml，可直接使用的静脉滴注溶液，100ml、200ml或300ml单剂量塑料容器包装。pH值：调整到4.8。

【用法】 可直接使用的静脉滴注溶液只能用于静脉滴注，滴注时间30～120min。

【稳定性】 本品为澄明溶液，颜色介于无色和黄色之间，应在室温下避光贮存，防止冷冻。容器使用前，应保存在保护性外包装内。

配伍禁忌表

溶　液	可配伍	忌配伍	可　变
Dextrose 5% 5%葡萄糖溶液	●		
Dextrose 5% in Ringer's Injection, Lactated 5%葡萄糖乳酸盐林格注射液	●		
Dextrose 5% in Sodium Chloride 0.2%, 0.45%, & 0.9% 5%葡萄糖0.2%或0.45%或0.9%氯化钠溶液	●		
Ringer's Injection, Lactated 乳酸盐林格注射液	●		
Sodium Chloride 0.9% 0.9%氯化钠溶液	●		

药　品	可配伍	忌配伍	可　变
Acyclovir Sodium 阿昔洛韦钠	●		
Alfentanil Hydrochloride 盐酸阿芬太尼	●		
Amikacin Sulfate 硫酸阿米卡星	●		
Aminophylline 氨茶碱	●		
Amphotericin B 两性霉素 B		●	
Ampicillin Sodium 氨苄西林钠	●		
Ampicillin Sodium-Sulbactam Sodium 氨苄西林钠－舒巴坦钠	●		
Aztreonam 氨曲南	●		
Buprenorphine Hydrochloride 盐酸丁丙诺啡	●		
Butorphanol Tartrate 酒石酸布托啡诺	●		
Calcium Gluconate 葡萄糖酸钙	●		
Carboplatin 卡铂	●		
Cefazolin Sodium 头孢唑林钠	●		
Cefotetan Disodium 头孢替坦二钠	●		
Cefoxitin Sodium 头孢西丁钠	●		
Ceftazidime 头孢他啶	●		
Ceftizoxime Sodium 头孢唑肟钠	●		
Ceftriaxone Sodium 头孢曲松钠	●		
Cefuroxime Sodium 头孢呋辛钠	●		
Chlorpromazine Hydrochloride 盐酸氯丙嗪		●	
Cimetidine Hydrochloride 盐酸西咪替丁	●		
Ciprofloxacin 环丙沙星	●		
Cisatracurium Besylate 苯磺酸顺阿曲库铵	●		
Cisplatin 顺铂	●		
Clindamycin Phosphate 磷酸克林霉素	●		
Cyclophosphamide 环磷酰胺	●		
Cyclosporine 环孢素	●		

药　品	可配伍	忌配伍	可　变
Cytarabine 阿糖胞苷	●		
Dexamethasone Sodium Phosphate 地塞米松磷酸钠	●		
Dexmedetomidine Hydrochloride 盐酸右美托咪啶	●		
Diazepam 地西泮		●	
Digoxin 地高辛	●		
Diphenhydramine Hydrochloride 盐酸苯海拉明	●		
Dobutamine Hydrochloride 盐酸多巴酚丁胺	●		
Dopamine Hydrochloride 盐酸多巴胺	●		
Doxorubicin Hydrochloride 盐酸多柔比星	●		
Doxycycline Hyclate 盐酸多西环素	●		
Droperidol 氟哌利多	●		
Enalaprilat 依那普利拉	●		
Erythromycin Lactobionate 乳糖酸红霉素		●	
Esmolol Hydrochloride 盐酸艾司洛尔	●		
Etoposide Phosphate 依托泊苷磷酸酯	●		
Famotidine 法莫替丁	●		
Fenoldopam Mesylate 甲磺酸非诺多泮	●		
Fentanyl Citrate 枸橼酸芬太尼	●		
Fluconazole 氟康唑	●		
Fluorouracil 氟尿嘧啶	●		
Furosemide 呋塞米	●		
Ganciclovir Sodium 更昔洛韦钠	●		
Gemcitabine Hydrochloride 盐酸吉西他滨	●		
Gentamicin Sulfate 硫酸庆大霉素	●		
Granisetron Hydrochloride 盐酸格拉司琼	●		

药　品	可配伍	忌配伍	可　变
Haloperidol Lactate 乳酸氟哌啶醇	●		
Heparin Sodium 肝素钠	●		
Hydrocortisone Sodium Succinate 氢化可的松琥珀酸钠	●		
Hydromorphone Hydrochloride 盐酸氢吗啡酮	●		
Hydroxyzine Hydrochloride 盐酸羟嗪	●		
Ifosfamide 异环磷酰胺	●		
Imipenem-Cilastatin Sodium 亚胺培南－西司他丁钠	●		
Labetalol Hydrochloride 盐酸拉贝洛尔	●		
Leucovorin Calcium 亚叶酸钙	●		
Levofloxacin 左氧氟沙星	●		
Lidocaine Hydrochloride 盐酸利多卡因	●		
Lorazepam 劳拉西泮	●		
Magnesium Sulfate 硫酸镁	●		
Mannitol 甘露醇	●		
Meperidine Hydrochloride 盐酸哌替啶	●		
Meropenem 美罗培南	●		
Mesna 美司钠	●		
Methotrexate Sodium 甲氨蝶呤钠	●		
Methylprednisolone Sodium Succinate 甲泼尼龙琥珀酸钠	●		
Metoclopramide Hydrochloride 盐酸甲氧氯普胺	●		
Metronidazole 甲硝唑	●		
Midazolam Hydrochloride 盐酸咪达唑仑	●		
Mitoxantrone Hydrochloride 盐酸米托蒽醌	●		

药　品	可配伍	忌配伍	可　变
Morphine Sulfate 硫酸吗啡	●		
Nalbuphine Hydrochloride 盐酸纳布啡	●		
Naloxone Hydrochloride 盐酸纳洛酮	●		
Nicardipine Hydrochloride 盐酸尼卡地平	●		
Nitroglycerin 硝酸甘油	●		
Ondansetron Hydrochloride 盐酸昂丹司琼	●		
Paclitaxel 紫杉醇	●		
Pentamidine Isethionate 依西酸喷他脒		●	
Pentobarbital Sodium 戊巴比妥钠	●		
Phenobarbital Sodium 苯巴比妥钠	●		
Phenytoin Sodium 苯妥英钠		●	
Piperacillin Sodium 哌拉西林钠	●		
Piperacillin Sodium-Tazobactam Sodium 哌拉西林钠－他唑巴坦钠	●		
Potassium Chloride 氯化钾	●		
Prochlorperazine Edisylate 乙二磺酸丙氯拉嗪	●		
Promethazine Hydrochloride 盐酸异丙嗪	●		
Propranolol Hydrochloride 盐酸普萘洛尔	●		
Ranitidine Hydrochloride 盐酸雷尼替丁	●		
Remifentanil Hydrochloride 盐酸瑞芬太尼	●		
Sodium Bicarbonate 碳酸氢钠	●		
Sufentanil Citrate 枸橼酸舒芬太尼	●		
Theophylline 茶碱	●		
Tobramycin Sulfate 硫酸妥布霉素	●		
Trimethoprim-Sulfamethoxazole 复方磺胺甲噁唑（甲氧苄啶－磺胺甲噁唑）	●		
Vancomycin Hydrochloride 盐酸万古霉素	●		

药　品	可配伍	忌配伍	可　变
Vecuronium Bromide 维库溴铵	●		
Verapamil Hydrochloride 盐酸维拉帕米	●		
Vincristine Sulfate 硫酸长春新碱	●		
Zidovudine 齐多夫定	●		

Lorazepam
劳拉西泮

PUMP

【描述】 一种苯二氮䓬类镇静药。

【制品】 **Ativan**：浓度为2mg/ml或4mg/ml，1ml瓶装或10ml瓶装；浓度为2mg/ml，0.5ml或1ml注射器装；浓度为4mg/ml，1ml注射器装。

【制备】 用于静脉注射，注射前即刻用等量相容的稀释溶液稀释后注射。若在注射器中稀释，首先要排除所有空气，然后再抽吸稀释溶液。缓慢地拉动注射器，以提供混合空间。缓慢地重复颠倒注射器，以混合溶液，不能振摇。

【用法】 用于（肌肉丰富处）深部肌内注射。用于静脉注射，其注射速度不能超过2mg/min。

【稳定性】 冷藏、避光贮存，应防止冷冻。在室温下60d内保持稳定。聚氯乙烯（PVC）流体袋和输液装置对本品有显著的吸附性，2h内有10%药品丢失。

稀释溶液的物理稳定性依赖于浓度和不同厂商的产品。据报道，浓度为1mg/ml和2mg/ml的溶液以及浓度低于0.08mg/ml的溶液具有物理稳定性。浓度介于0.08mg/ml和1mg/ml之间的溶液可能存在物理稳定性问题。浓度为2mg/ml的产品比浓度为4mg/ml的溶液可能更具物理稳定性，因为每1mg劳拉西泮含更多的增溶剂。

配伍禁忌表

溶　液	可配伍	忌配伍	可　变
Dextrose 5% 5% 葡萄糖溶液			●

溶　液	可配伍	忌配伍	可　变
Ringer's Injection, Lactated 乳酸盐林格注射液			●
Sodium Chloride 0.9% 0.9% 氯化钠溶液			●

药　品	可配伍	忌配伍	可　变
Acyclovir Sodium 阿昔洛韦钠	●		
Albumin 人血白蛋白	●		
Aldesleukin 阿地白介素		●	
Allopurinol Sodium 别嘌醇钠	●		
Amifostine 氨磷汀	●		
Amikacin Sulfate 硫酸阿米卡星	●		
Amiodarone Hydrochloride 盐酸胺碘酮	●		
Amphotericin B Cholesteryl Sulfate Complex 两性霉素 B- 硫酸胆甾醇酯复合物	●		
Anakinra 阿那白滞素	●		
Atracurium Besylate 苯磺酸阿曲库铵	●		
Aztreonam 氨曲南		●	
Bivalirudin 比伐卢定	●		
Bumetanide 布美他尼	●		
Buprenorphine Hydrochloride 盐酸丁丙诺啡		●	
Caffeine Citrate 枸橼酸咖啡因		●	
Cefepime Hydrochloride 盐酸头孢吡肟	●		
Cefotaxime Sodium 头孢噻肟钠	●		
Cimetidine Hydrochloride 盐酸西咪替丁	●		
Ciprofloxacin 环丙沙星	●		
Cisatracurium Besylate 苯磺酸顺阿曲库铵	●		
Cisplatin 顺铂	●		

药　品	可配伍	忌配伍	可　变
Cladribine 克拉屈滨	●		
Clonidine Hydrochloride 盐酸可乐定	●		
Cyclophosphamide 环磷酰胺	●		
Cytarabine 阿糖胞苷	●		
Dexamethasone Sodium Phosphate 地塞米松磷酸钠	●		
Dexmedetomidine Hydrochloride 盐酸右美托咪啶	●		
Diltiazem Hydrochloride 盐酸地尔硫䓬	●		
Dimenhydrinate 茶苯海明	●		
Dobutamine Hydrochloride 盐酸多巴酚丁胺	●		
Docetaxel 多西他赛	●		
Dopamine Hydrochloride 盐酸多巴胺	●		
Doxorubicin Hydrochloride 盐酸多柔比星	●		
Doxorubicin Hydrochloride Liposome Injection 盐酸多柔比星脂质体注射液	●		
Epinephrine Hydrochloride 盐酸肾上腺素	●		
Erythromycin Lactobionate 乳糖酸红霉素	●		
Etomidate 依托咪酯	●		
Etoposide Phosphate 依托泊苷磷酸酯	●		
Famotidine 法莫替丁	●		
Fenoldopam Mesylate 甲磺酸非诺多泮	●		
Fentanyl Citrate 枸橼酸芬太尼	●		
Filgrastim 非格司亭	●		
Fluconazole 氟康唑	●		
Fludarabine Phosphate 磷酸氟达拉滨	●		
Foscarnet Sodium 膦甲酸钠			●
Fosphenytoin Sodium 磷苯妥英钠	●		
Furosemide 呋塞米	●		

药　品	可配伍	忌配伍	可　变
Gallium Nitrate 硝酸镓		●	
Gemcitabine Hydrochloride 盐酸吉西他滨	●		
Gentamicin Sulfate 硫酸庆大霉素	●		
Granisetron Hydrochloride 盐酸格拉司琼	●		
Haloperidol Lactate 乳酸氟哌啶醇	●		
Heparin Sodium 肝素钠	●		
Hextend 羟乙基淀粉电解质平衡溶液	●		
Hydrocortisone Sodium Succinate 氢化可的松琥珀酸钠	●		
Hydromorphone Hydrochloride 盐酸氢吗啡酮	●		
Idarubicin Hydrochloride 盐酸伊达比星		●	
Imipenem-Cilastatin Sodium 亚胺培南－西司他丁钠		●	
Labetalol Hydrochloride 盐酸拉贝洛尔	●		
Lansoprazole 兰索拉唑		●	
Levofloxacin 左氧氟沙星	●		
Linezolid 利奈唑胺	●		
Melphalan Hydrochloride 盐酸美法仑	●		
Methadone Hydrochloride 盐酸美沙酮	●		
Methotrexate Sodium 甲氨蝶呤钠	●		
Metronidazole 甲硝唑	●		
Midazolam Hydrochloride 盐酸咪达唑仑	●		
Milrinone Lactate 乳酸米力农	●		
Morphine Sulfate 硫酸吗啡	●		
Nicardipine Hydrochloride 盐酸尼卡地平	●		
Nitroglycerin 硝酸甘油	●		
Norepinephrine Bitartrate 重酒石酸去甲肾上腺素	●		

药　品	可配伍	忌配伍	可　变
Ondansetron Hydrochloride 盐酸昂丹司琼		●	
Oxaliplatin 奥沙利铂	●		
Paclitaxel 紫杉醇	●		
Palonosetron Hydrochloride 盐酸帕洛诺司琼	●		
Pancuronium Bromide 泮库溴铵	●		
Pantoprazole Sodium 泮托拉唑钠		●	
Pemetrexed Disodium 培美曲塞二钠	●		
Piperacillin Sodium 哌拉西林钠	●		
Piperacillin Sodium-Tazobactam Sodium 哌拉西林钠－他唑巴坦钠	●		
Potassium Chloride 氯化钾	●		
Propofol 丙泊酚	●		
Ranitidine Hydrochloride 盐酸雷尼替丁			●
Remifentanil Hydrochloride 盐酸瑞芬太尼	●		
Sargramostim 沙格司亭		●	
Sufentanil Citrate 枸橼酸舒芬太尼		●	
Tacrolimus 他克莫司	●		
Teniposide 替尼泊苷	●		
Thiopental Sodium 硫喷妥钠			●
Thiotepa 塞替派	●		
Trimethoprim-Sulfamethoxazole 复方磺胺甲噁唑（甲氧苄啶－磺胺甲噁唑）	●		
Vancomycin Hydrochloride 盐酸万古霉素	●		
Vecuronium Bromide 维库溴铵	●		
Vinorelbine Tartrate 酒石酸长春瑞滨	●		
Zidovudine 齐多夫定	●		

Magnesium Sulfate

硫酸镁

【描述】 一种具有抗惊厥特性的镁盐，用于治疗和预防镁缺乏症。

【制品】 浓度为 1% ~ 50% 的注射液，有多种规格包装，其中有500mg/ml（50%），含4mEq镁；125mg/ml（12.5%），含1mEq镁。pH 值：5.5 ~ 7。

【制备】 静脉注射用，使用浓度为20%或更低的溶液。肌内注射用，成人适合使用浓度为25%或50%的溶液，儿童推荐使用浓度为 20% 的溶液。

【用法】 用于静脉直接注射、静脉滴注或肌内注射。静脉注射时，应使用浓度为20%或更低的溶液。浓度为10%的溶液（或等量其他浓度溶液），注射速度不能超过 1.5ml/min。

【稳定性】 未开启的本品在室温下贮存，防止温度超过40℃，防止冷冻。浓缩液在冷藏条件下可能出现沉淀。

配伍禁忌表

溶　液	可配伍	忌配伍	可　变
Dextrose 5% 5% 葡萄糖溶液	●		
Fat Emulsion 10%, IV 10% 脂肪乳静脉注射液		●	
Ringer's Injection, Lactated 乳酸盐林格注射液	●		

溶　液	可配伍	忌配伍	可　变
Sodium Chloride 0.9% 0.9% 氯化钠溶液	●		

注：硫酸镁与大多数常用的静脉滴注溶液相容。

药　品	可配伍	忌配伍	可　变
Acyclovir Sodium 阿昔洛韦钠	●		
Aldesleukin 阿地白介素	●		
Amifostine 氨磷汀	●		
Amikacin Sulfate 硫酸阿米卡星	●		
Amiodarone Hydrochloride 盐酸胺碘酮			●
Amphotericin B 两性霉素 B		●	
Amphotericin B Cholesteryl Sulfate Complex 两性霉素 B －硫酸胆甾醇酯复合物		●	
Ampicillin Sodium 氨苄西林钠	●		
Aztreonam 氨曲南	●		
Bivalirudin 比伐卢定	●		
Calcium Chloride 氯化钙			●
Calcium Gluconate 葡萄糖酸钙			●
Cefamandole Nafate 头孢孟多钠	●		
Cefazolin Sodium 头孢唑林钠	●		
Cefepime Hydrochloride 盐酸头孢吡肟		●	
Cefotaxime Sodium 头孢噻肟钠	●		
Cefoxitin Sodium 头孢西丁钠	●		
Chloramphenicol Sodium Succinate 氯霉素琥珀酸钠	●		
Ciprofloxacin 环丙沙星			●
Cisatracurium Besylate 苯磺酸顺阿曲库铵	●		
Cisplatin 顺铂	●		

药　品	可配伍	忌配伍	可　变
Clindamycin Phosphate 磷酸克林霉素			●
Cyclosporine 环孢素		●	
Dexmedetomidine Hydrochloride 盐酸右美托咪啶	●		
Dimenhydrinate 茶苯海明	●		
Dobutamine Hydrochloride 盐酸多巴酚丁胺			●
Docetaxel 多西他赛	●		
Doxorubicin Hydrochloride Liposome Injection 盐酸多柔比星脂质体注射液	●		
Doxycycline Hyclate 盐酸多西环素	●		
Drotrecogin Alfa（Activated） α- 屈曲可近（重组人活化蛋白 C）		●	
Enalaprilat 依那普利拉	●		
Erythromycin Lactobionate 乳糖酸红霉素	●		
Esmolol Hydrochloride 盐酸艾司洛尔	●		
Etoposide Phosphate 依托泊苷磷酸酯	●		
Famotidine Hydrochloride 盐酸法莫替丁	●		
Fenoldopam Mesylate 甲磺酸非诺多泮	●		
Fludarabine Phosphate 磷酸氟达拉滨	●		
Gallium Nitrate 硝酸镓	●		
Gentamicin Sulfate 硫酸庆大霉素	●		
Granisetron Hydrochloride 盐酸格拉司琼	●		
Heparin Sodium 肝素钠	●		
Hextend 羟乙基淀粉电解质平衡溶液	●		
Hydrocortisone Sodium Succinate 氢化可的松琥珀酸钠			●

药　品	可配伍	忌配伍	可　变
Hydromorphone Hydrochloride 盐酸氢吗啡酮	●		
Idarubicin Hydrochloride 盐酸伊达比星	●		
Insulin, Regular 正规胰岛素	●		
Isoproterenol Hydrochloride 盐酸异丙肾上腺素	●		
Kanamycin Sulfate 硫酸卡那霉素	●		
Labetalol Hydrochloride 盐酸拉贝洛尔	●		
Lansoprazole 兰索拉唑		●	
Linezolid 利奈唑胺	●		
Meperidine Hydrochloride 盐酸哌替啶	●		
Meropenem 美罗培南	●		
Methyldopate Hydrochloride 盐酸甲基多巴	●		
Metoclopramide Hydrochloride 盐酸甲氧氯普胺	●		
Metronidazole 甲硝唑	●		
Milrinone Lactate 乳酸米力农	●		
Morphine Sulfate 硫酸吗啡	●		
Nafcillin Sodium 萘夫西林钠	●		
Nicardipine Hydrochloride 盐酸尼卡地平	●		
Norepinephrine Bitartrate 重酒石酸去甲肾上腺素	●		
Ondansetron Hydrochloride 盐酸昂丹司琼	●		
Oxacillin Sodium 苯唑西林钠	●		
Oxaliplatin 奥沙利铂	●		
Paclitaxel 紫杉醇	●		
Pantoprazole Sodium 泮托拉唑钠		●	
Penicillin G Potassium 青霉素钾	●		

药　品	可配伍	忌配伍	可　变
Piperacillin Sodium 哌拉西林钠	●		
Piperacillin Sodium-Tazobactam Sodium 哌拉西林钠－他唑巴坦钠	●		
Polymyxin B Sulfate 硫酸多粘菌素 B		●	
Potassium Chloride 氯化钾	●		
Potassium Phosphates 磷酸钾	●		
Procaine Hydrochloride 盐酸普鲁卡因		●	
Propofol 丙泊酚	●		
Remifentanil Hydrochloride 盐酸瑞芬太尼	●		
Sargramostim 沙格司亭	●		
Sodium Bicarbonate 碳酸氢钠		●	
Sodium Nitroprusside 硝普钠	●		
Sodium Phosphates 磷酸钠			●
Thiotepa 塞替派	●		
Tobramycin Sulfate 硫酸妥布霉素			●
Trimethoprim-Sulfamethoxazole 复方磺胺甲噁唑（甲氧苄啶－磺胺甲噁唑）	●		
Vancomycin Hydrochloride 盐酸万古霉素	●		
Verapamil Hydrochloride 盐酸维拉帕米	●		

Meperidine Hydrochloride

盐酸哌替啶

【描述】 一种合成的麻醉镇痛剂。

【制品】 盐酸度冷丁（**Demerol Hydrochloride**）：浓度为 10～100mg/ml，安瓿装、瓶装或一次性注射器装。pH 值：3.5～6。

【制备】 作为麻醉的补充，重复缓慢静脉注射时推荐稀释成浓度为 10mg/ml 的溶液，持续静脉滴注时推荐稀释成浓度为 1mg/ml 的溶液。

【用法】 用于（肌肉丰富处）深部肌内注射。稀释后溶液也用于皮下注射或缓慢静脉注射。

【稳定性】 未开启的本品在室温下避光贮存，防止冷冻。塑料静脉注射袋、输液装置和注射器不吸附本品。

配伍禁忌表

溶　液	可配伍	忌配伍	可　变
Dextrose 5% 5% 葡萄糖溶液	●		
Dextrose 5% in Ringer's Injection 5% 葡萄糖林格注射液	●		
Dextrose 5% in Ringer's Injection, Lactated 5% 葡萄糖乳酸盐林格注射液	●		
Dextrose 5% in Sodium Chloride 0.2%, 0.45%, & 0.9% 5% 葡萄糖 0.2% 或 0.45% 或 0.9% 氯化钠溶液	●		

溶　液	可配伍	忌配伍	可　变
Ringer's Injection 林格注射液	●		
Ringer's Injection, Lactated 乳酸盐林格注射液	●		
Sodium Chloride 0.45% & 0.9% 0.45% 或 0.9% 氯化钠溶液	●		

药　品	可配伍	忌配伍	可　变
Acyclovir Sodium 阿昔洛韦钠			●
Allopurinol Sodium 别嘌醇钠		●	
Amifostine 氨磷汀	●		
Amikacin Sulfate 硫酸阿米卡星	●		
Aminophylline 氨茶碱		●	
Amobarbital Sodium 异戊巴比妥钠		●	
Amphotericin B Cholesteryl Sulfate Complex 两性霉素 B－硫酸胆甾醇酯复合物		●	
Ampicillin Sodium 氨苄西林钠	●		
Ampicillin Sodium-Sulbactam Sodium 氨苄西林钠－舒巴坦钠	●		
Atenolol 阿替洛尔	●		
Atropine Sulfate 硫酸阿托品	●		
Aztreonam 氨曲南	●		
Bivalirudin 比伐卢定	●		
Bumetanide 布美他尼	●		
Butorphanol Tartrate 酒石酸布托啡诺	●		
Cefamandole Nafate 头孢孟多钠	●		
Cefazolin Sodium 头孢唑林钠	●		
Cefepime Hydrochloride 盐酸头孢吡肟		●	

药　品	可配伍	忌配伍	可　变
Cefotaxime Sodium 头孢噻肟钠	●		
Cefotetan Disodium 头孢替坦二钠	●		
Cefoxitin Sodium 头孢西丁钠	●		
Ceftazidime 头孢他啶	●		
Ceftizoxime Sodium 头孢唑肟钠	●		
Ceftriaxone Sodium 头孢曲松钠	●		
Cefuroxime Sodium 头孢呋辛钠	●		
Chloramphenicol Sodium Succinate 氯霉素琥珀酸钠	●		
Chlorpromazine Hydrochloride 盐酸氯丙嗪	●		
Cimetidine Hydrochloride 盐酸西咪替丁	●		
Cisatracurium Besylate 苯磺酸顺阿曲库铵	●		
Cladribine 克拉屈滨	●		
Clindamycin Phosphate 磷酸克林霉素	●		
Dexamethasone Sodium Phosphate 地塞米松磷酸钠	●		
Dexmedetomidine Hydrochloride 盐酸右美托咪啶	●		
Digoxin 地高辛	●		
Diltiazem Hydrochloride 盐酸地尔硫䓬	●		
Dimenhydrinate 茶苯海明	●		
Diphenhydramine Hydrochloride 盐酸苯海拉明	●		
Dobutamine Hydrochloride 盐酸多巴酚丁胺	●		
Docetaxel 多西他赛	●		
Dopamine Hydrochloride 盐酸多巴胺	●		

药 品	可配伍	忌配伍	可 变
Doxorubicin Hydrochloride Liposome Injection 盐酸多柔比星脂质体注射液		●	
Doxycycline Hyclate 盐酸多西环素	●		
Droperidol 氟哌利多	●		
Erythromycin Lactobionate 乳糖酸红霉素	●		
Etoposide Phosphate 依托泊苷磷酸酯	●		
Famotidine 法莫替丁	●		
Fenoldopam Mesylate 甲磺酸非诺多泮	●		
Fentanyl Citrate 枸橼酸芬太尼	●		
Filgrastim 非格司亭	●		
Fluconazole 氟康唑	●		
Fludarabine Phosphate 磷酸氟达拉滨	●		
Furosemide 呋塞米			●
Gallium Nitrate 硝酸镓	●		
Gemcitabine Hydrochloride 盐酸吉西他滨	●		
Gentamicin Sulfate 硫酸庆大霉素	●		
Glycopyrrolate 格隆溴铵	●		
Granisetron Hydrochloride 盐酸格拉司琼	●		
Heparin Sodium 肝素钠			●
Hextend 羟乙基淀粉电解质平衡溶液	●		
Hydrocortisone Sodium Succinate 氢化可的松琥珀酸钠	●		
Hydroxyzine Hydrochloride 盐酸羟嗪	●		
Idarubicin Hydrochloride 盐酸伊达比星		●	
Imipenem-Cilastatin Sodium 亚胺培南－西司他丁钠		●	
Insulin, Regular 正规胰岛素	●		

药　品	可配伍	忌配伍	可　变
Kanamycin Sulfate 硫酸卡那霉素	●		
Ketamine Hydrochloride 盐酸氯胺酮	●		
Labetalol Hydrochloride 盐酸拉贝洛尔	●		
Lansoprazole 兰索拉唑		●	
Lidocaine Hydrochloride 盐酸利多卡因	●		
Linezolid 利奈唑胺	●		
Magnesium Sulfate 硫酸镁	●		
Melphalan Hydrochloride 盐酸美法仑	●		
Methyldopate Hydrochloride 盐酸甲基多巴	●		
Methylprednisolone Sodium Succinate 甲泼尼龙琥珀酸钠	●		
Metoclopramide Hydrochloride 盐酸甲氧氯普胺	●		
Metoprolol Tartrate 酒石酸美托洛尔	●		
Metronidazole 甲硝唑	●		
Midazolam Hydrochloride 盐酸咪达唑仑	●		
Morphine Sulfate 硫酸吗啡		●	
Nafcillin Sodium 萘夫西林钠			●
Ondansetron Hydrochloride 盐酸昂丹司琼	●		
Oxacillin Sodium 苯唑西林钠	●		
Oxaliplatin 奥沙利铂	●		
Oxytocin 缩宫素	●		
Paclitaxel 紫杉醇	●		
Pantoprazole Sodium 泮托拉唑钠		●	
Pemetrexed Disodium 培美曲塞二钠	●		
Penicillin G Potassium 青霉素钾	●		
Pentazocine Lactate 乳酸喷他佐辛	●		
Pentobarbital Sodium 戊巴比妥钠		●	

药　品	可配伍	忌配伍	可　变
Phenobarbital Sodium 苯巴比妥钠		●	
Phenytoin Sodium 苯妥英钠		●	
Piperacillin Sodium 哌拉西林钠	●		
Piperacillin Sodium-Tazobactam Sodium 哌拉西林钠－他唑巴坦钠	●		
Potassium Chloride 氯化钾	●		
Prochlorperazine Edisylate 乙二磺酸丙氯拉嗪	●		
Promethazine Hydrochloride 盐酸异丙嗪	●		
Propofol 丙泊酚	●		
Propranolol Hydrochloride 盐酸普萘洛尔	●		
Ranitidine Hydrochloride 盐酸雷尼替丁	●		
Remifentanil Hydrochloride 盐酸瑞芬太尼	●		
Sargramostim 沙格司亭	●		
Scopolamine Hydrobromide 氢溴酸东莨菪碱	●		
Sodium Bicarbonate 碳酸氢钠			●
Succinylcholine Chloride 氯琥珀胆碱	●		
Teniposide 替尼泊苷	●		
Thiopental Sodium 硫喷妥钠		●	
Thiotepa 塞替派	●		
Ticarcillin Disodium-Clavulanate Potassium 替卡西林钠－克拉维酸钾	●		
Tobramycin Sulfate 硫酸妥布霉素	●		
Triflupromazine Hydrochloride 盐酸三氟丙嗪	●		
Trimethoprim-Sulfamethoxazole 复方磺胺甲噁唑（甲氧苄啶－磺胺甲噁唑）	●		
Vancomycin Hydrochloride 盐酸万古霉素	●		

药　品	可配伍	忌配伍	可　变
Verapamil Hydrochloride 盐酸维拉帕米	●		
Vinorelbine Tartrate 酒石酸长春瑞滨	●		

Meropenem
美罗培南

【描述】 一种合成的碳青霉烯类抗生素。

【制品】 **Merrem**：500mg/瓶或1g/瓶，ADD-Vantage瓶装或静脉滴注瓶装。pH值：制备后溶液为7.3~8.3。

【制备】 500mg/瓶或1g/瓶，分别加入10ml或20ml灭菌注射用水，振摇直至澄明，配制成浓度为50mg/ml的溶液。

500mg的ADD-Vantage * 瓶装和1g的ADD-Vantage瓶装，分别加入0.45%氯化钠溶液50ml、0.9%氯化钠溶液100ml和5%葡萄糖溶液250ml，进行制备。500mg滴注瓶装和1g滴注瓶装，可直接用100ml相容的稀释溶液配制。

【用法】 用于静脉直接注射，注射时间3~5min。用于静脉滴注，用相容的稀释溶液稀释后，滴注时间15~30min。

【稳定性】 未开启的本品在室温下贮存。制备好的浓度为50mg/ml的注射液在室温下2h内保持稳定，冷藏12h内保持稳定。用0.9%氯化钠溶液制备的浓度为2.5~50mg/ml的溶液，在室温下2h内保持稳定，冷藏18h内保持稳定。用5%葡萄糖溶液制备的浓度为2.5~50mg/ml的溶液，在室温下1h内保持稳定，冷藏8h内保持稳定。在ADD-Vantage瓶内的用0.45%氯化钠溶液制备的浓度为5~20mg/ml的溶液和用0.9%氯化钠溶液制备的浓度为1~20mg/ml的溶液，在室温下分别在6h内和4h内保持稳定，冷藏24h内保持稳定。在ADD-Vantage瓶内的用5%葡萄糖溶液制备的浓度为1~20mg/ml的溶液，在室温下仅1h内保持稳定，冷藏8h内保持稳定。溶液应防止冷冻。

* **译者注**：ADD-Vantage，国内未见到同类包装，故未能找到合适译名。

配伍禁忌表

药　品	可配伍	忌配伍	可　变
Acyclovir Sodium 阿昔洛韦钠			●
Aminophylline 氨茶碱	●		
Amphotericin B 两性霉素 B		●	
Atenolol 阿替洛尔	●		
Atropine Sulfate 硫酸阿托品	●		
Calcium Gluconate 葡萄糖酸钙			●
Cimetidine Hydrochloride 盐酸西咪替丁	●		
Dexamethasone Sodium Phosphate 地塞米松磷酸钠	●		
Diazepam 地西泮		●	
Digoxin 地高辛	●		
Diphenhydramine Hydrochloride 盐酸苯海拉明	●		
Dobutamine Hydrochloride 盐酸多巴酚丁胺	●		
Docetaxel 多西他赛	●		
Dopamine Hydrochloride 盐酸多巴胺	●		
Doxycycline Hyclate 盐酸多西环素			●
Enalaprilat 依那普利拉	●		
Fluconazole 氟康唑	●		
Furosemide 呋塞米	●		
Gentamicin Sulfate 硫酸庆大霉素	●		
Heparin Sodium 肝素钠	●		
Insulin, Regular 正规胰岛素	●		
Linezolid 利奈唑胺	●		
Magnesium Sulfate 硫酸镁	●		

药　品	可配伍	忌配伍	可　变
Metoclopramide Hydrochloride 盐酸甲氧氯普胺	●		
Metronidazole Hydrochloride 盐酸甲硝唑		●	
Milrinone Lactate 乳酸米力农	●		
Morphine Sulfate 硫酸吗啡	●		
Multivitamins 复合维生素制剂		●	
Norepinephrine Bitartrate 重酒石酸去甲肾上腺素	●		
Ondansetron Hydrochloride 盐酸昂丹司琼			●
Pantoprazole Sodium 泮托拉唑钠		●	
Phenobarbital Sodium 苯巴比妥钠	●		
Potassium Chloride 氯化钾	●		
Ranitidine Hydrochloride 盐酸雷尼替丁	●		
Vancomycin Hydrochloride 盐酸万古霉素	●		
Zidovudine 齐多夫定			●

注意：在输液内不稳定。在室温下 1～4h 内，在某种溶液中药品易发生分解。详见【稳定性】。

Methotrexate Sodium
甲氨蝶呤钠

【描述】 一种二氢叶酸还原酶抑制剂类抗肿瘤药。

【制品】 浓度为25mg/ml溶液或冻干制剂，1g瓶装。pH值：约8.5。

【制备】 1g瓶装，用19.4ml稀释溶液配制成浓度为50mg/ml的溶液。应使用不加抑菌剂的稀释溶液。

用于高剂量静脉给药治疗时，只能使用不加抑菌剂的甲氨蝶呤稀释溶液。

用于鞘内注射时，用不加抑菌剂的稀释溶液（如0.9%氯化钠溶液或Elliott's B溶液*)，配制成浓度为1mg/ml的注射液。

【用法】 用于肌内注射、静脉直接注射、持续或间歇性静脉滴注、动脉注射或鞘内注射。

【稳定性】 未开启的本品在室温下避光贮存。厂商建议在使用前即刻制备。如果稀释后溶液见光，甲氨蝶呤在数日内将出现不可逆转的光降解。如果直接暴露在阳光下，将在数小时内出现不可逆转的光降解。塑料输液装置不吸附本品。

*译者注：Elliott's B溶液，由美国Orphan Medical有限公司生产，主要由甲氨蝶呤钠、阿糖胞苷、氢化可的松等成分组成。此药品稀释后可进行静脉注射，用于预防和治疗白血病或淋巴瘤等疾病。

配伍禁忌表

溶　液	可配伍	忌配伍	可　变
Dextrose 5% 5% 葡萄糖溶液	●		
Dextrose 5% in Sodium Chloride 0.9% 5% 葡萄糖 0.9% 氯化钠溶液	●		
Sodium Bicarbonate 0.05 M 0.05 M 碳酸氢钠溶液	●		
Sodium Chloride 0.9% 0.9% 氯化钠溶液	●		

药　品	可配伍	忌配伍	可　变
Allopurinol Sodium 别嘌醇钠	●		
Amifostine 氨磷汀	●		
Amphotericin B Cholesteryl Sulfate Complex 两性霉素 B- 硫酸胆甾醇酯复合物	●		
Asparaginase 门冬酰胺酶	●		
Aztreonam 氨曲南	●		
Bleomycin Sulfate 硫酸博来霉素			●
Cefepime Hydrochloride 盐酸头孢吡肟	●		
Ceftriaxone Sodium 头孢曲松钠	●		
Chlorpromazine Hydrochloride 盐酸氯丙嗪		●	
Cimetidine Hydrochloride 盐酸西咪替丁	●		
Cisplatin 顺铂	●		
Cyclophosphamide 环磷酰胺	●		
Cytarabine 阿糖胞苷	●		
Daunorubicin Hydrochloride 盐酸柔红霉素	●		

药　品	可配伍	忌配伍	可　变
Dexamethasone Sodium Phosphate 地塞米松磷酸钠			●
Diphenhydramine Hydrochloride 盐酸苯海拉明	●		
Doxapram Hydrochloride 盐酸多沙普仑	●		
Doxorubicin Hydrochloride 盐酸多柔比星	●		
Doxorubicin Hydrochloride Liposome Injection 盐酸多柔比星脂质体注射液	●		
Droperidol 氟哌利多			●
Etoposide 依托泊苷	●		
Etoposide Phosphate 依托泊苷磷酸酯	●		
Famotidine 法莫替丁	●		
Filgrastim 非格司亭	●		
Fludarabine Phosphate 磷酸氟达拉滨	●		
Fluorouracil 氟尿嘧啶			●
Furosemide 呋塞米	●		
Gallium Nitrate 硝酸镓	●		
Ganciclovir Sodium 更昔洛韦钠	●		
Gemcitabine Hydrochloride 盐酸吉西他滨		●	
Granisetron Hydrochloride 盐酸格拉司琼	●		
Heparin Sodium 肝素钠	●		
Hydromorphone Hydrochloride 盐酸氢吗啡酮	●		
Hydroxyzine Hydrochloride 盐酸羟嗪	●		
Idarubicin Hydrochloride 盐酸伊达比星		●	
Ifosfamide 异环磷酰胺		●	
Imipenem-Cilastatin Sodium 亚胺培南－西司他丁钠	●		

药　品	可配伍	忌配伍	可　变
Lansoprazole 兰索拉唑	●		
Leucovorin Calcium 亚叶酸钙	●		
Linezolid 利奈唑胺	●		
Lorazepam 劳拉西泮	●		
Melphalan Hydrochloride 盐酸美法仑	●		
Mesna 美司钠	●		
Methylprednisolone Sodium Succinate 甲泼尼龙琥珀酸钠	●		
Metoclopramide Hydrochloride 盐酸甲氧氯普胺			●
Midazolam Hydrochloride 盐酸咪达唑仑		●	
Mitomycin 丝裂霉素	●		
Morphine Sulfate 硫酸吗啡	●		
Nalbuphine Hydrochloride 盐酸纳布啡		●	
Ondansetron Hydrochloride 盐酸昂丹司琼	●		
Oxacillin Sodium 苯唑西林钠	●		
Oxaliplatin 奥沙利铂	●		
Paclitaxel 紫杉醇	●		
Piperacillin Sodium-Tazobactam Sodium 哌拉西林钠－他唑巴坦钠	●		
Prochlorperazine Edisylate 乙二磺酸丙氯拉嗪	●		
Promethazine Hydrochloride 盐酸异丙嗪		●	
Propofol 丙泊酚		●	
Ranitidine Hydrochloride 盐酸雷尼替丁	●		
Sargramostim 沙格司亭	●		
Sodium Bicarbonate 碳酸氢钠	●		
Teniposide 替尼泊苷	●		

药　品	可配伍	忌配伍	可　变
Thiotepa 塞替派	●		
Vancomycin Hydrochloride 盐酸万古霉素			●
Vinblastine Sulfate 硫酸长春碱	●		
Vincristine Sulfate 硫酸长春新碱	●		
Vindesine Sulfate 硫酸长春地辛	●		
Vinorelbine Tartrate 酒石酸长春瑞滨	●		

Methylprednisolone Sodium Succinate
甲泼尼龙琥珀酸钠

【描述】 一种合成的肾上腺皮质激素类药，主要用于抗炎。

【制品】 雅美泰龙（**A-Methapred**），甲强龙（**Solu-Medrol**）：含量为 40mg、125mg、500mg、1g 或 2g 包装。pH 值：制备后溶液为 7 ~ 8。

【制备】 用提供的稀释溶液或没有稀释溶液时用含苯甲醇的抑菌注射液制备成如下浓度的注射液：

规格(mg)	稀释溶液量(ml)	浓度(mg/ml)
40	1	40
125	2	62.5
500	8	62.5
1000	16	62.5
2000	30.6	62.5

【用法】 用于静脉滴注、肌内注射或静脉直接注射，注射时间应在几分钟以上。高剂量的静脉给药治疗，注射时间应至少在 30min 以上。

【稳定性】 未开启的本品在室温下贮存。制备好的溶液应在室温下贮存，并在 48h 内使用。

配伍禁忌表

溶 液	可配伍	忌配伍	可 变
Dextrose 5% 5% 葡萄糖溶液			●
Dextrose 5% in Sodium Chloride 0.45% & 0.9% 5% 葡萄糖 0.45% 或 0.9% 氯化钠溶液			●
Ringer's Injection, Lactated 乳酸盐林格注射液			●
Sodium Chloride 0.9% 0.9% 氯化钠溶液			●

注意：酯类水解成游离甲泼尼龙可能引起输液变混浊。即使溶液的浓度相同时，变混浊的时间也是可变的。

药 品	可配伍	忌配伍	可 变
Acyclovir Sodium 阿昔洛韦钠	●		
Allopurinol Sodium 别嘌醇钠		●	
Amifostine 氨磷汀	●		
Aminophylline 氨茶碱			●
Amiodarone Hydrochloride 盐酸胺碘酮	●		
Amphotericin B Cholesteryl Sulfate Complex 两性霉素 B- 硫酸胆甾醇酯复合物	●		
Aztreonam 氨曲南	●		
Bivalirudin 比伐卢定	●		
Calcium Gluconate 葡萄糖酸钙		●	
Cefepime Hydrochloride 盐酸头孢吡肟	●		
Ceftazidime 头孢他啶	●		
Chloramphenicol Sodium Succinate 氯霉素琥珀酸钠	●		

药　品	可配伍	忌配伍	可　变
Cimetidine Hydrochloride 盐酸西咪替丁	●		
Ciprofloxacin 环丙沙星		●	
Cisatracurium Besylate 苯磺酸顺阿曲库铵			●
Cisplatin 顺铂	●		
Cladribine 克拉屈滨	●		
Clindamycin Phosphate 磷酸克林霉素	●		
Cyclophosphamide 环磷酰胺	●		
Cytarabine 阿糖胞苷			●
Dexmedetomidine Hydrochloride 盐酸右美托咪啶	●		
Diatrizoate Meglumine & Sodium 泛影葡胺或泛影酸钠	●		
Diltiazem Hydrochloride 盐酸地尔硫䓬			●
Docetaxel 多西他赛		●	
Dopamine Hydrochloride 盐酸多巴胺	●		
Doxapram Hydrochloride 盐酸多沙普仑		●	
Doxorubicin Hydrochloride 盐酸多柔比星	●		
Doxorubicin Hydrochloride Liposome Injection 盐酸多柔比星脂质体注射液	●		
Enalaprilat 依那普利拉	●		
Etoposide Phosphate 依托泊苷磷酸酯		●	
Famotidine 法莫替丁	●		
Fenoldopam Mesylate 甲磺酸非诺多泮		●	
Filgrastim 非格司亭		●	
Fludarabine Phosphate 磷酸氟达拉滨	●		
Gemcitabine Hydrochloride 盐酸吉西他滨		●	
Glycopyrrolate 格隆溴铵		●	
Granisetron Hydrochloride 盐酸格拉司琼	●		

药品	可配伍	忌配伍	可变
Heparin Sodium 肝素钠			●
Hextend 羟乙基淀粉电解质平衡溶液	●		
Insulin, Regular 正规胰岛素		●	
Iohexol 碘海醇	●		
Iopamidol 碘帕醇	●		
Iothalamate Sodium 碘他拉酸钠	●		
Ioxaglate Meglumine & Sodium 碘克沙葡胺或碘克沙酸钠	●		
Lansoprazole 兰索拉唑		●	
Linezolid 利奈唑胺	●		
Melphalan Hydrochloride 盐酸美法仑	●		
Meperidine Hydrochloride 盐酸哌替啶	●		
Methotrexate Sodium 甲氨蝶呤钠	●		
Metoclopramide Hydrochloride 盐酸甲氧氯普胺	●		
Metronidazole 甲硝唑	●		
Midazolam Hydrochloride 盐酸咪达唑仑	●		
Milrinone Lactate 乳酸米力农	●		
Morphine Sulfate 硫酸吗啡	●		
Nafcillin Sodium 萘夫西林钠		●	
Nicardipine Hydrochloride 盐酸尼卡地平	●		
Norepinephrine Bitartrate 重酒石酸去甲肾上腺素	●		
Ondansetron Hydrochloride 盐酸昂丹司琼		●	
Oxaliplatin 奥沙利铂	●		
Paclitaxel 紫杉醇		●	
Pantoprazole Sodium 泮托拉唑钠		●	
Pemetrexed Disodium 培美曲塞二钠	●		

药　品	可配伍	忌配伍	可　变
Penicillin G Potassium 青霉素钾	●		
Penicillin G Sodium 青霉素钠		●	
Piperacillin Sodium-Tazobactam Sodium 哌拉西林钠－他唑巴坦钠	●		
Potassium Chloride 氯化钾			●
Propofol 丙泊酚		●	
Ranitidine Hydrochloride 盐酸雷尼替丁	●		
Remifentanil Hydrochloride 盐酸瑞芬太尼	●		
Sargramostim 沙格司亭		●	
Sodium Bicarbonate 碳酸氢钠			●
Tacrolimus 他克莫司	●		
Teniposide 替尼泊苷	●		
Theophylline 茶碱	●		
Thiotepa 塞替派	●		
Topotecan Hydrochloride 盐酸拓扑替康	●		
Verapamil Hydrochloride 盐酸维拉帕米	●		
Vinorelbine Tartrate 酒石酸长春瑞滨		●	

Metoclopramide Hydrochloride
盐酸甲氧氯普胺

【描述】 一种合成的苯甲酰胺衍生物，具有多巴胺受体阻滞作用，用作止吐及促胃肠动力药。

【制品】 **Reglan**：浓度为 5mg/ml，2ml 安瓿装或注射器装，2ml、10ml、20ml 或 30ml 瓶装。pH 值：2.5 ~ 6.5。

【用法】 用于肌内注射，静脉直接注射，没有稀释的注射液应缓慢注射。剂量为 10mg 的注射液，注射时间 1 ~ 2min。间歇性静脉滴注，用 50ml 相容的稀释溶液稀释后，滴注时间至少 15min。

【稳定性】 盐酸甲氧氯普胺为无色溶液，对光敏感，但是稀释后溶液保存 24h 内不要求避光。未开启的本品在控制的室温下避光贮存，防止冷冻。

配伍禁忌表

溶 液	可配伍	忌配伍	可 变
Dextrose 5% 5% 葡萄糖溶液	●		
Dextrose 5% in Sodium Chloride 0.45% 5% 葡萄糖 0.45% 氯化钠溶液	●		
Ringer's Injection 林格注射液	●		
Ringer's Injection, Lactated 乳酸盐林格注射液	●		

溶　液	可配伍	忌配伍	可　变
Sodium Chloride 0.9% 0.9% 氯化钠溶液	●		

药　品	可配伍	忌配伍	可　变
Acyclovir Sodium 阿昔洛韦钠	●		
Aldesleukin 阿地白介素	●		
Allopurinol Sodium 别嘌醇钠		●	
Amifostine 氨磷汀	●		
Aminophylline 氨茶碱	●		
Amphotericin B Cholesteryl Sulfate Complex 两性霉素 B– 硫酸胆甾醇酯复合物		●	
Ampicillin Sodium 氨苄西林钠		●	
Atropine Sulfate 硫酸阿托品	●		
Aztreonam 氨曲南	●		
Bivalirudin 比伐卢定	●		
Bleomycin Sulfate 硫酸博来霉素	●		
Butorphanol Tartrate 酒石酸布托啡诺	●		
Caffeine Citrate 枸橼酸咖啡因	●		
Calcium Gluconate 葡萄糖酸钙		●	
Cefepime Hydrochloride 盐酸头孢吡肟		●	
Chloramphenicol Sodium Succinate 氯霉素琥珀酸钠		●	
Chlorpromazine Hydrochloride 盐酸氯丙嗪	●		
Cimetidine Hydrochloride 盐酸西咪替丁			●
Ciprofloxacin 环丙沙星	●		
Cisatracurium Besylate 苯磺酸顺阿曲库铵	●		
Cisplatin 顺铂	●		
Cladribine 克拉屈滨	●		

药品	可配伍	忌配伍	可变
Clindamycin Phosphate 磷酸克林霉素	●		
Cyclophosphamide 环磷酰胺	●		
Cytarabine 阿糖胞苷	●		
Dexamethasone Sodium Phosphate 地塞米松磷酸钠	●		
Dexmedetomidine Hydrochloride 盐酸右美托咪啶	●		
Diltiazem Hydrochloride 盐酸地尔硫草	●		
Dimenhydrinate 茶苯海明	●		
Diphenhydramine Hydrochloride 盐酸苯海拉明	●		
Docetaxel 多西他赛	●		
Doxapram Hydrochloride 盐酸多沙普仑	●		
Doxorubicin Hydrochloride 盐酸多柔比星	●		
Doxorubicin Hydrochloride Liposome Injection 盐酸多柔比星脂质体注射液		●	
Droperidol 氟哌利多	●		
Erythromycin Lactobionate 乳糖酸红霉素		●	
Etoposide Phosphate 依托泊苷磷酸酯	●		
Famotidine 法莫替丁	●		
Fenoldopam Mesylate 甲磺酸非诺多泮	●		
Fentanyl Citrate 枸橼酸芬太尼	●		
Filgrastim 非格司亭	●		
Fluconazole 氟康唑	●		
Fludarabine Phosphate 磷酸氟达拉滨	●		
Fluorouracil 氟尿嘧啶			●
Foscarnet Sodium 膦甲酸钠	●		
Furosemide 呋塞米		●	

药　品	可配伍	忌配伍	可　变
Gallium Nitrate 硝酸镓	●		
Gemcitabine Hydrochloride 盐酸吉西他滨	●		
Granisetron Hydrochloride 盐酸格拉司琼	●		
Heparin Sodium 肝素钠	●		
Hextend 羟乙基淀粉电解质平衡溶液	●		
Hydrocortisone Sodium Phosphate 氢化可的松磷酸钠	●		
Hydrocortisone Sodium Succinate 氢化可的松琥珀酸钠	●		
Hydromorphone Hydrochloride 盐酸氢吗啡酮	●		
Hydroxyzine Hydrochloride 盐酸羟嗪	●		
Idarubicin Hydrochloride 盐酸伊达比星	●		
Insulin, Regular 正规胰岛素	●		
Lansoprazole 兰索拉唑		●	
Leucovorin Calcium 亚叶酸钙	●		
Levofloxacin 左氧氟沙星	●		
Lidocaine Hydrochloride 盐酸利多卡因	●		
Linezolid 利奈唑胺	●		
Magnesium Sulfate 硫酸镁	●		
Melphalan Hydrochloride 盐酸美法仑	●		
Meperidine Hydrochloride 盐酸哌替啶	●		
Meropenem 美罗培南	●		
Methadone Hydrochloride 盐酸美沙酮	●		
Methotrexate Sodium 甲氨蝶呤钠			●
Methylprednisolone Sodium Succinate 甲泼尼龙琥珀酸钠	●		
Midazolam Hydrochloride 盐酸咪达唑仑	●		

药　品	可配伍	忌配伍	可　变
Mitomycin 丝裂霉素	●		
Morphine Sulfate 硫酸吗啡	●		
Multivitamins 复合维生素制剂	●		
Ondansetron Hydrochloride 盐酸昂丹司琼	●		
Oxaliplatin 奥沙利铂	●		
Paclitaxel 紫杉醇	●		
Pantoprazole Sodium 泮托拉唑钠		●	
Pemetrexed Disodium 培美曲塞二钠	●		
Penicillin G Potassium 青霉素钾		●	
Pentazocine Lactate 乳酸喷他佐辛	●		
Piperacillin Sodium-Tazobactam Sodium 哌拉西林钠－他唑巴坦钠	●		
Potassium Acetate & Chloride 醋酸钾或氯化钾	●		
Potassium Phosphates 磷酸钾	●		
Prochlorperazine Edisylate 乙二磺酸丙氯拉嗪	●		
Promethazine Hydrochloride 盐酸异丙嗪	●		
Propofol 丙泊酚		●	
Quinupristin-Dalfopristin 喹奴普丁－达福普丁	●		
Ranitidine Hydrochloride 盐酸雷尼替丁	●		
Remifentanil Hydrochloride 盐酸瑞芬太尼	●		
Sargramostim 沙格司亭	●		
Scopolamine Hydrobromide 氢溴酸东莨菪碱	●		
Sodium Bicarbonate 碳酸氢钠		●	
Sufentanil Citrate 枸橼酸舒芬太尼	●		
Tacrolimus 他克莫司	●		

药　品	可配伍	忌配伍	可　变
Teniposide 替尼泊苷	●		
Thiotepa 塞替派	●		
Topotecan Hydrochloride 盐酸拓扑替康	●		
Verapamil Hydrochloride 盐酸维拉帕米	●		
Vinblastine Sulfate 硫酸长春碱	●		
Vincristine Sulfate 硫酸长春新碱	●		
Vinorelbine Tartrate 酒石酸长春瑞滨	●		
Zidovudine 齐多夫定	●		

Metronidazole
甲硝唑

【描述】 一种合成的硝咪唑类抗菌药和抗原虫药。

【制品】 **弗来格（Flagyl I.V. RTU）**：500mg/100ml袋装。pH值：4.5 ~ 7。

【制备】 弗来格可直接使用，不用稀释液或缓冲液稀释。

【用法】 用于持续或间歇性静脉滴注，滴注时间应在 1h 以上。若与其他注射液同用一滴注管滴注本品时，应停止滴注其他注射液。

【稳定性】 在室温下避光贮存。冷藏可能引起结晶析出。见光会引起注射液颜色变暗。

配伍禁忌表

药　品	可配伍	忌配伍	可　变
Acyclovir Sodium 阿昔洛韦钠	●		
Allopurinol Sodium 别嘌醇钠	●		
Amifostine 氨磷汀	●		
Amikacin Sulfate 硫酸阿米卡星	●		
Amphotericin B Cholesteryl Sulfate Complex 两性霉素 B- 硫酸胆甾醇酯复合物		●	
Ampicillin Sodium 氨苄西林钠			●
Aztreonam 氨曲南		●	
Bivalirudin 比伐卢定	●		
Cefamandole Nafate 头孢孟多钠			●

药　品	可配伍	忌配伍	可　变
Cefazolin Sodium 头孢唑林钠	●		
Cefepime Hydrochloride 盐酸头孢吡肟	●		
Cefotaxime Sodium 头孢噻肟钠	●		
Cefoxitin Sodium 头孢西丁钠			●
Ceftazidime 头孢他啶	●		
Ceftizoxime Sodium 头孢唑肟钠	●		
Ceftriaxone Sodium 头孢曲松钠	●		
Cefuroxime Sodium 头孢呋辛钠	●		
Chloramphenicol Sodium Succinate 氯霉素琥珀酸钠	●		
Ciprofloxacin 环丙沙星	●		
Cisatracurium Besylate 苯磺酸顺阿曲库铵	●		
Clindamycin Phosphate 磷酸克林霉素	●		
Cyclophosphamide 环磷酰胺	●		
Dexmedetomidine Hydrochloride 盐酸右美托咪啶	●		
Diltiazem Hydrochloride 盐酸地尔硫䓬	●		
Dimenhydrinate 茶苯海明	●		
Docetaxel 多西他赛	●		
Dopamine Hydrochloride 盐酸多巴胺			●
Doxapram Hydrochloride 盐酸多沙普仑	●		
Doxorubicin Hydrochloride Liposome Injection 盐酸多柔比星脂质体注射液	●		
Drotrecogin Alfa（Activated） α-屈曲可近（重组人活化蛋白 C）		●	
Enalaprilat 依那普利拉	●		
Esmolol Hydrochloride 盐酸艾司洛尔	●		
Etoposide Phosphate 依托泊苷磷酸酯	●		

药　品	可配伍	忌配伍	可　变
Fenoldopam Mesylate 甲磺酸非诺多泮	●		
Filgrastim 非格司亭		●	
Fluconazole 氟康唑	●		
Foscarnet Sodium 膦甲酸钠	●		
Gemcitabine Hydrochloride 盐酸吉西他滨	●		
Gentamicin Sulfate 硫酸庆大霉素	●		
Granisetron Hydrochloride 盐酸格拉司琼	●		
Heparin Sodium 肝素钠	●		
Hextend 羟乙基淀粉电解质平衡溶液	●		
Hydrocortisone Sodium Succinate 氢化可的松琥珀酸钠			●
Hydromorphone Hydrochloride 盐酸氢吗啡酮	●		
Labetalol Hydrochloride 盐酸拉贝洛尔	●		
Lansoprazole 兰索拉唑		●	
Linezolid 利奈唑胺	●		
Lorazepam 劳拉西泮	●		
Magnesium Sulfate 硫酸镁	●		
Melphalan Hydrochloride 盐酸美法仑	●		
Meperidine Hydrochloride 盐酸哌替啶	●		
Methylprednisolone Sodium Succinate 甲泼尼龙琥珀酸钠	●		
Midazolam Hydrochloride 盐酸咪达唑仑	●		
Milrinone Lactate 乳酸米力农	●		
Morphine Sulfate 硫酸吗啡	●		
Nicardipine Hydrochloride 盐酸尼卡地平	●		
Pantoprazole Sodium 泮托拉唑钠		●	
Pemetrexed Disodium 培美曲塞二钠		●	

药　品	可配伍	忌配伍	可　变
Penicillin G Potassium 青霉素钾			●
Piperacillin Sodium-Tazobactam Sodium 哌拉西林钠－他唑巴坦钠	●		
Remifentanil Hydrochloride 盐酸瑞芬太尼	●		
Sargramostim 沙格司亭	●		
Tacrolimus 他克莫司	●		
Teniposide 替尼泊苷	●		
Theophylline 茶碱	●		
Thiotepa 塞替派	●		
Tobramycin Sulfate 硫酸妥布霉素	●		
Vinorelbine Tartrate 酒石酸长春瑞滨	●		

Midazolam Hydrochloride
盐酸咪达唑仑

【描述】 一种苯二氮䓬类镇静剂。

【制品】 **Versed**：浓度为1mg/ml或5mg/ml，1～10ml瓶装，2ml注射器装。pH值：2.9～3.7。

【用法】 用于（肌肉丰富处）深部肌内注射。用于静脉注射，宜缓慢，注射时间至少2min。用于静脉滴注，用0.9%氯化钠溶液或5%葡萄糖溶液稀释。

【稳定性】 在室温下避光贮存。用相容的溶液稀释的注射液，在使用时或短期保存时不要求避光。盐酸咪达唑仑在pH值为4或更低时具有高度的水溶性。在高pH值情况下脂溶性增加。

配伍禁忌表

溶　液	可配伍	忌配伍	可　变
Dextrose 5% 5% 葡萄糖溶液	●		
Dextrose 5% in Sodium Chloride 0.9% 5% 葡萄糖 0.9% 氯化钠溶液	●		
Ringer's Injection, Lactated 乳酸盐林格注射液 *		●	
Sodium Chloride 0.9% 0.9% 氯化钠溶液	●		

注：* 仅在4h内稳定。

药　品	可配伍	忌配伍	可　变
Abciximab 阿昔单抗	●		
Albumin 人血白蛋白		●	
Alfentanil Hydrochloride 盐酸阿芬太尼	●		
Amikacin Sulfate 硫酸阿米卡星	●		
Aminophylline 氨茶碱			●
Amiodarone Hydrochloride 盐酸胺碘酮	●		
Amphotericin B Cholesteryl Sulfate Complex 两性霉素 B– 硫酸胆甾醇酯复合物		●	
Ampicillin Sodium 氨苄西林钠		●	
Argatroban 阿加曲班	●		
Atracurium Besylate 苯磺酸阿曲库铵	●		
Atropine Sulfate 硫酸阿托品	●		
Bivalirudin 比伐卢定	●		
Bumetanide 布美他尼		●	
Buprenorphine Hydrochloride 盐酸丁丙诺啡	●		
Butorphanol Tartrate 酒石酸布托啡诺			●
Calcium Gluconate 葡萄糖酸钙	●		
Cefazolin Sodium 头孢唑林钠	●		
Cefepime Hydrochloride 盐酸头孢吡肟		●	
Cefotaxime Sodium 头孢噻肟钠	●		
Ceftazidime 头孢他啶		●	
Cefuroxime Sodium 头孢呋辛钠			●
Chlorpromazine Hydrochloride 盐酸氯丙嗪	●		
Cimetidine Hydrochloride 盐酸西咪替丁	●		
Ciprofloxacin 环丙沙星	●		
Cisatracurium Besylate 苯磺酸顺阿曲库铵	●		
Clindamycin Phosphate 磷酸克林霉素	●		

药　品	可配伍	忌配伍	可　变
Clonidine Hydrochloride 盐酸可乐定		●	
Dexamethasone Sodium Phosphate 地塞米松磷酸钠			●
Digoxin 地高辛	●		
Diltiazem Hydrochloride 盐酸地尔硫䓬	●		
Dimenhydrinate 茶苯海明		●	
Diphenhydramine Hydrochloride 盐酸苯海拉明	●		
Dobutamine Hydrochloride 盐酸多巴酚丁胺			●
Dopamine Hydrochloride 盐酸多巴胺	●		
Droperidol 氟哌利多	●		
Drotrecogin Alfa（Activated）α-屈曲可近（重组人活化蛋白C）		●	
Epinephrine Hydrochloride 盐酸肾上腺素	●		
Erythromycin Lactobionate 乳糖酸红霉素	●		
Esmolol Hydrochloride 盐酸艾司洛尔	●		
Etomidate 依托咪酯	●		
Famotidine 法莫替丁	●		
Fenoldopam Mesylate 甲磺酸非诺多泮	●		
Fentanyl Citrate 枸橼酸芬太尼	●		
Fluconazole 氟康唑	●		
Foscarnet Sodium 膦甲酸钠		●	
Fosphenytoin Sodium 磷苯妥英钠		●	
Furosemide 呋塞米			●
Gentamicin Sulfate 硫酸庆大霉素	●		
Glycopyrrolate 格隆溴铵	●		
Haloperidol Lactate 乳酸氟哌啶醇	●		

药　品	可配伍	忌配伍	可　变
Trimethoprim-Sulfamethoxazole 复方磺胺甲噁唑（甲氧苄啶－磺胺甲噁唑）		●	
Vancomycin Hydrochloride 盐酸万古霉素	●		
Vecuronium Bromide 维库溴铵	●		

Milrinone Lactate
乳酸米力农

【描述】 一种兼有正性肌力作用的强心剂。

【制品】 **Primacor**：浓度为1mg/ml，瓶装或注射器装；浓度为200μg/ml的注射液可直接使用，柔软塑料容器装。pH值：3.2～4。

【用法】 用于静脉注射。用于持续性静脉滴注时，溶液浓度应稀释到200μg/ml，并使用经校准后的电子滴注控制装置。

【稳定性】 未开启的本品在控制的室温下贮存，防止冷冻。用0.45%、0.9%氯化钠溶液或5%葡萄糖溶液稀释后的浓度为200μg/ml的乳酸米力农溶液，在室温且正常光线下72h内保持稳定。玻璃和塑料容器不吸附本品。

配伍禁忌表

溶　液	可配伍	忌配伍	可　变
Dextrose 5% 5%葡萄糖溶液	●		
Ringer's Injection, Lactated 乳酸盐林格注射液	●		
Sodium Chloride 0.45% & 0.9% 0.45%或0.9%氯化钠溶液	●		

药　品	可配伍	忌配伍	可　变
Acyclovir Sodium 阿昔洛韦钠	●		
Amikacin Sulfate 硫酸阿米卡星	●		

药　品	可配伍	忌配伍	可　变
Amiodarone Hydrochloride 盐酸胺碘酮	●		
Ampicillin Sodium 氨苄西林钠	●		
Argatroban 阿加曲班	●		
Atracurium Besylate 苯磺酸阿曲库铵	●		
Atropine Sulfate 硫酸阿托品	●		
Bivalirudin 比伐卢定	●		
Bumetanide 布美他尼			●
Calcium Chloride 氯化钙	●		
Calcium Gluconate 葡萄糖酸钙	●		
Cefazolin Sodium 头孢唑林钠	●		
Cefepime Hydrochloride 盐酸头孢吡肟	●		
Cefotaxime Sodium 头孢噻肟钠	●		
Ceftazidime 头孢他啶	●		
Cefuroxime Sodium 头孢呋辛钠	●		
Cimetidine Hydrochloride 盐酸西咪替丁	●		
Ciprofloxacin 环丙沙星	●		
Clindamycin Phosphate 磷酸克林霉素	●		
Dexamethasone Sodium Phosphate 地塞米松磷酸钠	●		
Dexmedetomidine Hydrochloride 盐酸右美托咪啶	●		
Digoxin 地高辛	●		
Diltiazem Hydrochloride 盐酸地尔硫	●		
Dobutamine Hydrochloride 盐酸多巴酚丁胺	●		
Dopamine Hydrochloride 盐酸多巴胺	●		
Epinephrine Hydrochloride 盐酸肾上腺素	●		
Fenoldopam Mesylate 甲磺酸非诺多泮	●		
Fentanyl Citrate 枸橼酸芬太尼	●		

药　品	可配伍	忌配伍	可　变
Furosemide 呋塞米		●	
Gentamicin Sulfate 硫酸庆大霉素	●		
Heparin Sodium 肝素钠	●		
Hextend 羟乙基淀粉电解质平衡溶液	●		
Hydromorphone Hydrochloride 盐酸氢吗啡酮	●		
Imipenem-Cilastatin Sodium 亚胺培南－西司他丁钠		●	
Insulin, Regular Human 正规人胰岛素	●		
Isoproterenol Hydrochloride 盐酸异丙肾上腺素	●		
Labetalol Hydrochloride 盐酸拉贝洛尔	●		
Lansoprazole 兰索拉唑		●	
Lidocaine Hydrochloride 盐酸利多卡因	●		
Lorazepam 劳拉西泮	●		
Magnesium Sulfate 硫酸镁	●		
Meropenem 美罗培南	●		
Methylprednisolone Sodium Succinate 甲泼尼龙琥珀酸钠	●		
Metronidazole 甲硝唑	●		
Midazolam Hydrochloride 盐酸咪达唑仑	●		
Morphine Sulfate 硫酸吗啡	●		
Nicardipine Hydrochloride 盐酸尼卡地平	●		
Nitroglycerin 硝酸甘油	●		
Norepinephrine Bitartrate 重酒石酸去甲肾上腺素	●		
Oxacillin Sodium 苯唑西林钠	●		
Pancuronium Bromide 泮库溴铵	●		

药　品	可配伍	忌配伍	可　变
Piperacillin Sodium 哌拉西林钠	●		
Piperacillin Sodium-Tazobactam Sodium 哌拉西林钠－他唑巴坦钠	●		
Potassium Chloride 氯化钾	●		
Procainamide Hydrochloride 盐酸普鲁卡因胺		●	
Propofol 丙泊酚	●		
Propranolol Hydrochloride 盐酸普萘洛尔	●		
Quinidine Gluconate 葡萄糖酸奎尼丁	●		
Ranitidine Hydrochloride 盐酸雷尼替丁	●		
Rocuronium Bromide 罗库溴铵	●		
Sodium Bicarbonate 碳酸氢钠	●		
Sodium Nitroprusside 硝普钠	●		
Theophylline 茶碱	●		
Thiopental Sodium 硫喷妥钠	●		
Ticarcillin Disodium-Clavulanate Potassium 替卡西林钠－克拉维酸钾	●		
Tobramycin Sulfate 硫酸妥布霉素	●		
Torsemide 托拉塞米	●		
Vancomycin Hydrochloride 盐酸万古霉素	●		
Vasopressin 加压素	●		
Vecuronium Bromide 维库溴铵	●		
Verapamil Hydrochloride 盐酸维拉帕米	●		

Morphine Sulfate
硫酸吗啡

【描述】 一种麻醉镇痛药。

【制品】 浓度为 0.5 ~ 50mg/ml。pH 值：2.5 ~ 6。

【用法】 用于皮下注射、肌内注射、缓慢静脉注射、缓慢持续性皮下滴注、或静脉滴注。不含抑菌剂的注射液可用于脑膜外注射或鞘内注射。

【稳定性】 澄明、无色的未开启的注射液，应在控制的室温下避光贮存，防止冷冻。药品降解经常伴随溶液颜色变成黄色或褐色。塑料静脉注射袋、输液装置和注射器不吸附本品。

配伍禁忌表

溶　液	可配伍	忌配伍	可　变
Dextrose 5% 5% 葡萄糖溶液	●		
Dextrose 5% in Ringer's Injection 5% 葡萄糖林格注射液	●		
Dextrose 5% in Ringer's Injection, Lactated 5% 葡萄糖乳酸盐林格注射液	●		
Dextrose 5% in Sodium Chloride 0.2%, 0.45%, & 0.9% 5% 葡萄糖 0.2% 或 0.45% 或 0.9% 氯化钠溶液	●		

溶　液	可配伍	忌配伍	可　变
Ringer's Injection 林格注射液	●		
Ringer's Injection, Lactated 乳酸盐林格注射液	●		
Sodium Chloride 0.45% & 0.9% 0.45% 或 0.9% 氯化钠溶液	●		

药　品	可配伍	忌配伍	可　变
Acyclovir Sodium 阿昔洛韦钠			●
Aldesleukin 阿地白介素	●		
Alfentanil Hydrochloride 盐酸阿芬太尼	●		
Allopurinol Sodium 别嘌醇钠	●		
Alteplase 阿替普酶	●		
Amifostine 氨磷汀	●		
Amikacin Sulfate 硫酸阿米卡星	●		
Aminophylline 氨茶碱			●
Amiodarone Hydrochloride 盐酸胺碘酮	●		
Amobarbital Sodium 异戊巴比妥钠		●	
Amphotericin B Cholesteryl Sulfate Complex 两性霉素 B－硫酸胆甾醇酯复合物		●	
Ampicillin Sodium 氨苄西林钠	●		
Ampicillin Sodium-Sulbactam Sodium 氨苄西林钠－舒巴坦钠	●		
Argatroban 阿加曲班	●		
Atenolol 阿替洛尔	●		
Atracurium Besylate 苯磺酸阿曲库铵	●		
Atropine Sulfate 硫酸阿托品	●		
Azithromycin 阿奇霉素		●	

药　品	可配伍	忌配伍	可　变
Aztreonam 氨曲南	●		
Baclofen 巴氯芬	●		
Bivalirudin 比伐卢定	●		
Bumetanide 布美他尼	●		
Bupivacaine Hydrochloride 盐酸布比卡因	●		
Butorphanol Tartrate 酒石酸布托啡诺	●		
Caffeine Citrate 枸橼酸咖啡因	●		
Calcium Chloride 氯化钙	●		
Cefamandole Nafate 头孢孟多钠	●		
Cefazolin Sodium 头孢唑林钠	●		
Cefepime Hydrochloride 盐酸头孢吡肟			●
Cefotaxime Sodium 头孢噻肟钠	●		
Cefotetan Disodium 头孢替坦二钠	●		
Cefoxitin Sodium 头孢西丁钠	●		
Ceftazidime 头孢他啶	●		
Ceftizoxime Sodium 头孢唑肟钠	●		
Ceftriaxone Sodium 头孢曲松钠	●		
Cefuroxime Sodium 头孢呋辛钠	●		
Chloramphenicol Sodium Succinate 氯霉素琥珀酸钠	●		
Chlorothiazide Sodium 氯噻嗪钠		●	
Chlorpromazine Hydrochloride 盐酸氯丙嗪			●
Cimetidine Hydrochloride 盐酸西咪替丁	●		
Cisatracurium Besylate 苯磺酸顺阿曲库铵	●		
Cisplatin 顺铂	●		
Cladribine 克拉屈滨	●		
Clindamycin Phosphate 磷酸克林霉素	●		
Clonidine Hydrochloride 盐酸可乐定	●		

药　品	可配伍	忌配伍	可　变
Cyclophosphamide 环磷酰胺	●		
Cytarabine 阿糖胞苷	●		
Dexamethasone Sodium Phosphate 地塞米松磷酸钠	●		
Digoxin 地高辛	●		
Diltiazem Hydrochloride 盐酸地尔硫草	●		
Dimenhydrinate 茶苯海明	●		
Diphenhydramine Hydrochloride 盐酸苯海拉明	●		
Dobutamine Hydrochloride 盐酸多巴酚丁胺	●		
Docetaxel 多西他赛	●		
Dopamine Hydrochloride 盐酸多巴胺	●		
Doxorubicin Hydrochloride 盐酸多柔比星	●		
Doxorubicin Hydrochloride Liposome Injection 盐酸多柔比星脂质体注射液		●	
Doxycycline Hyclate 盐酸多西环素	●		
Droperidol 氟哌利多	●		
Enalaprilat 依那普利拉	●		
Epinephrine Hydrochloride 盐酸肾上腺素	●		
Erythromycin Lactobionate 乳糖酸红霉素	●		
Esmolol Hydrochloride 盐酸艾司洛尔	●		
Etomidate 依托咪酯	●		
Etoposide Phosphate 依托泊苷磷酸酯	●		
Famotidine 法莫替丁	●		
Fenoldopam Mesylate 甲磺酸非诺多泮	●		
Fentanyl Citrate 枸橼酸芬太尼	●		

药　品	可配伍	忌配伍	可　变
Filgrastim 非格司亭	●		
Fluconazole 氟康唑	●		
Fludarabine Phosphate 磷酸氟达拉滨	●		
Fluorouracil 氟尿嘧啶		●	
Foscarnet Sodium 膦甲酸钠	●		
Furosemide 呋塞米			●
Gallium Nitrate 硝酸镓		●	
Gemcitabine Hydrochloride 盐酸吉西他滨	●		
Gentamicin Sulfate 硫酸庆大霉素	●		
Glycopyrrolate 格隆溴铵	●		
Granisetron Hydrochloride 盐酸格拉司琼	●		
Haloperidol Lactate 乳酸氟哌啶醇			●
Heparin Sodium 肝素钠			●
Hextend 羟乙基淀粉电解质平衡溶液	●		
Hydrocortisone Sodium Succinate 氢化可的松琥珀酸钠	●		
Hydromorphone Hydrochloride 盐酸氢吗啡酮	●		
Hydroxyzine Hydrochloride 盐酸羟嗪	●		
Insulin, Regular 正规胰岛素	●		
Kanamycin Sulfate 硫酸卡那霉素	●		
Ketamine Hydrochloride 盐酸氯胺酮	●		
Ketorolac Tromethamine 酮洛酸氨丁三醇	●		
Labetalol Hydrochloride 盐酸拉贝洛尔	●		
Lansoprazole 兰索拉唑		●	
Levofloxacin 左氧氟沙星	●		
Lidocaine Hydrochloride 盐酸利多卡因	●		
Linezolid 利奈唑胺	●		

药　品	可配伍	忌配伍	可　变
Lorazepam 劳拉西泮	●		
Magnesium Sulfate 硫酸镁	●		
Melphalan Hydrochloride 盐酸美法仑	●		
Meperidine Hydrochloride 盐酸哌替啶		●	
Meropenem 美罗培南	●		
Methotrexate Sodium 甲氨蝶呤钠	●		
Methyldopate Hydrochloride 盐酸甲基多巴	●		
Methylprednisolone Sodium Succinate 甲泼尼龙琥珀酸钠	●		
Metoclopramide Hydrochloride 盐酸甲氧氯普胺	●		
Metoprolol Tartrate 酒石酸美托洛尔	●		
Metronidazole 甲硝唑	●		
Midazolam Hydrochloride 盐酸咪达唑仑			●
Milrinone Lactate 乳酸米力农	●		
Nafcillin Sodium 萘夫西林钠	●		
Nicardipine Hydrochloride 盐酸尼卡地平	●		
Nitroglycerin 硝酸甘油	●		
Norepinephrine Bitartrate 重酒石酸去甲肾上腺素	●		
Ondansetron Hydrochloride 盐酸昂丹司琼	●		
Oxacillin Sodium 苯唑西林钠	●		
Oxaliplatin 奥沙利铂	●		
Oxytocin 缩宫素	●		
Paclitaxel 紫杉醇	●		
Pancuronium Bromide 泮库溴铵	●		
Pantoprazole Sodium 泮托拉唑钠			●
Pemetrexed Disodium 培美曲塞二钠	●		

药　品	可配伍	忌配伍	可　变
Penicillin G Potassium 青霉素钾	●		
Pentazocine Lactate 乳酸喷他佐辛	●		
Pentobarbital Sodium 戊巴比妥钠			●
Phenobarbital Sodium 苯巴比妥钠		●	
Phenytoin Sodium 苯妥英钠		●	
Piperacillin Sodium 哌拉西林钠	●		
Piperacillin Sodium-Tazobactam Sodium 哌拉西林钠－他唑巴坦钠	●		
Potassium Chloride 氯化钾	●		
Prochlorperazine Edisylate 乙二磺酸丙氯拉嗪			●
Promethazine Hydrochloride 盐酸异丙嗪			●
Propofol 丙泊酚			●
Propranolol Hydrochloride 盐酸普萘洛尔	●		
Ranitidine Hydrochloride 盐酸雷尼替丁	●		
Remifentanil Hydrochloride 盐酸瑞芬太尼	●		
Ropivacaine Hydrochloride 盐酸罗哌卡因	●		
Sargramostim 沙格司亭		●	
Scopolamine Hydrobromide 氢溴酸东莨菪碱	●		
Sodium Bicarbonate 碳酸氢钠			●
Sodium Nitroprusside 硝普钠	●		
Succinylcholine Chloride 氯琥珀胆碱	●		
Tacrolimus 他克莫司	●		
Teniposide 替尼泊苷	●		
Thiopental Sodium 硫喷妥钠			●
Thiotepa 塞替派	●		
Ticarcillin Disodium-Clavulanate Potassium 替卡西林钠－克拉维酸钾	●		

药 品	可配伍	忌配伍	可 变
Tirofiban Hydrochloride 盐酸替罗非班	●		
Tobramycin Sulfate 硫酸妥布霉素	●		
Trimethoprim-Sulfamethoxazole 复方磺胺甲噁唑（甲氧苄啶－磺胺甲噁唑）	●		
Vancomycin Hydrochloride 盐酸万古霉素	●		
Vecuronium Bromide 维库溴铵	●		
Verapamil Hydrochloride 盐酸维拉帕米	●		
Vinorelbine Tartrate 酒石酸长春瑞滨	●		
Warfarin Sodium 华法林钠	●		
Zidovudine 齐多夫定	●		

Nafcillin Sodium
萘夫西林钠

【描述】 一种抗β-内酰胺酶的半合成青霉素类抗生素。

【制品】 **Nallpen**：1g/瓶或2g/瓶和冷冻溶液预装。pH值：制备后溶液为6～8.5。

【制备】 1g/瓶和2g/瓶，分别用3.4ml和6.6ml灭菌注射用水、或含抑菌剂的注射用水、或0.9%氯化钠溶液稀释成浓度为250mg/ml的溶液。用于静脉直接注射时，用15～30ml灭菌注射用水、或0.9%氯化钠溶液进一步稀释。用于静脉滴注时，用相容的溶液进一步稀释成浓度为2～40mg/ml的溶液。

【用法】 用于深部肌内注射，静脉直接注射，持续或间歇性静脉滴注，其浓度应为2～40mg/ml。

【稳定性】 未开启的本品在室温或更低温度下贮存。浓度为250mg/ml的萘夫西林钠溶液在室温下3d内保持稳定，冷藏7d内保持稳定。浓度为10～40mg/ml时，在室温下24h内保持稳定，冷藏96h内保持稳定。

配伍禁忌表

溶 液	可配伍	忌配伍	可 变
Dextrose 5% 5% 葡萄糖溶液	●		
Dextrose 5% in Ringer's Injection 5% 葡萄糖林格注射液	●		

Nafcillin Sodium 萘夫西林钠

溶　液	可配伍	忌配伍	可　变
Dextrose 5% in Ringer's Injection, Lactated 5% 葡萄糖乳酸盐林格注射液	●		
Dextrose 5% in Sodium Chloride 0.2%, 0.45%, & 0.9% 5% 葡萄糖 0.2% 或 0.45% 或 0.9% 氯化钠溶液	●		
Ringer's Injection 林格注射液	●		
Ringer's Injection, Lactated 乳酸盐林格注射液	●		
Sodium Chloride 0.9 % 0.9% 氯化钠溶液	●		

药　品	可配伍	忌配伍	可　变
Acyclovir Sodium 阿昔洛韦钠	●		
Aminophylline 氨茶碱			●
Ascorbic Acid Injection 维生素 C 注射液		●	
Atropine Sulfate 硫酸阿托品	●		
Aztreonam 氨曲南		●	
Bleomycin Sulfate 硫酸博来霉素		●	
Chloramphenicol Sodium Succinate 氯霉素琥珀酸钠	●		
Chlorothiazide Hydrochloride 盐酸氯噻嗪	●		
Cimetidine Hydrochloride 盐酸西咪替丁	●		
Cyclophosphamide 环磷酰胺	●		
Cytarabine 阿糖胞苷		●	
Dexamethasone Sodium Phosphate 地塞米松磷酸钠	●		

药　品	可配伍	忌配伍	可　变
Diazepam 地西泮	●		
Diltiazem Hydrochloride 盐酸地尔硫䓬			●
Diphenhydramine Hydrochloride 盐酸苯海拉明	●		
Droperidol 氟哌利多		●	
Enalaprilat 依那普利拉	●		
Ephedrine Sulfate 硫酸麻黄碱	●		
Esmolol Hydrochloride 盐酸艾司洛尔	●		
Famotidine 法莫替丁	●		
Fentanyl Citrate 枸橼酸芬太尼	●		
Fluconazole 氟康唑	●		
Foscarnet Sodium 膦甲酸钠	●		
Gentamicin Sulfate 硫酸庆大霉素		●	
Heparin Sodium 肝素钠	●		
Hydrocortisone Sodium Succinate 氢化可的松琥珀酸钠		●	
Hydromorphone Hydrochloride 盐酸氢吗啡酮	●		
Hydroxyzine Hydrochloride 盐酸羟嗪	●		
Insulin, Regular 正规胰岛素		●	
Labetalol Hydrochloride 盐酸拉贝洛尔		●	
Lidocaine Hydrochloride 盐酸利多卡因	●		
Magnesium Sulfate 硫酸镁	●		
Meperidine Hydrochloride 盐酸哌替啶			●
Methylprednisolone Sodium Succinate 甲泼尼龙琥珀酸钠		●	
Midazolam Hydrochloride 盐酸咪达唑仑		●	
Morphine Sulfate 硫酸吗啡	●		

药 品	可配伍	忌配伍	可 变
Nalbuphine Hydrochloride 盐酸纳布啡		●	
Nicardipine Hydrochloride 盐酸尼卡地平	●		
Pentazocine Lactate 乳酸喷他佐辛		●	
Potassium Chloride 氯化钾	●		
Prochlorperazine Edisylate 乙二磺酸丙氯拉嗪	●		
Propofol 丙泊酚	●		
Sodium Bicarbonate 碳酸氢钠	●		
Sodium Lactate 乳酸钠	●		
Succinylcholine Chloride 氯琥珀胆碱		●	
Theophylline 茶碱	●		
Vancomycin Hydrochloride 盐酸万古霉素			●
Verapamil Hydrochloride 盐酸维拉帕米			●
Zidovudine 齐多夫定	●		

Nalbuphine Hydrochloride
盐酸纳布啡

【描述】 一种合成的阿片类镇痛药。

【制品】 **Nubain**：浓度为10mg/ml，1ml安瓿装或10ml瓶装；浓度为20mg/ml，1ml安瓿装或10ml瓶装。pH值：3～4.5。安瓿装不含有抑菌剂对羟基苯甲酸酯（尼泊金），瓶装含有抑菌剂对羟基苯甲酸酯（尼泊金）。

【用法】 用于肌内注射、皮下注射、静脉注射。

【稳定性】 未开启的本品在室温下贮存，防止过强光线。

配伍禁忌表

溶 液	可配伍	忌配伍	可 变
Dextrose 5% in Sodium Chloride 0.9% 5% 葡萄糖 0.9% 氯化钠溶液	●		
Dextrose 10% 10% 葡萄糖溶液	●		
Ringer's Injection, Lactated 乳酸盐林格注射液	●		
Sodium Chloride 0.9% 0.9% 氯化钠溶液	●		

药 品	可配伍	忌配伍	可 变
Allopurinol Sodium 别嘌醇钠		●	
Amifostine 氨磷汀	●		

药 品	可配伍	忌配伍	可 变
Amphotericin B Cholesteryl Sulfate Complex 两性霉素 B- 硫酸胆甾醇酯复合物		●	
Atropine Sulfate 硫酸阿托品	●		
Aztreonam 氨曲南	●		
Bivalirudin 比伐卢定	●		
Cefepime Hydrochloride 盐酸头孢吡肟		●	
Cimetidine Hydrochloride 盐酸西咪替丁	●		
Cisatracurium Besylate 苯磺酸顺阿曲库铵	●		
Cladribine 克拉屈滨	●		
Dexmedetomidine Hydrochloride 盐酸右美托咪啶	●		
Diazepam 地西泮		●	
Dimenhydrinate 茶苯海明		●	
Diphenhydramine Hydrochloride 盐酸苯海拉明	●		
Docetaxel 多西他赛		●	
Droperidol 氟哌利多	●		
Etoposide Phosphate 依托泊苷磷酸酯	●		
Fenoldopam Mesylate 甲磺酸非诺多泮	●		
Filgrastim 非格司亭	●		
Fludarabine Phosphate 磷酸氟达拉滨	●		
Gemcitabine Hydrochloride 盐酸吉西他滨	●		
Glycopyrrolate 格隆溴铵	●		
Granisetron Hydrochloride 盐酸格拉司琼	●		
Hextend 羟乙基淀粉电解质平衡溶液	●		
Hydroxyzine Hydrochloride 盐酸羟嗪	●		
Ketorolac Tromethamine 酮洛酸氨丁三醇		●	
Lansoprazole 兰索拉唑	●		

药　品	可配伍	忌配伍	可　变
Lidocaine Hydrochloride 盐酸利多卡因	●		
Linezolid 利奈唑胺	●		
Melphalan Hydrochloride 盐酸美法仑	●		
Methotrexate Sodium 甲氨蝶呤钠		●	
Midazolam Hydrochloride 盐酸咪达唑仑	●		
Nafcillin Sodium 萘夫西林钠		●	
Oxaliplatin 奥沙利铂	●		
Paclitaxel 紫杉醇	●		
Pemetrexed Disodium 培美曲塞二钠		●	
Pentobarbital Sodium 戊巴比妥钠		●	
Piperacillin Sodium-Tazobactam Sodium 哌拉西林钠－他唑巴坦钠		●	
Prochlorperazine Edisylate 乙二磺酸丙氯拉嗪	●		
Promethazine Hydrochloride 盐酸异丙嗪			●
Propofol 丙泊酚	●		
Ranitidine Hydrochloride 盐酸雷尼替丁	●		
Remifentanil Hydrochloride 盐酸瑞芬太尼	●		
Sargramostim 沙格司亭		●	
Scopolamine Hydrobromide 氢溴酸东莨菪碱	●		
Sodium Bicarbonate 碳酸氢钠		●	
Teniposide 替尼泊苷	●		
Thiethylperazine Malate 马来酸硫乙拉嗪			●
Thiotepa 塞替派	●		
Trimethobenzamide Hydrochloride 盐酸曲美苄胺	●		
Vinorelbine Tartrate 酒石酸长春瑞滨	●		

Nicardipine Hydrochloride
盐酸尼卡地平

【描述】 一种钙通道阻滞剂类抗高血压药。

【制品】 **尼卡地平（Cardene I.V.）**：浓度为2.5mg/ml，10ml安瓿装。pH值：缓冲至3.5。

【制备】 使用前必须用相容的滴注液将浓度稀释到0.1mg/ml。为制备0.1mg/ml的稀释溶液，厂商建议将10ml安瓿装的本品加入240ml相容的滴注液中。

【用法】 用于缓慢持续性静脉滴注，使用浓度为0.1 mg/ml的溶液。用于外周滴注时，注射部位应该每12h更换一处。

【稳定性】 澄明的黄色注射剂应在室温下避光保存。暴露在日光下14h，药效会损失21%。冷藏不会对本品造成影响。应避免温度过高。盐酸尼卡地平会被聚氯乙烯（PVC）塑料制品（输液袋和输液管）吸附，在聚氯乙烯容器中的损失可高达12%~42%。建议将本品放置在非聚氯乙烯（non-PVC）容器和装置中。

配伍禁忌表

溶　液	可配伍	忌配伍	可　变
Dextrose 5% 5% 葡萄糖溶液 *	●		
Dextrose 5% in Sodium Chloride 0.45% & 0.9% 5% 葡萄糖 0.45% 或 0.9% 氯化钠溶液 *	●		

溶　液	可配伍	忌配伍	可　变
Ringer's Injection, Lactated 乳酸盐林格注射液 *	●		
Sodium Chloride 0.9% 0.9% 氯化钠溶液 *	●		

注：* 仅用于非聚氯乙烯（non-PVC）容器。

药　品	可配伍	忌配伍	可　变
Amikacin Sulfate 硫酸阿米卡星	●		
Aminophylline 氨茶碱	●		
Ampicillin Sodium 氨苄西林钠		●	
Ampicillin Sodium-Sulbactam Sodium 氨苄西林钠－舒巴坦钠		●	
Aztreonam 氨曲南	●		
Butorphanol Tartrate 酒石酸布托啡诺	●		
Calcium Gluconate 葡萄糖酸钙	●		
Cefazolin Sodium 头孢唑林钠	●		
Cefepime Hydrochloride 盐酸头孢吡肟		●	
Ceftazidime 头孢他啶			●
Ceftizoxime Sodium 头孢唑肟钠	●		
Chloramphenicol Sodium Succinate 氯霉素琥珀酸钠	●		
Cimetidine Hydrochloride 盐酸西咪替丁	●		
Clindamycin Phosphate 磷酸克林霉素	●		
Dextran 40 右旋糖酐 40	●		
Diltiazem Hydrochloride 盐酸地尔硫䓬	●		
Dobutamine Hydrochloride 盐酸多巴酚丁胺	●		
Dopamine Hydrochloride 盐酸多巴胺	●		

药　品	可配伍	忌配伍	可　变
Enalaprilat 依那普利拉	●		
Epinephrine Hydrochloride 盐酸肾上腺素	●		
Erythromycin Lactobionate 乳糖酸红霉素	●		
Esmolol Hydrochloride 盐酸艾司洛尔	●		
Famotidine 法莫替丁	●		
Fenoldopam Mesylate 甲磺酸非诺多泮	●		
Fentanyl Citrate 枸橼酸芬太尼	●		
Furosemide 呋塞米		●	
Gentamicin Sulfate 硫酸庆大霉素	●		
Heparin Sodium 肝素钠			●
Hetastarch in Sodium Chloride 0.9% 羟乙基淀粉 0.9% 氯化钠溶液	●		
Hydrocortisone Sodium Succinate 氢化可的松琥珀酸钠	●		
Hydromorphone Hydrochloride 盐酸氢吗啡酮	●		
Labetalol Hydrochloride 盐酸拉贝洛尔	●		
Lansoprazole 兰索拉唑		●	
Lidocaine Hydrochloride 盐酸利多卡因	●		
Linezolid 利奈唑胺	●		
Lorazepam 劳拉西泮	●		
Magnesium Sulfate 硫酸镁	●		
Methylprednisolone Sodium Succinate 甲泼尼龙琥珀酸钠	●		
Metronidazole 甲硝唑	●		
Midazolam Hydrochloride 盐酸咪达唑仑	●		
Milrinone Lactate 乳酸米力农	●		
Morphine Sulfate 硫酸吗啡	●		

药　品	可配伍	忌配伍	可　变
Nafcillin Sodium 萘夫西林钠	●		
Nitroglycerin 硝酸甘油	●		
Norepinephrine Bitartrate 重酒石酸去甲肾上腺素	●		
Penicillin G Potassium 青霉素钾	●		
Piperacillin Sodium 哌拉西林钠	●		
Potassium Chloride 氯化钾	●		
Potassium Phosphates 磷酸钾	●		
Ranitidine Hydrochloride 盐酸雷尼替丁	●		
Sodium Acetate 醋酸钠	●		
Sodium Nitroprusside 硝普钠	●		
Thiopental Sodium 硫喷妥钠		●	
Tobramycin Sulfate 硫酸妥布霉素	●		
Trimethoprim-Sulfamethoxazole 复方磺胺甲噁唑（甲氧苄啶－磺胺甲噁唑）	●		
Vancomycin Hydrochloride 盐酸万古霉素	●		
Vecuronium Bromide 维库溴铵	●		

Nitroglycerin

硝酸甘油

【描述】 一种有机硝酸酯类的血管扩张药。

【制品】 浓度为5mg/ml的浓缩液；预先用5%葡萄糖溶液稀释成浓度为100μg/ml、200μg/ml或400μg/ml的溶液。pH值：3~6.5。

【制备】 使用前在玻璃瓶内用5%葡萄糖溶液或0.9%氯化钠溶液稀释本品。静脉滴注时溶液浓度范围为50~400μg/ml。

【用法】 适当稀释后用输液泵控制滴注装置进行静脉滴注。因为聚氯乙烯（PVC）对硝酸甘油有吸附作用，所以使用聚氯乙烯装置时的剂量应多于使用无吸附作用装置时的剂量。

【稳定性】 在室温下贮存，防止冷冻。在玻璃容器内，用5%葡萄糖溶液或0.9%氯化钠溶液稀释的硝酸甘油注射液，在室温下至少48h内保持稳定，冷藏至少7d内保持稳定。聚氯乙烯塑料制品（包括静脉输液袋和输液管）对硝酸甘油有显著的吸附性。在聚氯乙烯滴注管中的药品流失可能高达40%~80%。只能使用玻璃瓶装的静脉注射溶液和由厂商提供的专用的高密度聚乙烯输液装置。

配伍禁忌表

溶　液	可配伍	忌配伍	可　变
Dextrose 5% 5% 葡萄糖溶液	●		
Dextrose 5% in Ringer's Injection, Lactated 5% 葡萄糖乳酸盐林格注射液	●		

溶　液	可配伍	忌配伍	可　变
Dextrose 5% in Sodium Chloride 0.45% & 0.9% 5% 葡萄糖 0.45% 或 0.9% 氯化钠溶液	●		
Ringer's Injection, Lactated 乳酸盐林格注射液	●		
Sodium Chloride 0.45% & 0.9% 0.45% 或 0.9% 氯化钠溶液	●		

药　品	可配伍	忌配伍	可　变
Alteplase 阿替普酶			●
Aminophylline 氨茶碱	●		
Amiodarone Hydrochloride 盐酸胺碘酮	●		
Amphotericin B Cholesteryl Sulfate Complex 两性霉素 B- 硫酸胆甾醇酯复合物	●		
Argatroban 阿加曲班	●		
Atracurium Besylate 苯磺酸阿曲库铵	●		
Bivalirudin 比伐卢定	●		
Caffeine Citrate 枸橼酸咖啡因		●	
Cisatracurium Besylate 苯磺酸顺阿曲库铵	●		
Dexmedetomidine Hydrochloride 盐酸右美托咪啶	●		
Diltiazem Hydrochloride 盐酸地尔硫䓬	●		
Dobutamine Hydrochloride 盐酸多巴酚丁胺	●		
Dopamine Hydrochloride 盐酸多巴胺	●		
Drotrecogin Alfa（Activated） α- 屈曲可近（重组人活化蛋白 C）	●		
Enalaprilat 依那普利拉	●		

药　品	可配伍	忌配伍	可　变
Epinephrine Hydrochloride 盐酸肾上腺素	●		
Esmolol Hydrochloride 盐酸艾司洛尔	●		
Famotidine 法莫替丁	●		
Fenoldopam Mesylate 甲磺酸非诺多泮	●		
Fentanyl Citrate 枸橼酸芬太尼	●		
Fluconazole 氟康唑	●		
Furosemide 呋塞米	●		
Haloperidol Lactate 乳酸氟哌啶醇	●		
Heparin Sodium 肝素钠	●		
Hextend 羟乙基淀粉电解质平衡溶液	●		
Hydralazine Hydrochloride 盐酸肼屈嗪			●
Hydromorphone Hydrochloride 盐酸氢吗啡酮	●		
Insulin, Regular 正规胰岛素	●		
Labetalol Hydrochloride 盐酸拉贝洛尔	●		
Lansoprazole 兰索拉唑		●	
Levofloxacin 左氧氟沙星		●	
Lidocaine Hydrochloride 盐酸利多卡因	●		
Linezolid 利奈唑胺	●		
Lorazepam 劳拉西泮	●		
Midazolam Hydrochloride 盐酸咪达唑仑	●		
Milrinone Lactate 乳酸米力农	●		
Morphine Sulfate 硫酸吗啡	●		
Nicardipine Hydrochloride 盐酸尼卡地平	●		
Norepinephrine Bitartrate 重酒石酸去甲肾上腺素	●		
Pancuronium Bromide 泮库溴铵	●		
Pantoprazole Sodium 泮托拉唑钠			●

药　品	可配伍	忌配伍	可　变
Phenytoin Sodium 苯妥英钠		●	
Propofol 丙泊酚	●		
Ranitidine Hydrochloride 盐酸雷尼替丁	●		
Remifentanil Hydrochloride 盐酸瑞芬太尼	●		
Sodium Nitroprusside 硝普钠	●		
Streptokinase 链激酶	●		
Tacrolimus 他克莫司	●		
Theophylline 茶碱	●		
Thiopental Sodium 硫喷妥钠	●		
Tirofiban Hydrochloride 盐酸替罗非班	●		
Vasopressin 加压素	●		
Vecuronium Bromide 维库溴铵	●		
Verapamil Hydrochloride 盐酸维拉帕米	●		
Warfarin Sodium 华法林钠	●		

Norepinephrine Bitartrate
重酒石酸去甲肾上腺素

【描述】 一种主要作用为血管收缩和强心剂的内生儿茶酚胺类药。

【制品】 重酒石酸去甲肾上腺素（**Levophed**）：浓度为1mg/ml，4ml 安瓿装。pH 值：3 ~ 4.5。

【制备】 4mg（4ml 安瓿装）重酒石酸去甲肾上腺素用 5% 葡萄糖溶液（含或不含氯化钠）1000ml配制成浓度为4μg/ml的滴注溶液。

【用法】 用于静脉滴注，注入大静脉，用输液泵或其他设备控制滴速，避免溢出。

【稳定性】 未开启的本品在控制的室温下避光贮存。见光或暴露在空气中，溶液会逐渐变暗。溶液一旦变色或出现沉淀就不能再使用。当溶液 pH 值大于 6 时将会发生明显的分解。

配伍禁忌表

溶　液	可配伍	忌配伍	可　变
Dextrose 5% 5% 葡萄糖溶液	●		
Dextrose 5% in Sodium Chloride 0.9% 5% 葡萄糖 0.9% 氯化钠溶液	●		
Ringer's Injection, Lactated 乳酸盐林格注射液	●		

溶　液	可配伍	忌配伍	可　变
Sodium Chloride 0.9% 0.9% 氯化钠溶液	●		

药　品　　　　可配伍	忌配伍	可　变	
Amikacin Sulfate 硫酸阿米卡星	●		
Aminophylline 氨茶碱		●	
Amiodarone Hydrochloride 盐酸胺碘酮	●		
Amobarbital Sodium 异戊巴比妥钠		●	
Argatroban 阿加曲班	●		
Bivalirudin 比伐卢定	●		
Calcium Chloride 氯化钙	●		
Calcium Gluconate 葡萄糖酸钙	●		
Chlorothiazide Sodium 氯噻嗪钠		●	
Cimetidine Hydrochloride 盐酸西咪替丁	●		
Ciprofloxacin 环丙沙星	●		
Cisatracurium Besylate 苯磺酸顺阿曲库铵	●		
Corticotropin 促皮质素	●		
Dexmedetomidine Hydrochloride 盐酸右美托咪啶	●		
Diltiazem Hydrochloride 盐酸地尔硫䓬	●		
Dimenhydrinate 茶苯海明	●		
Dobutamine Hydrochloride 盐酸多巴酚丁胺	●		
Dopamine Hydrochloride 盐酸多巴胺	●		
Drotrecogin Alfa（Activated） α- 屈曲可近（重组人活化蛋白 C）		●	
Epinephrine Hydrochloride 盐酸肾上腺素	●		
Esmolol Hydrochloride 盐酸艾司洛尔	●		

药　品	可配伍	忌配伍	可　变
Famotidine 法莫替丁	●		
Fenoldopam Mesylate 甲磺酸非诺多泮	●		
Fentanyl Citrate 枸橼酸芬太尼	●		
Furosemide 呋塞米	●		
Haloperidol Lactate 乳酸氟哌啶醇	●		
Heparin Sodium 肝素钠	●		
Hextend 羟乙基淀粉电解质平衡溶液	●		
Hydrocortisone Sodium Succinate 氢化可的松琥珀酸钠	●		
Hydromorphone Hydrochloride 盐酸氢吗啡酮	●		
Insulin, Regular 正规胰岛素		●	
Labetalol Hydrochloride 盐酸拉贝洛尔	●		
Lidocaine Hydrochloride 盐酸利多卡因		●	
Lorazepam 劳拉西泮	●		
Magnesium Sulfate 硫酸镁	●		
Meropenem 美罗培南	●		
Methylprednisolone Sodium Succinate 甲泼尼龙琥珀酸钠	●		
Midazolam Hydrochloride 盐酸咪达唑仑	●		
Milrinone Lactate 乳酸米力农	●		
Morphine Sulfate 硫酸吗啡	●		
Multivitamins 复合维生素制剂	●		
Nafcillin Sodium 萘夫西林钠			●
Nicardipine Hydrochloride 盐酸尼卡地平	●		
Nitroglycerin 硝酸甘油	●		
Pantoprazole Sodium 泮托拉唑钠			●
Pentobarbital Sodium 戊巴比妥钠		●	

药　品	可配伍	忌配伍	可　变
Phenobarbital Sodium 苯巴比妥钠		●	
Phenytoin Sodium 苯妥英钠		●	
Potassium Chloride 氯化钾	●		
Propofol 丙泊酚	●		
Ranitidine Hydrochloride 盐酸雷尼替丁			●
Remifentanil Hydrochloride 盐酸瑞芬太尼	●		
Sodium Bicarbonate 碳酸氢钠		●	
Sodium Nitroprusside 硝普钠	●		
Streptomycin Sulfate 硫酸链霉素		●	
Succinylcholine Chloride 氯琥珀胆碱	●		
Thiopental Sodium 硫喷妥钠		●	
Vasopressin 加压素	●		
Vecuronium Bromide 维库溴铵	●		
Verapamil Hydrochloride 盐酸维拉帕米	●		

Ondansetron Hydrochloride
盐酸昂丹司琼

【描述】 一种具有止吐功能的5-羟色胺$_3$受体（5-HT_3）拮抗剂。

【制品】 枢复宁（**Zofran**）：浓度为2mg/ml，20ml多倍剂量瓶装，或2ml单剂量瓶装，或用5%葡萄糖溶液预先配制成浓度为0.64mg/ml的静脉滴注液。pH值：注射液为3.3～4；预先配制滴注液为3～4。

【制备】 用于静脉滴注，浓度为2mg/ml的本品用0.9%氯化钠溶液或5%葡萄糖溶液50ml稀释。

【用法】 用于静脉滴注，滴注时间15min以上。用于静脉注射，不用稀释，注射时间2～5min。

【稳定性】 在室温下避光贮存，或冷藏避光贮存。本品暴露在日光和荧光下时，大约1个月内可保持稳定。在pH值大于5.7的溶液中，本品会产生沉淀。碱性条件下可引起沉淀。

配伍禁忌表

溶　液	可配伍	忌配伍	可　变
Dextrose 5% 5% 葡萄糖溶液	●		
Dextrose 5% in Sodium Chloride 0.45% & 0.9% 5% 葡萄糖 0.45% 或 0.9% 氯化钠溶液	●		

溶　液	可配伍	忌配伍	可　变
Mannitol 10% 10% 甘露醇溶液	●		
Ringer's Injection 林格注射液	●		
Ringer's Injection, Lactated 乳酸盐林格注射液	●		
Sodium Chloride 0.9% 0.9% 氯化钠溶液	●		

药　品	可配伍	忌配伍	可　变
Acyclovir Sodium 阿昔洛韦钠		●	
Aldesleukin 阿地白介素	●		
Alfentanil Hydrochloride 盐酸阿芬太尼	●		
Allopurinol Sodium 别嘌醇钠		●	
Amifostine 氨磷汀	●		
Amikacin Sulfate 硫酸阿米卡星	●		
Aminophylline 氨茶碱		●	
Amphotericin B 两性霉素 B		●	
Amphotericin B Cholesteryl Sulfate Complex 两性霉素 B– 硫酸胆甾醇酯复合物		●	
Ampicillin Sodium 氨苄西林钠		●	
Ampicillin Sodium-Sulbactam Sodium 氨苄西林钠 – 舒巴坦钠		●	
Atropine Sulfate 硫酸阿托品	●		
Azithromycin 阿奇霉素	●		
Aztreonam 氨曲南	●		
Bleomycin Sulfate 硫酸博来霉素	●		
Carboplatin 卡铂	●		

药　品	可配伍	忌配伍	可　变
Carmustine 卡莫司汀	●		
Cefazolin Sodium 头孢唑林钠	●		
Cefepime Hydrochloride 盐酸头孢吡肟		●	
Cefotaxime Sodium 头孢噻肟钠	●		
Cefoxitin Sodium 头孢西丁钠	●		
Ceftazidime 头孢他啶	●		
Ceftizoxime Sodium 头孢唑肟钠	●		
Cefuroxime Sodium 头孢呋辛钠	●		
Chlorpromazine Hydrochloride 盐酸氯丙嗪	●		
Cimetidine Hydrochloride 盐酸西咪替丁	●		
Cisatracurium Besylate 苯磺酸顺阿曲库铵	●		
Cisplatin 顺铂	●		
Cladribine 克拉屈滨	●		
Clindamycin Phosphate 磷酸克林霉素	●		
Cyclophosphamide 环磷酰胺	●		
Cytarabine 阿糖胞苷	●		
Dacarbazine 达卡巴嗪	●		
Dactinomycin 放线菌素 D	●		
Daunorubicin Hydrochloride 盐酸柔红霉素	●		
Dexamethasone Sodium Succinate 地塞米松琥珀酸钠			●
Dexmedetomidine Hydrochloride 盐酸右美托咪啶	●		
Diphenhydramine Hydrochloride 盐酸苯海拉明	●		
Docetaxel 多西他赛	●		
Dopamine Hydrochloride 盐酸多巴胺	●		
Doxorubicin Hydrochloride 盐酸多柔比星	●		

药　品	可配伍	忌配伍	可　变
Doxorubicin Hydrochloride Liposome Injection 盐酸多柔比星脂质体注射液	●		
Doxycycline Hyclate 盐酸多西环素	●		
Droperidol 氟哌利多			●
Etoposide 依托泊苷	●		
Etoposide Phosphate 依托泊苷磷酸酯	●		
Famotidine 法莫替丁	●		
Fenoldopam Mesylate 甲磺酸非诺多泮	●		
Fentanyl Citrate 枸橼酸芬太尼	●		
Filgrastim 非格司亭	●		
Floxuridine 氟尿苷	●		
Fluconazole 氟康唑	●		
Fludarabine Phosphate 磷酸氟达拉滨	●		
Fluorouracil 氟尿嘧啶		●	
Furosemide 呋塞米		●	
Gallium Nitrate 硝酸镓	●		
Ganciclovir Sodium 更昔洛韦钠		●	
Gemcitabine Hydrochloride 盐酸吉西他滨	●		
Gentamicin Sulfate 硫酸庆大霉素	●		
Glycopyrrolate 格隆溴铵	●		
Haloperidol Lactate 乳酸氟哌啶醇	●		
Heparin Sodium 肝素钠	●		
Hextend 羟乙基淀粉电解质平衡溶液	●		
Hydrocortisone Sodium Phosphate 氢化可的松磷酸钠	●		
Hydrocortisone Sodium Succinate 氢化可的松琥珀酸钠	●		

药　品	可配伍	忌配伍	可　变
Hydromorphone Hydrochloride 盐酸氢吗啡酮	●		
Hydroxyzine Hydrochloride 盐酸羟嗪	●		
Ifosfamide 异环磷酰胺	●		
Imipenem-Cilastatin Sodium 亚胺培南－西司他丁钠	●		
Lansoprazole 兰索拉唑		●	
Linezolid 利奈唑胺	●		
Lorazepam 劳拉西泮		●	
Magnesium Sulfate 硫酸镁	●		
Mannitol 甘露醇	●		
Mechlorethamine Hydrochloride 盐酸氮芥	●		
Melphalan Hydrochloride 盐酸美法仑	●		
Meperidine Hydrochloride 盐酸哌替啶	●		
Meropenem 美罗培南			●
Mesna 美司钠	●		
Methotrexate Sodium 甲氨蝶呤钠	●		
Methylprednisolone Sodium Succinate 甲泼尼龙琥珀酸钠		●	
Metoclopramide Hydrochloride 盐酸甲氧氯普胺	●		
Midazolam Hydrochloride 盐酸咪达唑仑	●		
Mitomycin 丝裂霉素	●		
Mitoxantrone Hydrochloride 盐酸米托蒽醌	●		
Morphine Sulfate 硫酸吗啡	●		
Naloxone Hydrochloride 盐酸纳洛酮	●		
Neostigmine Methylsulfate 甲硫酸新斯的明	●		

药　品	可配伍	忌配伍	可　变
Oxaliplatin 奥沙利铂	●		
Paclitaxel 紫杉醇	●		
Pemetrexed Disodium 培美曲塞二钠		●	
Pentostatin 喷司他丁	●		
Piperacillin Sodium 哌拉西林钠		●	
Piperacillin Sodium-Tazobactam Sodium 哌拉西林钠－他唑巴坦钠	●		
Potassium Chloride 氯化钾	●		
Prochlorperazine Edisylate 乙二磺酸丙氯拉嗪	●		
Promethazine Hydrochloride 盐酸异丙嗪	●		
Propofol 丙泊酚	●		
Ranitidine Hydrochloride 盐酸雷尼替丁	●		
Remifentanil Hydrochloride 盐酸瑞芬太尼	●		
Sargramostim 沙格司亭		●	
Sodium Acetate 醋酸钠	●		
Sodium Bicarbonate 碳酸氢钠		●	
Streptozocin 链佐星	●		
Teniposide 替尼泊苷	●		
Thiotepa 塞替派	●		
Ticarcillin Disodium-Clavulanate Potassium 替卡西林钠－克拉维酸钾	●		
Topotecan Hydrochloride 盐酸拓扑替康	●		
Vancomycin Hydrochloride 盐酸万古霉素	●		
Vinblastine Sulfate 硫酸长春碱	●		
Vincristine Sulfate 硫酸长春新碱	●		
Vinorelbine Tartrate 酒石酸长春瑞滨	●		
Zidovudine 齐多夫定	●		

Oxaliplatin
奥沙利铂

PUMP

【描述】 一种含铂的抗肿瘤药。

【制品】 乐沙定（**Eloxatin**）：50mg/瓶和100mg/瓶，5mg/ml的浓缩液。

【制备】 加入5%葡萄糖溶液稀释成浓度为5mg/ml的溶液。含氯的溶液不能用于本品的制备或稀释。

【用法】 用于静脉滴注，制备的溶液或浓缩注射液须用250～500ml的5%葡萄糖溶液稀释。含氯溶液不能用于稀释。用5%葡萄糖溶液冲洗输液管。

【稳定性】 在控制的室温下避光保存，防止冷冻。据报道，制备的奥沙利铂冷藏48h内保持稳定。厂商指出，用5%葡萄糖溶液稀释的奥沙利铂溶液在室温下6h内保持稳定，冷藏24h内保持稳定。另有报道称，用5%葡萄糖溶液稀释的奥沙利铂溶液在室温下24h内保持稳定。

奥沙利铂与碱性药品及溶液不相容。应避免奥沙利铂溶液与针头中的铝或者输注设备的金属部分接触。铝会引起一些铂化合物降解。

配伍禁忌表

溶　液	可配伍	忌配伍	可　变
Dextrose 5% 5%葡萄糖溶液	●		

溶　液	可配伍	忌配伍	可　变
Ringer's Injection, Lactated 乳酸盐林格注射液		●	
Sodium Chloride 0.9% 0.9% 氯化钠溶液		●	

药　品	可配伍	忌配伍	可　变
Bumetanide 布美他尼	●		
Buprenorphine Hydrochloride 盐酸丁丙诺啡	●		
Butorphanol Tartrate 酒石酸布托啡诺	●		
Calcium Gluconate 葡萄糖酸钙	●		
Carboplatin 卡铂	●		
Chlorpromazine Hydrochloride 盐酸氯丙嗪	●		
Cimetidine Hydrochloride 盐酸西咪替丁	●		
Cyclophosphamide 环磷酰胺	●		
Dexamethasone Sodium Phosphate 地塞米松磷酸钠	●		
Diazepam 地西泮		●	
Diphenhydramine Hydrochloride 盐酸苯海拉明	●		
Dobutamine Hydrochloride 盐酸多巴酚丁胺	●		
Docetaxel 多西他赛	●		
Dolasetron Mesylate 甲磺酸多拉司琼	●		
Dopamine Hydrochloride 盐酸多巴胺	●		
Doxorubicin Hydrochloride 盐酸多柔比星	●		
Droperidol 氟哌利多	●		
Enalaprilat 依那普利拉	●		
Epirubicin Hydrochloride 盐酸表柔比星	●		

药　品	可配伍	忌配伍	可　变
Etoposide Phosphate 依托泊苷磷酸酯	●		
Famotidine 法莫替丁	●		
Fentanyl Citrate 枸橼酸芬太尼	●		
Furosemide 呋塞米	●		
Gemcitabine Hydrochloride 盐酸吉西他滨	●		
Granisetron Hydrochloride 盐酸格拉司琼	●		
Haloperidol Lactate 乳酸氟哌啶醇	●		
Heparin Sodium 肝素钠	●		
Hydrocortisone Sodium Succinate 氢化可的松琥珀酸钠	●		
Hydromorphone Hydrochloride 盐酸氢吗啡酮	●		
Hydroxyzine Hydrochloride 盐酸羟嗪	●		
Ifosfamide 异环磷酰胺	●		
Irinotecan Hydrochloride 盐酸依立替康	●		
Leucovorin Calcium 亚叶酸钙	●		
Lorazepam 劳拉西泮	●		
Magnesium Sulfate 硫酸镁	●		
Mannitol 甘露醇	●		
Methotrexate Sodium 甲氨蝶呤钠	●		
Meperidine Hydrochloride 盐酸哌替啶	●		
Mesna 美司钠	●		
Methylprednisolone Sodium Succinate 甲泼尼龙琥珀酸钠	●		
Metoclopramide Hydrochloride 盐酸甲氧氯普胺	●		
Mitoxantrone Hydrochloride 盐酸米托蒽醌	●		
Morphine Sulfate 硫酸吗啡	●		

药　品	可配伍	忌配伍	可　变
Nalbuphine Hydrochloride 盐酸纳布啡	●		
Ondansetron Hydrochloride 盐酸昂丹司琼	●		
Paclitaxel 紫杉醇	●		
Palonosetron Hydrochloride 盐酸帕洛诺司琼	●		
Potassium Chloride 氯化钾	●		
Prochlorperazine Edisylate 乙二磺酸丙氯拉嗪	●		
Promethazine Hydrochloride 盐酸异丙嗪	●		
Ranitidine Hydrochloride 盐酸雷尼替丁	●		
Theophylline 茶碱	●		
Topotecan Hydrochloride 盐酸拓扑替康	●		
Verapamil Hydrochloride 盐酸维拉帕米	●		
Vincristine Sulfate 硫酸长春新碱	●		
Vinorelbine Tartrate 酒石酸长春瑞滨	●		

Paclitaxel
紫杉醇

【描述】 一种天然紫杉醇类抗肿瘤药。

【制品】 泰素（**Onxol，Taxol**）：浓度为6mg/ml（浓缩液），5ml（30mg）瓶装，16.7ml（100mg）瓶装，或50ml（300mg）瓶装。

【制备】 应用相容的稀释溶液将浓缩液稀释成浓度为0.3～1.2mg/ml的溶液。只能使用非聚氯乙烯（non-PVC）塑料容器和输液装置（避免释出增塑剂）以及所连接的直径为0.22μm的微孔滤膜的过滤器。

【用法】 用于静脉滴注，滴注时间应在3h以上，已对更长滴注时间进行研究。

【稳定性】 为澄明、无色至淡黄色溶液。粘稠的浓缩液应在20～25℃的温度下避光贮存。冷冻不影响其稳定性。冷藏可能形成沉淀，但加热到室温时沉淀会再溶解。如果形成不能溶解的沉淀，本品就不能再使用。据观测，所有紫杉醇滴注溶液会不规则和在不可预知的期间内出现沉淀。稀释后的滴注溶液可能会因为配方中的表面活性剂而变得不清澈。任何容器和输液装置不吸附本品。然而，泰素中的表面活性剂从聚氯乙烯（PVC）袋和输液装置中释出增塑剂DEHP。

配伍禁忌表

溶　液	可配伍	忌配伍	可　变
Dextrose 5% 5% 葡萄糖溶液			●
Sodium Chloride 0.9% 0.9% 氯化钠溶液	●		

药　品	可配伍	忌配伍	可　变
Acyclovir Sodium 阿昔洛韦钠	●		
Amikacin Sulfate 硫酸阿米卡星	●		
Aminophylline 氨茶碱	●		
Amphotericin B 两性霉素 B		●	
Amphotericin B Cholesteryl Sulfate Complex 两性霉素 B– 硫酸胆甾醇酯复合物		●	
Ampicillin Sodium-Sulbactam Sodium 氨苄西林钠 – 舒巴坦钠	●		
Bleomycin Sulfate 硫酸博来霉素	●		
Butorphanol Tartrate 酒石酸布托啡诺	●		
Calcium Chloride 氯化钙	●		
Carboplatin 卡铂	●		
Cefepime Hydrochloride 盐酸头孢吡肟	●		
Cefotetan Disodium 头孢替坦二钠	●		
Ceftazidime 头孢他啶	●		
Ceftriaxone Sodium 头孢曲松钠	●		
Chlorpromazine Hydrochloride 盐酸氯丙嗪		●	
Cimetidine Hydrochloride 盐酸西咪替丁	●		
Cisplatin 顺铂			●
Cladribine 克拉屈滨	●		
Cyclophosphamide 环磷酰胺	●		

药　品	可配伍	忌配伍	可　变
Cytarabine 阿糖胞苷	●		
Dacarbazine 达卡巴嗪	●		
Dexamethasone Sodium Phosphate 地塞米松磷酸钠	●		
Diphenhydramine Hydrochloride 盐酸苯海拉明	●		
Doxorubicin Hydrochloride 盐酸多柔比星	●		
Doxorubicin Hydrochloride Liposome Injection 盐酸多柔比星脂质体注射液		●	
Droperidol 氟哌利多	●		
Etoposide 依托泊苷	●		
Etoposide Phosphate 依托泊苷磷酸酯	●		
Famotidine 法莫替丁	●		
Floxuridine 氟尿苷	●		
Fluconazole 氟康唑	●		
Fluorouracil 氟尿嘧啶	●		
Furosemide 呋塞米	●		
Ganciclovir Sodium 更昔洛韦钠	●		
Gemcitabine Hydrochloride 盐酸吉西他滨	●		
Gentamicin Sulfate 硫酸庆大霉素	●		
Granisetron Hydrochloride 盐酸格拉司琼	●		
Haloperidol Lactate 乳酸氟哌啶醇	●		
Heparin Sodium 肝素钠	●		
Hydrocortisone Sodium Phosphate 氢化可的松磷酸钠	●		
Hydrocortisone Sodium Succinate 氢化可的松琥珀酸钠	●		

药　品	可配伍	忌配伍	可　变
Hydromorphone Hydrochloride 盐酸氢吗啡酮	●		
Hydroxyzine Hydrochloride 盐酸羟嗪		●	
Ifosfamide 异环磷酰胺	●		
Lansoprazole 兰索拉唑	●		
Linezolid 利奈唑胺	●		
Lorazepam 劳拉西泮	●		
Magnesium Sulfate 硫酸镁	●		
Mannitol 甘露醇	●		
Meperidine Hydrochloride 盐酸哌替啶	●		
Mesna 美司钠	●		
Methotrexate Sodium 甲氨蝶呤钠	●		
Methylprednisolone Sodium Succinate 甲泼尼龙琥珀酸钠		●	
Metoclopramide Hydrochloride 盐酸甲氧氯普胺	●		
Mitoxantrone Hydrochloride 盐酸米托蒽醌		●	
Morphine Sulfate 硫酸吗啡	●		
Nalbuphine Hydrochloride 盐酸纳布啡	●		
Ondansetron Hydrochloride 盐酸昂丹司琼	●		
Oxaliplatin 奥沙利铂	●		
Palonosetron Hydrochloride 盐酸帕洛诺司琼	●		
Pemetrexed Disodium 培美曲塞二钠	●		
Pentostatin 喷司他丁	●		
Potassium Chloride 氯化钾	●		
Prochlorperazine Edisylate 乙二磺酸丙氯拉嗪	●		

药　品	可配伍	忌配伍	可　变
Propofol 丙泊酚	●		
Ranitidine Hydrochloride 盐酸雷尼替丁	●		
Sodium Bicarbonate 碳酸氢钠	●		
Thiotepa 塞替派	●		
Topotecan Hydrochloride 盐酸拓扑替康	●		
Vancomycin Hydrochloride 盐酸万古霉素	●		
Vinblastine Sulfate 硫酸长春碱	●		
Vincristine Sulfate 硫酸长春新碱	●		
Zidovudine 齐多夫定	●		

Palonosetron Hydrochloride

盐酸帕洛诺司琼

【描述】 一种5-羟色胺拮抗剂止吐药。

【制品】 **Aloxi**：浓度为0.05mg/ml，5ml（0.25mg）/瓶。pH值：4.5~5.5。

【用法】 盐酸帕洛诺司琼需静脉输注30s以上。厂商建议在盐酸帕洛诺司琼输注前后，要用0.9%氯化钠溶液冲洗输液管。

【稳定性】 在控制的室温下避光贮存，防止冷冻。

配伍禁忌表

溶 液	可配伍	忌配伍	可 变
Dextrose 5% 5% 葡萄糖溶液	●		
Dextrose 5% in Ringer's Injection, Lactated 5% 葡萄糖乳酸盐林格注射液	●		
Dextrose 5% in Sodium Chloride 0.45% 5% 葡萄糖 0.45% 氯化钠溶液	●		
Sodium Chloride 0.9% 0.9% 氯化钠溶液	●		

药 品	可配伍	忌配伍	可 变
Carboplatin 卡铂	●		
Cisplatin 顺铂	●		

药　品	可配伍	忌配伍	可　变
Dexamethasone Sodium Phosphate 地塞米松磷酸钠	●		
Docetaxel 多西他赛	●		
Irinotecan Hydrochloride 盐酸依立替康	●		
Lorazepam 劳拉西泮	●		
Midazolam Hydrochloride 盐酸咪达唑仑	●		
Oxaliplatin 奥沙利铂	●		
Paclitaxel 紫杉醇	●		
Topotecan Hydrochloride 盐酸拓扑替康	●		

Pancuronium Bromide
泮库溴铵

PIMP

【描述】 一种合成的非去极化肌松剂。

【制品】 浓度为2mg/ml，2ml或5ml安瓿装或瓶装；浓度为1mg/ml，10ml瓶装。pH值：调整后溶液为3.8～4.2。

【用法】 用于静脉直接注射或间歇性静脉滴注。

【稳定性】 未开启的本品冷藏贮存。在室温下6个月内保持稳定。未发现玻璃和塑料容器对本品有吸附性。

配伍禁忌表

溶　液	可配伍	忌配伍	可　变
Dextrose 5% 5% 葡萄糖溶液	●		
Dextrose 5% in Sodium Chloride 0.9% 5% 葡萄糖 0.9% 氯化钠溶液	●		
Ringer's Injection, Lactated 乳酸盐林格注射液	●		
Sodium Chloride 0.9% 0.9% 氯化钠溶液	●		

药　品	可配伍	忌配伍	可　变
Aminophylline 氨茶碱	●		
Caffeine Citrate 枸橼酸咖啡因	●		
Cefazolin Sodium 头孢唑林钠	●		

药　品	可配伍	忌配伍	可　变
Cefuroxime Sodium 头孢呋辛钠	●		
Cimetidine Hydrochloride 盐酸西咪替丁	●		
Ciprofloxacin 环丙沙星	●		
Diazepam 地西泮		●	
Dobutamine Hydrochloride 盐酸多巴酚丁胺	●		
Dopamine Hydrochloride 盐酸多巴胺	●		
Epinephrine Hydrochloride 盐酸肾上腺素	●		
Esmolol Hydrochloride 盐酸艾司洛尔	●		
Etomidate 依托咪酯	●		
Fenoldopam Mesylate 甲磺酸非诺多泮	●		
Fentanyl Citrate 枸橼酸芬太尼	●		
Fluconazole 氟康唑	●		
Gentamicin Sulfate 硫酸庆大霉素	●		
Heparin Sodium 肝素钠	●		
Hextend 羟乙基淀粉电解质平衡溶液	●		
Hydrocortisone Sodium Succinate 氢化可的松琥珀酸钠	●		
Isoproterenol Hydrochloride 盐酸异丙肾上腺素	●		
Levofloxacin 左氧氟沙星	●		
Lorazepam 劳拉西泮	●		
Meperidine Hydrochloride 盐酸哌替啶	●		
Midazolam Hydrochloride 盐酸咪达唑仑	●		
Milrinone Lactate 乳酸米力农	●		
Morphine Sulfate 硫酸吗啡	●		
Neostigmine Methylsulfate 甲硫酸新斯的明	●		
Nitroglycerin 硝酸甘油	●		

药　品	可配伍	忌配伍	可　变
Pantoprazole Sodium 泮托拉唑钠		●	
Promethazine Hydrochloride 盐酸异丙嗪	●		
Propofol 丙泊酚			●
Ranitidine Hydrochloride 盐酸雷尼替丁	●		
Sodium Nitroprusside 硝普钠	●		
Succinylcholine Chloride 氯琥珀胆碱	●		
Thiopental Sodium 硫喷妥钠		●	
Trimethoprim-Sulfamethoxazole 复方磺胺甲噁唑（甲氧苄啶－磺胺甲噁唑）	●		
Tubocurarine Chloride 氯化筒箭毒碱	●		
Vancomycin Hydrochloride 盐酸万古霉素	●		
Verapamil Hydrochloride 盐酸维拉帕米	●		

Pantoprazole Sodium
泮托拉唑钠

【描述】 一种用于抗胃酸分泌的质子泵抑制药。

【制品】 **Protonix I.V.**：40mg/瓶。pH 值：9～10.5。

【制备】 40mg/瓶本品加入 10ml 的 0.9% 氯化钠溶液制备成浓度为4mg/ml的溶液。用于静脉滴注时，1瓶制备的药液可再次加入100ml的0.9%氯化钠溶液，或5%葡萄糖溶液或乳酸盐林格注射液稀释成浓度约0.4mg/ml的溶液。

【用法】 用0.9%氯化钠溶液制备的浓度为4mg/ml的泮托拉唑钠可用于静脉注射，注射时间至少2min。制备的溶液也可以用相容的输液稀释至浓度约为0.4mg/ml，用于静脉滴注，滴注时间15min以上。

【稳定性】 在室温下避光贮存。制备后的泮托拉唑钠注射液在使用前可在室温下保存达6h。制备后的溶液不能冷冻。用相容的输液稀释后的溶液，在使用前可在室温下保存达24h。溶液无需避光。

配伍禁忌表

溶　液	可配伍	忌配伍	可　变
Dextrose 5% 5% 葡萄糖溶液	●		
Ringer's Injection, Lactated 乳酸盐林格注射液	●		
Sodium Chloride 0.9% 0.9% 氯化钠溶液	●		

药　品	可配伍	忌配伍	可　变
Acetazolamide 乙酰唑胺	●		
Acyclovir Sodium 阿昔洛韦钠		●	
Alprostadil 前列地尔	●		
Amikacin Sulfate 硫酸阿米卡星		●	
Aminophylline 氨茶碱	●		
Amiodarone Hydrochloride 盐酸胺碘酮		●	
Amphotericin B 两性霉素 B		●	
Ampicillin Sodium 氨苄西林钠	●		
Atropine Sulfate 硫酸阿托品		●	
Caffeine Citrate 枸橼酸咖啡因		●	
Calcium Chloride 氯化钙		●	
Calcium Gluconate 葡萄糖酸钙		●	
Cefazolin Sodium 头孢唑林钠			●
Cefotaxime Sodium 头孢噻肟钠		●	
Cefoxitin Sodium 头孢西丁钠		●	
Ceftazidime 头孢他啶		●	
Ceftriaxone Sodium 头孢曲松钠	●		
Cefuroxime Sodium 头孢呋辛钠		●	
Chlorpromazine Hydrochloride 盐酸氯丙嗪		●	
Ciprofloxacin 环丙沙星		●	
Clindamycin Phosphate 磷酸克林霉素		●	
Cloxacillin Sodium 氯唑西林钠		●	
Cyclosporine 环孢素		●	
Dexamethasone Sodium Phosphate 地塞米松磷酸钠		●	
Diazepam 地西泮		●	
Digoxin 地高辛		●	
Dimenhydrinate 茶苯海明			●

药　品	可配伍	忌配伍	可　变
Diphenhydramine Hydrochloride 盐酸苯海拉明		●	
Dobutamine Hydrochloride 盐酸多巴酚丁胺			●
Dopamine Hydrochloride 盐酸多巴胺		●	
Enalaprilat 依那普利拉		●	
Epinephrine Hydrochloride 盐酸肾上腺素			●
Esmolol Hydrochloride 盐酸艾司洛尔		●	
Estrogens, Conjugated 结合雌激素		●	
Fentanyl Citrate 枸橼酸芬太尼		●	
Fluconazole 氟康唑		●	
Furosemide 呋塞米			●
Gentamicin Sulfate 硫酸庆大霉素		●	
Heparin Sodium 肝素钠		●	
Hydralazine Hydrochloride 盐酸肼屈嗪		●	
Hydrocortisone Sodium Succinate 氢化可的松琥珀酸钠		●	
Hydromorphone Hydrochloride 盐酸氢吗啡酮		●	
Indomethacin Sodium Trihydrate 吲哚美辛钠三水合物		●	
Insulin, Regular 正规胰岛素			●
Isoproterenol Hydrochloride 盐酸异丙肾上腺素		●	
Labetalol Hydrochloride 盐酸拉贝洛尔		●	
Lidocaine Hydrochloride 盐酸利多卡因		●	
Lorazepam 劳拉西泮		●	
Magnesium Sulfate 硫酸镁		●	

药　品	可配伍	忌配伍	可　变
Mannitol 甘露醇		●	
Meperidine Hydrochloride 盐酸哌替啶		●	
Meropenem 美罗培南		●	
Methylprednisolone Sodium Succinate 甲泼尼龙琥珀酸钠		●	
Metoclopramide Hydrochloride 盐酸甲氧氯普胺		●	
Metronidazole 甲硝唑		●	
Midazolam Hydrochloride 盐酸咪达唑仑		●	
Morphine Sulfate 硫酸吗啡			●
Multivitamins 复合维生素制剂		●	
Naloxone Hydrochloride 盐酸纳洛酮		●	
Nitroglycerin 硝酸甘油			●
Norepinephrine Bitartrate 重酒石酸去甲肾上腺素			●
Octreotide 奥曲肽			●
Oxytocin 缩宫素		●	
Pancuronium Bromide 泮库溴铵		●	
Penicillin G Sodium 青霉素钠	●		
Phenobarbital Sodium 苯巴比妥钠		●	
Phenytoin Sodium 苯妥英钠		●	
Piperacillin Sodium 哌拉西林钠	●		
Piperacillin Sodium-Tazobactam Sodium 哌拉西林钠－他唑巴坦钠		●	
Potassium Chloride 氯化钾	●		
Potassium Phosphates 磷酸钾		●	
Procainamide Hydrochloride 盐酸普鲁卡因胺	●		

药　品	可配伍	忌配伍	可　变
Prochlorperazine Edisylate 乙二磺酸丙氯拉嗪		●	
Propofol 丙泊酚			●
Propranolol Hydrochloride 盐酸普萘洛尔		●	
Ranitidine Hydrochloride 盐酸雷尼替丁		●	
Salbutamol 沙丁胺醇		●	
Sodium Bicarbonate 碳酸氢钠		●	
Sodium Nitroprusside 硝普钠		●	
Thiopental Sodium 硫喷妥钠		●	
Ticarcillin Disodium-Clavulanate Potassium 替卡西林钠－克拉维酸钾	●		
Tobramycin Sulfate 硫酸妥布霉素		●	
Trimethoprim-Sulfamethoxazole 复方磺胺甲噁唑（甲氧苄啶－磺胺甲噁唑）		●	
Vancomycin Hydrochloride 盐酸万古霉素	●		
Vasopressin 加压素	●		
Vecuronium Bromide 维库溴铵		●	
Verapamil Hydrochloride 盐酸维拉帕米		●	
Zidovudine 齐多夫定	●		

Pemetrexed Disodium
培美曲塞二钠

PEMP

【描述】 一种叶酸拮抗剂抗肿瘤药。

【制品】 **Alimta**：500mg/瓶。pH值：6.6～7.8。

【制备】 500mg/瓶加入20ml的0.9%氯化钠溶液（不含抑菌剂）轻摇制备成浓度为25mg/ml的溶液。制备的培美曲塞二钠溶液必须加入0.9%氯化钠溶液稀释至100ml。

【用法】 用于静脉滴注，滴注时间10min以上。

【稳定性】 在室温下贮存。制备后的溶液在室温、光照及冷藏条件下物理和化学性质均稳定达24h。用0.9%氯化钠溶液稀释的用于静脉滴注的培美曲塞二钠溶液在室温、光照及冷藏条件下24h内都保持稳定。

配伍禁忌表

溶　液	可配伍	忌配伍	可　变
Ringer's Injection 林格注射液		●	
Ringer's Injection, Lactated 乳酸盐林格注射液		●	
Sodium Chloride 0.9% 0.9% 氯化钠溶液	●		

药 品	可配伍	忌配伍	可 变
Acyclovir Sodium 阿昔洛韦钠	●		
Amifostine 氨磷汀	●		
Amikacin Sulfate 硫酸阿米卡星	●		
Aminophylline 氨茶碱	●		
Amphotericin B 两性霉素 B		●	
Ampicillin Sodium 氨苄西林钠	●		
Ampicillin Sodium-Sulbactam Sodium 氨苄西林钠－舒巴坦钠	●		
Aztreonam 氨曲南	●		
Bumetanide 布美他尼	●		
Buprenorphine Hydrochloride 盐酸丁丙诺啡	●		
Butorphanol Tartrate 酒石酸布托啡诺	●		
Calcium Gluconate 葡萄糖酸钙		●	
Carboplatin 卡铂	●		
Cefazolin Sodium 头孢唑林钠		●	
Cefotaxime Sodium 头孢噻肟钠		●	
Cefotetan Disodium 头孢替坦二钠		●	
Cefoxitin Sodium 头孢西丁钠		●	
Ceftazidime 头孢他啶		●	
Ceftizoxime Sodium 头孢唑肟钠	●		
Ceftriaxone Sodium 头孢曲松钠	●		
Cefuroxime Sodium 头孢呋辛钠	●		
Chlorpromazine Hydrochloride 盐酸氯丙嗪		●	
Cimetidine Hydrochloride 盐酸西咪替丁	●		
Ciprofloxacin 环丙沙星		●	
Cisplatin 顺铂	●		
Clindamycin Phosphate 磷酸克林霉素	●		

药　品	可配伍	忌配伍	可　变
Cyclophosphamide 环磷酰胺	●		
Cytarabine 阿糖胞苷	●		
Dexamethasone Sodium Phosphate 地塞米松磷酸钠	●		
Dexrazoxane 右雷佐生	●		
Diphenhydramine Hydrochloride 盐酸苯海拉明	●		
Dobutamine Hydrochloride 盐酸多巴酚丁胺		●	
Docetaxel 多西他赛	●		
Dopamine Hydrochloride 盐酸多巴胺	●		
Doxorubicin Hydrochloride 盐酸多柔比星		●	
Doxycycline Hyclate 盐酸多西环素		●	
Droperidol 氟哌利多		●	
Enalaprilat 依那普利拉	●		
Famotidine 法莫替丁	●		
Fluconazole 氟康唑	●		
Fluorouracil 氟尿嘧啶	●		
Ganciclovir Sodium 更昔洛韦钠	●		
Gemcitabine Hydrochloride 盐酸吉西他滨		●	
Gentamicin Sulfate 硫酸庆大霉素		●	
Granisetron Hydrochloride 盐酸格拉司琼	●		
Haloperidol Lactate 乳酸氟哌啶醇	●		
Heparin Sodium 肝素钠	●		
Hydromorphone Hydrochloride 盐酸氢吗啡酮	●		
Hydroxyzine Hydrochloride 盐酸羟嗪	●		
Ifosfamide 异环磷酰胺	●		

药　品	可配伍	忌配伍	可　变
Irinotecan Hydrochloride 盐酸依立替康		●	
Leucovorin Calcium 亚叶酸钙	●		
Lorazepam 劳拉西泮	●		
Mannitol 甘露醇	●		
Meperidine Hydrochloride 盐酸哌替啶	●		
Mesna 美司钠	●		
Methylprednisolone Sodium Succinate 甲泼尼龙琥珀酸钠	●		
Metoclopramide Hydrochloride 盐酸甲氧氯普胺	●		
Metronidazole 甲硝唑		●	
Mitoxantrone Hydrochloride 盐酸米托蒽醌		●	
Morphine Sulfate 硫酸吗啡	●		
Nalbuphine Hydrochloride 盐酸纳布啡		●	
Ondansetron Hydrochloride 盐酸昂丹司琼		●	
Paclitaxel 紫杉醇	●		
Potassium Chloride 氯化钾	●		
Prochlorperazine Edisylate 乙二磺酸丙氯拉嗪		●	
Promethazine Hydrochloride 盐酸异丙嗪	●		
Ranitidine Hydrochloride 盐酸雷尼替丁	●		
Sodium Bicarbonate 碳酸氢钠	●		
Ticarcillin Disodium-Clavulanate Potassium 替卡西林钠－克拉维酸钾	●		
Tobramycin Sulfate 硫酸妥布霉素		●	
Topotecan Hydrochloride 盐酸拓扑替康		●	
Trimethoprim-Sulfamethoxazole 复方磺胺甲噁唑（甲氧苄啶－磺胺甲噁唑）	●		

药　品	可配伍	忌配伍	可　变
Vancomycin Hydrochloride 盐酸万古霉素	●		
Vinblastine Sulfate 硫酸长春碱	●		
Vincristine Sulfate 硫酸长春新碱	●		
Zidovudine 齐多夫定	●		

Penicillin G Potassium

青霉素钾

【描述】 一种天然的具有抗菌作用的青霉素类抗生素。

【制品】 有无数的品牌和制品，100万～2000万U/瓶，或预配的含量为100万U、200万U或300万U的冷冻滴注液。pH值：制备后溶液为6～8.5，预配的冷冻滴注液为5.5～8。

【制备】 依照标签说明，根据给药途径，选用灭菌注射用水、5%葡萄糖溶液或0.9%氯化钠溶液制备。

【用法】 用于肌内注射、持续或间歇性静脉滴注，也用于鞘内注射、关节腔内注射、胸膜内注射和其他局部注射。高剂量静脉滴注应缓慢，以避免电解质失衡。

【稳定性】 制备的溶液在冷藏条件下7d内保持稳定。青霉素钾在pH值约为7时最稳定，当pH值低于5.5或高于8时，会迅速失活。

配伍禁忌表

溶　液	可配伍	忌配伍	可　变
Dextrose 5% 5%葡萄糖溶液	●		
Dextrose 5% in Ringer's Injection 5%葡萄糖林格注射液	●		
Dextrose 5% in Ringer's Injection, Lactated 5%葡萄糖乳酸盐林格注射液	●		

溶　液	可配伍	忌配伍	可　变
Dextrose 5% in Sodium Chloride 0.2%, 0.45%, & 0.9% 5% 葡萄糖 0.2% 或 0.45% 或 0.9% 氯化钠溶液	●		
Ringer's Injection 林格注射液	●		
Ringer's Injection, Lactated 乳酸盐林格注射液	●		
Sodium Chloride 0.9% 0.9% 氯化钠溶液	●		

药　品	可配伍	忌配伍	可　变
Acyclovir Sodium 阿昔洛韦钠	●		
Amikacin Sulfate 硫酸阿米卡星			●
Aminophylline 氨茶碱		●	
Amiodarone Hydrochloride 盐酸胺碘酮	●		
Amphotericin B 两性霉素 B		●	
Ascorbic Acid Injection 维生素 C 注射液	●		
Barbiturates 巴比妥酸盐		●	
Caffeine Citrate 枸橼酸咖啡因	●		
Calcium Chloride & Gluconate 氯化钙或葡萄糖酸钙	●		
Chloramphenicol Sodium Succinate 氯霉素琥珀酸钠	●		
Chlorpromazine Hydrochloride 盐酸氯丙嗪		●	
Cimetidine Hydrochloride 盐酸西咪替丁	●		
Clindamycin Phosphate 磷酸克林霉素	●		

药　品	可配伍	忌配伍	可　变
Colistimethate Sodium 多粘菌素 E 甲磺酸钠	●		
Corticotropin 促皮质素	●		
Cyclophosphamide 环磷酰胺	●		
Diltiazem Hydrochloride 盐酸地尔硫䓬	●		
Dimenhydrinate 茶苯海明	●		
Diphenhydramine Hydrochloride 盐酸苯海拉明	●		
Dopamine Hydrochloride 盐酸多巴胺		●	
Enalaprilat 依那普利拉	●		
Ephedrine Sulfate 硫酸麻黄碱	●		
Erythromycin Lactobionate 乳糖酸红霉素	●		
Esmolol Hydrochloride 盐酸艾司洛尔	●		
Fluconazole 氟康唑	●		
Foscarnet Sodium 膦甲酸钠	●		
Furosemide 呋塞米	●		
Heparin Sodium 肝素钠			●
Hydrocortisone Sodium Succinate 氢化可的松琥珀酸钠			●
Hydromorphone Hydrochloride 盐酸氢吗啡酮	●		
Hydroxyzine Hydrochloride 盐酸羟嗪		●	
Kanamycin Sulfate 硫酸卡那霉素	●		
Labetalol Hydrochloride 盐酸拉贝洛尔	●		
Lidocaine Hydrochloride 盐酸利多卡因	●		
Lincomycin Hydrochloride 盐酸林可霉素			●
Magnesium Sulfate 硫酸镁	●		
Meperidine Hydrochloride 盐酸哌替啶	●		

Penicillin G Potassium 青霉素钾

药　品	可配伍	忌配伍	可　变
Methylprednisolone Sodium Succinate 甲泼尼龙琥珀酸钠	●		
Metoclopramide Hydrochloride 盐酸甲氧氯普胺		●	
Metronidazole 甲硝唑			●
Morphine Sulfate 硫酸吗啡	●		
Nicardipine Hydrochloride 盐酸尼卡地平	●		
Pentobarbital Sodium 戊巴比妥钠		●	
Phenytoin Sodium 苯妥英钠		●	
Polymyxin B Sulfate 硫酸多粘菌素 B	●		
Potassium Chloride 氯化钾	●		
Procaine Hydrochloride 盐酸普鲁卡因	●		
Prochlorperazine Edisylate 乙二磺酸丙氯拉嗪			●
Promethazine Hydrochloride 盐酸异丙嗪			●
Ranitidine Hydrochloride 盐酸雷尼替丁	●		
Sodium Bicarbonate 碳酸氢钠		●	
Tacrolimus 他克莫司	●		
Theophylline 茶碱	●		
Thiopental Sodium 硫喷妥钠		●	
Vancomycin Hydrochloride 盐酸万古霉素		●	
Verapamil Hydrochloride 盐酸维拉帕米	●		

Penicillin G Sodium
青霉素钠

【描述】 一种天然的具有抗菌作用的青霉素类抗生素。

【制品】 500万U/瓶。pH值：制备后溶液为5～7.5。

【制备】 根据给药途径，用灭菌注射用水、5%葡萄糖溶液或0.9%氯化钠溶液制备，用量及浓度如下：

稀释液量（ml）	浓度（U/ml）
8	50万
3	100万

【用法】 用于肌内注射、持续或间歇性静脉滴注。高剂量静脉滴注应缓慢，以避免电解质失衡。

【稳定性】 未开启的本品在室温下贮存。制备的溶液在冷藏条件下7d内保持稳定。静脉滴注液在室温下至少在24h内保持稳定。在室温下pH值为6.8时最稳定。当pH值为5.4～8.5时，在24h内活性丢失不超过10%。

配伍禁忌表

溶　液	可配伍	忌配伍	可　变
Dextrose 5% 5% 葡萄糖溶液			●
Fat Emulsion 10%, IV 10% 脂肪乳静脉注射液		●	

溶　液	可配伍	忌配伍	可　变
Sodium Chloride 0.9% 0.9% 氯化钠溶液	●		

药　品	可配伍	忌配伍	可　变
Amphotericin B 两性霉素 B		●	
Bleomycin Sulfate 硫酸博来霉素		●	
Caffeine Citrate 枸橼酸咖啡因	●		
Calcium Chloride & Gluconate 氯化钙或葡萄糖酸钙	●		
Chloramphenicol Sodium Succinate 氯霉素琥珀酸钠	●		
Chlorpromazine Hydrochloride 盐酸氯丙嗪		●	
Cimetidine Hydrochloride 盐酸西咪替丁	●		
Clindamycin Phosphate 磷酸克林霉素	●		
Colistimethate Sodium 多粘菌素 E 甲磺酸钠	●		
Cytarabine 阿糖胞苷		●	
Dimenhydrinate 茶苯海明	●		
Diphenhydramine Hydrochloride 盐酸苯海拉明	●		
Erythromycin Lactobionate 乳糖酸红霉素	●		
Furosemide 呋塞米	●		
Gentamicin Sulfate 硫酸庆大霉素			●
Heparin Sodium 肝素钠			●
Hydrocortisone Sodium Succinate 氢化可的松琥珀酸钠	●		
Hydroxyzine Hydrochloride 盐酸羟嗪		●	
Kanamycin Sulfate 硫酸卡那霉素			●

药　品	可配伍	忌配伍	可　变
Levofloxacin 左氧氟沙星	●		
Lincomycin Hydrochloride 盐酸林可霉素			●
Methylprednisolone Sodium Succinate 甲泼尼龙琥珀酸钠		●	
Pantoprazole Sodium 泮托拉唑钠	●		
Polymyxin B Sulfate 硫酸多粘菌素 B	●		
Potassium Chloride 氯化钾			●
Procaine Hydrochloride 盐酸普鲁卡因	●		
Prochlorperazine Mesylate 甲磺酸丙氯拉嗪		●	
Promethazine Hydrochloride 盐酸异丙嗪		●	
Ranitidine Hydrochloride 盐酸雷尼替丁	●		
Streptomycin Sulfate 硫酸链霉素	●		
Vancomycin Hydrochloride 盐酸万古霉素		●	
Verapamil Hydrochloride 盐酸维拉帕米	●		

Penicillin G Sodium 青霉素钠

Pentazocine Lactate
乳酸喷他佐辛

【描述】 一种合成的阿片类镇痛药。

【制品】 **Talwin**：浓度为30mg/ml，1ml或2ml安瓿装，一次性注射器装，或10ml瓶装。pH值：4～5。

【用法】 用于肌内注射、皮下注射或静脉注射。为避免多次肌内注射和皮下注射造成组织损伤，注射部位应定期更换。为避免组织损伤，皮下注射仅在必须时才使用。

【稳定性】 在室温下贮存，防止冷冻，贮存温度不能超过40℃。

配伍禁忌表

药　品	可配伍	忌配伍	可　变
Aminophylline 氨茶碱		●	
Amobarbital Sodium 异戊巴比妥钠		●	
Atropine Sulfate 硫酸阿托品	●		
Butorphanol Tartrate 酒石酸布托啡诺	●		
Chlorpromazine Hydrochloride 盐酸氯丙嗪	●		
Cimetidine Hydrochloride 盐酸西咪替丁	●		
Dimenhydrinate 茶苯海明	●		
Diphenhydramine Hydrochloride 盐酸苯海拉明	●		
Droperidol 氟哌利多	●		
Fentanyl Citrate 枸橼酸芬太尼	●		

药　品	可配伍	忌配伍	可　变
Glycopyrrolate 格隆溴铵		●	
Heparin Sodium 肝素钠			●
Hydrocortisone Sodium Succinate 氢化可的松琥珀酸钠	●		
Hydromorphone Hydrochloride 盐酸氢吗啡酮	●		
Hydroxyzine Hydrochloride 盐酸羟嗪	●		
Meperidine Hydrochloride 盐酸哌替啶	●		
Metoclopramide Hydrochloride 盐酸甲氧氯普胺	●		
Morphine Sulfate 硫酸吗啡	●		
Nafcillin Sodium 萘夫西林钠		●	
Pentobarbital Sodium 戊巴比妥钠		●	
Phenobarbital Sodium 苯巴比妥钠		●	
Potassium Chloride 氯化钾	●		
Prochlorperazine Edisylate 乙二磺酸丙氯拉嗪	●		
Promethazine Hydrochloride 盐酸异丙嗪	●		
Ranitidine Hydrochloride 盐酸雷尼替丁	●		
Scopolamine Hydrobromide 氢溴酸东莨菪碱	●		
Sodium Bicarbonate 碳酸氢钠		●	

Pentazocine Lactate 乳酸喷他佐辛

Pentobarbital Sodium
戊巴比妥钠

【描述】 一种短效的巴比妥酸盐类镇静催眠剂。

【制品】 戊巴比妥钠（**Nembutal**）：浓度为50mg/ml，20ml（1g）多倍剂量瓶装，或 50ml（2.5g）多倍剂量瓶装。pH 值：约 9.5。

【用法】 用于深部肌内注射或缓慢静脉注射，通常注射液浓度为50mg/ml。静脉注射速度不能超过50mg/min。用于肌内注射，在任何部位的注射量不能超过 5ml（250mg）。

【稳定性】 未开启的本品在室温下贮存，防止高温和冷冻。戊巴比妥钠水溶液不稳定，以丙二醇为溶剂的戊巴比妥钠溶液更加稳定。戊巴比妥在酸性介质中可能产生沉淀。塑料静脉注射袋或过滤器不吸附本品。

配伍禁忌表

溶　液	可配伍	忌配伍	可　变
Dextrose 5% 5% 葡萄糖溶液	●		
Dextrose 5% in Ringer's Injection, Lactated 5% 葡萄糖乳酸盐林格注射液	●		
Dextrose 5% in Sodium Chloride 0.2%, 0.45%, & 0.9% 5% 葡萄糖 0.2% 或 0.45% 或 0.9% 氯化钠溶液	●		

溶　液	可配伍	忌配伍	可　变
Ringer's Injection, Lactated 乳酸盐林格注射液	●		
Sodium Chloride 0.45% & 0.9% 0.45% 或 0.9% 氯化钠溶液	●		

药　品	可配伍	忌配伍	可　变
Acyclovir Sodium 阿昔洛韦钠	●		
Amikacin Sulfate 硫酸阿米卡星	●		
Aminophylline 氨茶碱	●		
Amphotericin B Cholesteryl Sulfate Complex 两性霉素 B- 硫酸胆甾醇酯复合物		●	
Atropine Sulfate 硫酸阿托品			●
Butorphanol Tartrate 酒石酸布托啡诺		●	
Calcium Chloride 氯化钙	●		
Cefazolin Sodium 头孢唑林钠		●	
Chloramphenicol Sodium Succinate 氯霉素琥珀酸钠	●		
Chlorpromazine Hydrochloride 盐酸氯丙嗪			●
Cimetidine Hydrochloride 盐酸西咪替丁		●	
Clindamycin Phosphate 磷酸克林霉素		●	
Dimenhydrinate 茶苯海明			●
Diphenhydramine Hydrochloride 盐酸苯海拉明		●	
Droperidol 氟哌利多		●	
Ephedrine Sulfate 硫酸麻黄碱			●
Erythromycin Lactobionate 乳糖酸红霉素	●		
Fenoldopam Mesylate 甲磺酸非诺多泮		●	
Fentanyl Citrate 枸橼酸芬太尼		●	

药　品	可配伍	忌配伍	可　变
Glycopyrrolate 格隆溴铵		●	
Hyaluronidase 玻璃酸酶	●		
Hydrocortisone Sodium Succinate 氢化可的松琥珀酸钠			●
Hydromorphone Hydrochloride 盐酸氢吗啡酮	●		
Hydroxyzine Hydrochloride 盐酸羟嗪		●	
Insulin, Regular 正规胰岛素			●
Isoproterenol Hydrochloride 盐酸异丙肾上腺素		●	
Lansoprazole 兰索拉唑		●	
Lidocaine Hydrochloride 盐酸利多卡因	●		
Linezolid 利奈唑胺	●		
Meperidine Hydrochloride 盐酸哌替啶		●	
Methyldopate Hydrochloride 盐酸甲基多巴		●	
Midazolam Hydrochloride 盐酸咪达唑仑		●	
Morphine Sulfate 硫酸吗啡			●
Nalbuphine Hydrochloride 盐酸纳布啡		●	
Neostigmine Methylsulfate 甲硫酸新斯的明	●		
Norepinephrine Bitartrate 重酒石酸去甲肾上腺素		●	
Pancuronium Bromide 泮库溴铵		●	
Penicillin G Potassium 青霉素钾		●	
Pentazocine Lactate 乳酸喷他佐辛		●	
Phenytoin Sodium 苯妥英钠		●	
Prochlorperazine Edisylate 乙二磺酸丙氯拉嗪		●	
Promethazine Hydrochloride 盐酸异丙嗪			●

药　品	可配伍	忌配伍	可　变
Propofol 丙泊酚	●		
Ranitidine Hydrochloride 盐酸雷尼替丁		●	
Scopolamine Hydrobromide 氢溴酸东莨菪碱	●		
Sodium Bicarbonate 碳酸氢钠			●
Streptomycin Sulfate 硫酸链霉素		●	
Succinylcholine Chloride 氯琥珀胆碱			●
Thiopental Sodium 硫喷妥钠	●		
Vancomycin Hydrochloride 盐酸万古霉素		●	
Verapamil Hydrochloride 盐酸维拉帕米	●		

Phenobarbital Sodium
苯巴比妥钠

【描述】 一种长效的巴比妥类镇静剂和抗惊厥药。

【制品】 有很多品牌和制品，浓度为30 ~ 130mg/ml，溶液为丙二醇、乙醇和水的混合物。pH 值：9.2 ~ 10.2。

【用法】 用于肌内注射或缓慢静脉注射。静脉注射时速度不能超过 60mg/min。该注射液呈高度碱性，可能引起局部组织损伤。不能用于皮下注射。

【稳定性】 未开启的本品在室温下避光贮存。水溶液通常被认为不稳定。在室温下，10% 苯巴比妥钠的水溶液在 4 周内可分解 7%。本药溶液可能产生沉淀，这取决于溶液的浓度和 pH 值。有沉淀物的溶液不能使用。

配伍禁忌表

溶　液	可配伍	忌配伍	可　变
Dextrose 5% 5% 葡萄糖溶液	●		
Dextrose 5% in Ringer's Injection 5% 葡萄糖林格注射液	●		
Dextrose 5% in Ringer's Injection, Lactated 5% 葡萄糖乳酸盐林格注射液	●		

溶　液	可配伍	忌配伍	可　变
Dextrose 5% in Sodium Chloride 0.2%, 0.45%, & 0.9% 5% 葡萄糖 0.2% 或 0.45% 或 0.9% 氯化钠溶液	●		
Ringer's Injection 林格注射液	●		
Ringer's Injection, Lactated 乳酸盐林格注射液	●		
Sodium Chloride 0.45% & 0.9% 0.45% 或 0.9% 氯化钠溶液	●		

药　品	可配伍	忌配伍	可　变
Amikacin Sulfate 硫酸阿米卡星	●		
Aminophylline 氨茶碱	●		
Amphotericin B Cholesteryl Sulfate Complex 两性霉素 B– 硫酸胆甾醇酯复合物		●	
Atracurium Besylate 苯磺酸阿曲库铵		●	
Caffeine Citrate 枸橼酸咖啡因	●		
Calcium Chloride & Gluconate 氯化钙或葡萄糖酸钙	●		
Chlorpromazine Hydrochloride 盐酸氯丙嗪		●	
Cimetidine Hydrochloride 盐酸西咪替丁		●	
Clindamycin Phosphate 磷酸克林霉素		●	
Colistimethate Sodium 多粘菌素 E 甲磺酸钠	●		
Dimenhydrinate 茶苯海明			●
Diphenhydramine Hydrochloride 盐酸苯海拉明		●	

药　品	可配伍	忌配伍	可　变
Doxapram Hydrochloride 盐酸多沙普仑	●		
Droperidol 氟哌利多		●	
Enalaprilat 依那普利拉	●		
Ephedrine Sulfate 硫酸麻黄碱		●	
Fentanyl Citrate 枸橼酸芬太尼	●		
Fosphenytoin Sodium 磷苯妥英钠	●		
Heparin Sodium 肝素钠	●		
Hydralazine Hydrochloride 盐酸肼屈嗪		●	
Hydrocortisone Sodium Succinate 氢化可的松琥珀酸钠		●	
Hydromorphone Hydrochloride 盐酸氢吗啡酮			●
Hydroxyzine Hydrochloride 盐酸羟嗪		●	
Insulin, Regular 正规胰岛素		●	
Isoproterenol Hydrochloride 盐酸异丙肾上腺素		●	
Kanamycin Sulfate 硫酸卡那霉素		●	
Lansoprazole 兰索拉唑		●	
Levofloxacin 左氧氟沙星	●		
Linezolid 利奈唑胺	●		
Meperidine Hydrochloride 盐酸哌替啶		●	
Meropenem 美罗培南	●		
Methadone Hydrochloride 盐酸美沙酮	●		
Morphine Sulfate 硫酸吗啡			●
Norepinephrine Bitartrate 重酒石酸去甲肾上腺素		●	
Pancuronium Bromide 泮库溴铵		●	
Pantoprazole Sodium 泮托拉唑钠		●	

药　品	可配伍	忌配伍	可　变
Pentazocine Lactate 乳酸喷他佐辛		●	
Phenytoin Sodium 苯妥英钠		●	
Polymyxin B Sulfate 硫酸多粘菌素 B	●		
Procaine Hydrochloride 盐酸普鲁卡因		●	
Prochlorperazine Edisylate 乙二磺酸丙氯拉嗪		●	
Promethazine Hydrochloride 盐酸异丙嗪		●	
Propofol 丙泊酚	●		
Ranitidine Hydrochloride 盐酸雷尼替丁		●	
Streptomycin Sulfate 硫酸链霉素		●	
Succinylcholine Chloride 氯琥珀胆碱		●	
Sufentanil Citrate 枸橼酸舒芬太尼			●
Thiopental Sodium 硫喷妥钠	●		
Vancomycin Hydrochloride 盐酸万古霉素		●	
Verapamil Hydrochloride 盐酸维拉帕米	●		

Phenytoin Sodium
苯妥英钠

PUMP

【描述】 一种抗惊厥的巴比妥类衍生物。

【制品】 每瓶含量为100mg（2ml）或250mg（5ml）。pH值：调整到 12。

【用法】 用于静脉直接注射或肌内注射，由于肌内注射的吸收迟缓，所以静脉注射为首选。不能用于皮下注射。静脉注射时，成年患者的注射速度不能超过50mg/min，新生儿的注射速度不能超过每分钟 1 ~ 3mg/kg。静脉注射后，用 0.9% 氯化钠溶液冲洗，以减轻疼痛。

【稳定性】 只要注射液保持清澈澄明，并无沉淀物产生时，苯妥英钠溶液可保持稳定。在冷藏或冷冻时，有可能产生沉淀，但是在室温下会溶解。沉淀物溶解后，该药品可以继续使用。注射液可能呈微黄色，这对药效没有影响。未发现塑料静脉注射袋、输液装置或注射器对本品有吸附性。

配伍禁忌表

溶　液	可配伍	忌配伍	可　变
Dextrose 5% 5% 葡萄糖溶液		●	
Dextrose 5% in Sodium Chloride 0.9% 5% 葡萄糖 0.9% 氯化钠溶液		●	

溶　液	可配伍	忌配伍	可　变
Fat Emulsion 10%, IV 10% 脂肪乳静脉注射液		●	
Ringer's Injection, Lactated * 乳酸盐林格注射液 *		●	
Sodium Chloride 0.9% * 0.9% 氯化钠溶液 *			●

注：* 根据不同的浓度和 pH 值，苯妥英在制备溶液后不会立即析出结晶，但几小时内便会有结晶出现。

药　品	可配伍	忌配伍	可　变
Amikacin Sulfate 硫酸阿米卡星		●	
Aminophylline 氨茶碱		●	
Amphotericin B Cholesteryl Sulfate Complex 两性霉素 B－硫酸胆甾醇酯复合物		●	
Barbiturates 巴比妥酸盐		●	
Cefepime Hydrochloride 盐酸头孢吡肟		●	
Ceftazidime 头孢他啶		●	
Ciprofloxacin 环丙沙星		●	
Clindamycin Phosphate 磷酸克林霉素		●	
Diltiazem Hydrochloride 盐酸地尔硫䓬		●	
Dimenhydrinate 茶苯海明		●	
Diphenhydramine Hydrochloride 盐酸苯海拉明		●	
Dobutamine Hydrochloride 盐酸多巴酚丁胺		●	
Enalaprilat 依那普利拉		●	
Esmolol Hydrochloride 盐酸艾司洛尔	●		
Famotidine 法莫替丁	●		
Fenoldopam Mesylate 甲磺酸非诺多泮		●	

药　品	可配伍	忌配伍	可　变
Fentanyl Citrate 枸橼酸芬太尼		●	
Fluconazole 氟康唑	●		
Foscarnet Sodium 膦甲酸钠	●		
Gentamicin Sulfate 硫酸庆大霉素		●	
Heparin Sodium 肝素钠		●	
Hydromorphone Hydrochloride 盐酸氢吗啡酮		●	
Hydroxyzine Hydrochloride 盐酸羟嗪		●	
Insulin, Regular 正规胰岛素		●	
Kanamycin Sulfate 硫酸卡那霉素		●	
Lansoprazole 兰索拉唑		●	
Lidocaine Hydrochloride 盐酸利多卡因		●	
Lincomycin Hydrochloride 盐酸林可霉素		●	
Linezolid 利奈唑胺		●	
Meperidine Hydrochloride 盐酸哌替啶		●	
Methadone Hydrochloride 盐酸美沙酮		●	
Morphine Sulfate 硫酸吗啡		●	
Nitroglycerin 硝酸甘油		●	
Norepinephrine Bitartrate 重酒石酸去甲肾上腺素		●	
Pantoprazole Sodium 泮托拉唑钠		●	
Penicillin G Potassium 青霉素钾		●	
Pentobarbital Sodium 戊巴比妥钠		●	
Phenobarbital Sodium 苯巴比妥钠		●	
Phenylephrine Hydrochloride 盐酸去氧肾上腺素		●	
Phytonadione 维生素 K_1		●	
Potassium Chloride 氯化钾		●	

药　品	可配伍	忌配伍	可　变
Procainamide Hydrochloride 盐酸普鲁卡因胺		●	
Procaine Hydrochloride 盐酸普鲁卡因		●	
Prochlorperazine Edisylate 乙二磺酸丙氯拉嗪		●	
Promethazine Hydrochloride 盐酸异丙嗪		●	
Propofol 丙泊酚		●	
Sodium Bicarbonate 碳酸氢钠	●		
Streptomycin Sulfate 硫酸链霉素		●	
Sufentanil Citrate 枸橼酸舒芬太尼		●	
Tacrolimus 他克莫司	●		
Theophylline 茶碱		●	
Vancomycin Hydrochloride 盐酸万古霉素		●	
Verapamil Hydrochloride 盐酸维拉帕米	●		

Piperacillin Sodium
哌拉西林钠

【描述】 一种半合成广谱青霉素类抗生素。

【制品】 **Pipracil**：2g/瓶，3g/瓶，4g/瓶，或滴注瓶装。pH值：制备后溶液为5.5～7.5。

【制备】 用于肌内注射时，每1g用2ml稀释溶液溶解成1g/2.5ml的注射液。稀释溶液推荐使用含抑菌剂的注射用水或灭菌注射用水、0.5%～1%盐酸利多卡因溶液和静脉注射用稀释溶液。用于静脉注射时，每1g用5ml稀释溶液溶解，稀释溶液推荐使用含抑菌剂的注射用水或灭菌注射用水、0.9%氯化钠溶液、5%葡萄糖溶液、或5%葡萄糖0.9%氯化钠溶液。

【用法】 用于肌内注射，任何注射部位不超过2g。用于静脉直接注射，注射时间3～5min。用于间歇性静脉滴注，一次最少50ml，用相容的稀释溶液稀释，滴注时间20～30min。

【稳定性】 未开启的本品在室温下贮存，制备好的注射液颜色为无色或淡黄色。制备好的注射液和便携输液装置（piggyback）装注射液，在室温下24h内保持稳定，冷藏7d内保持稳定，冷冻1个月内保持稳定。粉剂或制备的注射液颜色发生轻微变暗，并不意味着失去药效。过滤器和滴注瓶不吸附本品。

配伍禁忌表

溶液	可配伍	忌配伍	可变
Dextrose 5% 5% 葡萄糖溶液	●		

溶　液	可配伍	忌配伍	可　变
Dextrose 5% in Sodium Chloride 0.9% 5% 葡萄糖 0.9% 氯化钠溶液	●		
Ringer's Injection, Lactated 乳酸盐林格注射液	●		
Sodium Chloride 0.9% 0.9% 氯化钠溶液	●		

药　品	可配伍	忌配伍	可　变
Acyclovir Sodium 阿昔洛韦钠	●		
Aldesleukin 阿地白介素	●		
Allopurinol Sodium 别嘌醇钠	●		
Amifostinc 氨磷汀	●		
Aminoglycosides 氨基糖苷类抗生素			●
Amiodarone Hydrochloride 盐酸胺碘酮		●	
Amphotericin B Cholesteryl Sulfate Complex 两性霉素 B– 硫酸胆甾醇酯复合物		●	
Anakinra 阿那白滞素			●
Aztreonam 氨曲南	●		
Bivalirudin 比伐卢定	●		
Ciprofloxacin 环丙沙星			●
Cisatracurium Besylate 苯磺酸顺阿曲库铵			●
Clindamycin Phosphate 磷酸克林霉素	●		
Cyclophosphamide 环磷酰胺	●		
Dexmedetomidine Hydrochloride 盐酸右美托咪啶	●		
Diltiazem Hydrochloride 盐酸地尔硫䓬	●		
Dimenhydrinate 茶苯海明	●		
Docetaxel 多西他赛	●		

药　品	可配伍	忌配伍	可　变
Doxorubicin Hydrochloride Liposome Injection 盐酸多柔比星脂质体注射液	●		
Enalaprilat 依那普利拉	●		
Esmolol Hydrochloride 盐酸艾司洛尔	●		
Etoposide Phosphate 依托泊苷磷酸酯	●		
Famotidine 法莫替丁	●		
Fenoldopam Mesylate 甲磺酸非诺多泮	●		
Filgrastim 非格司亭		●	
Fluconazole 氟康唑			●
Fludarabine Phosphate 磷酸氟达拉滨	●		
Foscarnet Sodium 膦甲酸钠	●		
Gallium Nitrate 硝酸镓	●		
Gemcitabine Hydrochloride 盐酸吉西他滨		●	
Granisetron Hydrochloride 盐酸格拉司琼	●		
Heparin Sodium 肝素钠	●		
Hextend 羟乙基淀粉电解质平衡溶液	●		
Hydrocortisone Sodium Succinate 氢化可的松琥珀酸钠	●		
Hydromorphone Hydrochloride 盐酸氢吗啡酮	●		
Labetalol Hydrochloride 盐酸拉贝洛尔	●		
Lansoprazole 兰索拉唑	●		
Linezolid 利奈唑胺	●		
Lorazepam 劳拉西泮	●		
Magnesium Sulfate 硫酸镁	●		
Melphalan Hydrochloride 盐酸美法仑	●		
Meperidine Hydrochloride 盐酸哌替啶	●		
Midazolam Hydrochloride 盐酸咪达唑仑	●		

药　品	可配伍	忌配伍	可　变
Milrinone Lactate 乳酸米力农	●		
Morphine Sulfate 硫酸吗啡	●		
Nicardipine Hydrochloride 盐酸尼卡地平	●		
Ondansetron Hydrochloride 盐酸昂丹司琼		●	
Pantoprazole Sodium 泮托拉唑钠	●		
Potassium Chloride 氯化钾	●		
Propofol 丙泊酚	●		
Ranitidine Hydrochloride 盐酸雷尼替丁	●		
Remifentanil Hydrochloride 盐酸瑞芬太尼	●		
Sargramostim 沙格司亭		●	
Tacrolimus 他克莫司	●		
Teniposide 替尼泊苷	●		
Theophylline 茶碱	●		
Thiotepa 塞替派	●		
Vancomycin Hydrochloride 盐酸万古霉素			●
Verapamil Hydrochloride 盐酸维拉帕米	●		
Vinorelbine Tartrate 酒石酸长春瑞滨		●	
Zidovudine 齐多夫定	●		

Piperacillin Sodium-Tazobactam Sodium

PTMP

哌拉西林钠－他唑巴坦钠

【描述】 一种广谱青霉素和β-内酰胺酶抑制剂的复方制剂。

【制品】 治星（Zosyn）：每瓶含哌拉西林2g、他唑巴坦250mg；含哌拉西林3g、他唑巴坦375mg；含哌拉西林4g、他唑巴坦500mg。pH值：4.5~6.8。

【制备】 每1g哌拉西林至少用5ml灭菌注射用水或其他相容的稀释溶液溶解，充分摇匀。用于静脉滴注时，再用至少50ml相容的滴注溶液稀释。

【用法】 用于间歇性静脉滴注，滴注时间至少30min以上。

【稳定性】 颜色介于白色和类白色之间的粉剂，可在室温下贮存。制备好的注射液在室温下应于24h内使用，冷藏应于48h内使用。溶于相容的滴注溶液中的本品在室温下24h内保持稳定，冷藏7d内保持稳定。将（80 + 10）mg/ml（即哌拉西林钠80mg/ml＋他唑巴坦钠10mg/ml）的制备注射液放入聚氯乙烯（PVC）袋中，稀释溶液为5%葡萄糖溶液或5%葡萄糖0.9%氯化钠溶液，在－15℃的条件下保存30d后，通过微波解冻，未发现有成分丢失。

配伍禁忌表

溶　液	可配伍	忌配伍	可　变
Dextrose 5% 5%葡萄糖溶液	●		
Ringer's Injection, Lactated 乳酸盐林格注射液		●	

溶液	可配伍	忌配伍	可变
Sodium Chloride 0.9% 0.9% 氯化钠溶液	●		

药品	可配伍	忌配伍	可变
Acyclovir Sodium 阿昔洛韦钠		●	
Aminoglycosides 氨基糖苷类抗生素			●
Aminophylline 氨茶碱	●		
Amiodarone Hydrochloride 盐酸胺碘酮		●	
Amphotericin B 两性霉素 B		●	
Amphotericin B Cholesteryl Sulfate Complex 两性霉素 B－硫酸胆甾醇酯复合物		●	
Azithromycin 阿奇霉素		●	
Aztreonam 氨曲南	●		
Bivalirudin 比伐卢定	●		
Bleomycin Sulfate 硫酸博来霉素	●		
Bumetanide 布美他尼	●		
Buprenorphine Hydrochloride 盐酸丁丙诺啡	●		
Butorphanol Tartrate 酒石酸布托啡诺	●		
Calcium Gluconate 葡萄糖酸钙	●		
Carboplatin 卡铂	●		
Carmustine 卡莫司汀	●		
Cefepime Hydrochloride 盐酸头孢吡肟	●		
Chlorpromazine Hydrochloride 盐酸氯丙嗪		●	
Cimetidine Hydrochloride 盐酸西咪替丁	●		
Cisatracurium Besylate 苯磺酸顺阿曲库铵			●
Cisplatin 顺铂		●	
Clindamycin Phosphate 磷酸克林霉素	●		

药　品	可配伍	忌配伍	可　变
Cyclophosphamide 环磷酰胺	●		
Cytarabine 阿糖胞苷	●		
Dacarbazine 达卡巴嗪		●	
Daunorubicin Hydrochloride 盐酸柔红霉素		●	
Dexamethasone Sodium Phosphate 地塞米松磷酸钠	●		
Dexmedetomidine Hydrochloride 盐酸右美托咪啶	●		
Dimenhydrinate 茶苯海明	●		
Diphenhydramine Hydrochloride 盐酸苯海拉明	●		
Dobutamine Hydrochloride 盐酸多巴酚丁胺		●	
Docetaxel 多西他赛	●		
Dopamine Hydrochloride 盐酸多巴胺	●		
Doxorubicin Hydrochloride 盐酸多柔比星		●	
Doxorubicin Hydrochloride Liposome Injection 盐酸多柔比星脂质体注射液		●	
Doxycycline Hyclate 盐酸多西环素		●	
Droperidol 氟哌利多		●	
Drotrecogin Alfa（Activated）α- 屈曲可近（重组人活化蛋白 C）		●	
Enalaprilat 依那普利拉	●		
Etoposide 依托泊苷	●		
Etoposide Phosphate 依托泊苷磷酸酯	●		
Famotidine 法莫替丁		●	
Fenoldopam Mesylate 甲磺酸非诺多泮	●		

药 品	可配伍	忌配伍	可 变
Floxuridine 氟尿苷	●		
Fluconazole 氟康唑	●		
Fludarabine Phosphate 磷酸氟达拉滨	●		
Fluorouracil 氟尿嘧啶	●		
Furosemide 呋塞米	●		
Gallium Nitrate 硝酸镓	●		
Ganciclovir Sodium 更昔洛韦钠		●	
Gemcitabine Hydrochloride 盐酸吉西他滨		●	
Granisetron Hydrochloride 盐酸格拉司琼	●		
Haloperidol Lactate 乳酸氟哌啶醇		●	
Heparin Sodium 肝素钠	●		
Hextend 羟乙基淀粉电解质平衡溶液	●		
Hydrocortisone Sodium Phosphate 氢化可的松磷酸钠	●		
Hydrocortisone Sodium Succinate 氢化可的松琥珀酸钠	●		
Hydromorphone Hydrochloride 盐酸氢吗啡酮	●		
Hydroxyzine Hydrochloride 盐酸羟嗪		●	
Idarubicin Hydrochloride 盐酸伊达比星		●	
Ifosfamide 异环磷酰胺	●		
Lansoprazole 兰索拉唑	●		
Leucovorin Calcium 亚叶酸钙	●		
Linezolid 利奈唑胺	●		
Lorazepam 劳拉西泮	●		
Magnesium Sulfate 硫酸镁	●		
Mannitol 甘露醇	●		
Meperidine Hydrochloride 盐酸哌替啶	●		

药　品	可配伍	忌配伍	可　变
Mesna 美司钠	●		
Methotrexate Sodium 甲氨蝶呤钠	●		
Methylprednisolone Sodium Succinate 甲泼尼龙琥珀酸钠	●		
Metoclopramide Hydrochloride 盐酸甲氧氯普胺	●		
Metronidazole 甲硝唑	●		
Milrinone Lactate 乳酸米力农	●		
Mitomycin 丝裂霉素		●	
Mitoxantrone Hydrochloride 盐酸米托蒽醌		●	
Morphine Sulfate 硫酸吗啡	●		
Nalbuphine Hydrochloride 盐酸纳布啡		●	
Ondansetron Hydrochloride 盐酸昂丹司琼	●		
Pantoprazole Sodium 泮托拉唑钠		●	
Potassium Chloride 氯化钾	●		
Prochlorperazine Edisylate 乙二磺酸丙氯拉嗪		●	
Promethazine Hydrochloride 盐酸异丙嗪		●	
Ranitidine Hydrochloride 盐酸雷尼替丁	●		
Remifentanil Hydrochloride 盐酸瑞芬太尼	●		
Sargramostim 沙格司亭	●		
Sodium Bicarbonate 碳酸氢钠	●		
Streptozocin 链佐星		●	
Thiotepa 塞替派	●		
Trimethoprim-Sulfamethoxazole 复方磺胺甲噁唑（甲氧苄啶－磺胺甲噁唑）	●		
Vancomycin Hydrochloride 盐酸万古霉素			●
Vinblastine Sulfate 硫酸长春碱	●		

药　品	可配伍	忌配伍	可　变
Vincristine Sulfate 硫酸长春新碱	●		
Zidovudine 齐多夫定	●		

Potassium Chloride

氯化钾

PUMP

【描述】 一种用于预防和治疗钾缺乏症的钾盐制剂。

【制品】 含量为 10mEq、20mEq、30mEq 或 40mEq，瓶装、安瓿装或注射器装。pH 值：4 ~ 8。

【制备】 使用前必须稀释。静脉滴注前，必须充分稀释混合，以预防溶液浓度过浓。

【用法】 用于静脉滴注时应缓慢，避免溢出。最大滴注浓度为 40mEq/L。滴注速度不超过 10 ~ 20mEq/h。

【稳定性】 在控制的室温下贮存。仅当溶液澄明时才可使用。

配伍禁忌表

溶 液	可配伍	忌配伍	可 变
Dextrose 5% & 10% 5% 或 10% 葡萄糖溶液	●		
Dextrose 5% in Ringer's Injection 5% 葡萄糖林格注射液	●		
Dextrose 5% in Ringer's Injection, Lactated 5% 葡萄糖乳酸盐林格注射液	●		
Dextrose 5% in Sodium Chloride 0.2%, 0.45%, & 0.9% 5% 葡萄糖 0.2% 或 0.45% 或 0.9% 氯化钠溶液	●		

溶　液	可配伍	忌配伍	可　变
Fat Emulsion 10%, IV 10% 脂肪乳静脉注射液			●
Ionosol Products 复方乳酸钠注射液	●		
Mannitol 20% & 25% 20% 或 25% 甘露醇溶液		●	
Ringer's Injection 林格注射液	●		
Ringer's Injection, Lactated 乳酸盐林格注射液	●		
Sodium Chloride 0.45% & 0.9% 0.45% 或 0.9% 氯化钠溶液	●		

药　品	可配伍	忌配伍	可　变
Acyclovir Sodium 阿昔洛韦钠	●		
Aldesleukin 阿地白介素			●
Allopurinol Sodium 别嘌醇钠	●		
Amifostine 氨磷汀	●		
Amikacin Sulfate 硫酸阿米卡星			●
Aminophylline 氨茶碱	●		
Amiodarone Hydrochloride 盐酸胺碘酮	●		
Amphotericin B 两性霉素 B		●	
Amphotericin B Cholesteryl Sulfate Complex 两性霉素 B– 硫酸胆甾醇酯复合物		●	
Ampicillin Sodium 氨苄西林钠	●		
Atracurium Besylate 苯磺酸阿曲库铵	●		
Atropine Sulfate 硫酸阿托品	●		
Azithromycin 阿奇霉素		●	

药　品	可配伍	忌配伍	可　变
Aztreonam 氨曲南	●		
Betamethasone Sodium Phosphate 倍他米松磷酸钠	●		
Bivalirudin 比伐卢定	●		
Calcium Gluconate 葡萄糖酸钙	●		
Cefepime Hydrochloride 盐酸头孢吡肟	●		
Chloramphenicol Sodium Succinate 氯霉素琥珀酸钠	●		
Chlordiazepoxide Hydrochloride 盐酸氯氮䓬	●		
Chlorpromazine Hydrochloride 盐酸氯丙嗪	●		
Cimetidine Hydrochloride 盐酸西咪替丁	●		
Ciprofloxacin 环丙沙星	●		
Cisatracurium Besylate 苯磺酸顺阿曲库铵	●		
Cladribine 克拉屈滨	●		
Clindamycin Phosphate 磷酸克林霉素	●		
Cloxacillin Sodium 氯唑西林钠	●		
Corticotropin 促皮质素	●		
Cyanocobalamin 维生素 B_{12}	●		
Cytarabine 阿糖胞苷	●		
Dexamethasone Sodium Phosphate 地塞米松磷酸钠	●		
Dexmedetomidine Hydrochloride 盐酸右美托咪啶	●		
Diazepam 地西泮		●	
Digoxin 地高辛	●		
Diltiazem Hydrochloride 盐酸地尔硫䓬	●		
Dimenhydrinate 茶苯海明			●

药　品	可配伍	忌配伍	可　变
Diphenhydramine Hydrochloride 盐酸苯海拉明	●		
Dobutamine Hydrochloride 盐酸多巴酚丁胺			●
Docetaxel 多西他赛	●		
Dopamine Hydrochloride 盐酸多巴胺	●		
Doxorubicin Hydrochloride Liposome Injection 盐酸多柔比星脂质体注射液	●		
Droperidol 氟哌利多	●		
Drotrecogin Alfa（Activated）α- 屈曲可近（重组人活化蛋白 C）	●		
Edrophonium Chloride 依酚氯铵	●		
Enalaprilat 依那普利拉	●		
Epinephrine Hydrochloride 盐酸肾上腺素	●		
Ergotamine Tartrate 酒石酸麦角胺		●	
Ertapenem 厄他培南	●		
Erythromycin Lactobionate 乳糖酸红霉素	●		
Esmolol Hydrochloride 盐酸艾司洛尔	●		
Estrogens, Conjugated 结合雌激素	●		
Ethacrynate Sodium 依他尼酸钠	●		
Etoposide Phosphate 依托泊苷磷酸酯	●		
Famotidine 法莫替丁	●		
Fenoldopam Mesylate 甲磺酸非诺多泮	●		
Fentanyl Citrate 枸橼酸芬太尼	●		
Filgrastim 非格司亭	●		
Fluconazole 氟康唑	●		
Fludarabine Phosphate 磷酸氟达拉滨	●		
Fluorouracil 氟尿嘧啶	●		
Foscarnet Sodium 膦甲酸钠	●		

药　品	可配伍	忌配伍	可　变
Fosphenytoin Sodium 磷苯妥英钠	●		
Furosemide 呋塞米	●		
Gallium Nitrate 硝酸镓	●		
Gemcitabine Hydrochloride 盐酸吉西他滨	●		
Granisetron Hydrochloride 盐酸格拉司琼	●		
Heparin Sodium 肝素钠	●		
Hextend 羟乙基淀粉电解质平衡溶液	●		
Hydralazine Hydrochloride 盐酸肼屈嗪	●		
Hydrocortisone Sodium Succinate 氢化可的松琥珀酸钠	●		
Hydromorphone Hydrochloride 盐酸氢吗啡酮	●		
Idarubicin Hydrochloride 盐酸伊达比星	●		
Indomethacin Sodium Trihydrate 吲哚美辛钠三水合物	●		
Insulin, Regular 正规胰岛素	●		
Isoproterenol Hydrochloride 盐酸异丙肾上腺素	●		
Kanamycin Sulfate 硫酸卡那霉素	●		
Labetalol Hydrochloride 盐酸拉贝洛尔	●		
Lansoprazole 兰索拉唑		●	
Lidocaine Hydrochloride 盐酸利多卡因	●		
Linezolid 利奈唑胺	●		
Lorazepam 劳拉西泮	●		
Magnesium Sulfate 硫酸镁	●		
Melphalan Hydrochloride 盐酸美法仑	●		
Meperidine Hydrochloride 盐酸哌替啶	●		
Meropenem 美罗培南	●		

药　品	可配伍	忌配伍	可　变
Methyldopate Hydrochloride 盐酸甲基多巴	●		
Methylprednisolone Sodium Succinate 甲泼尼龙琥珀酸钠			●
Metoclopramide Hydrochloride 盐酸甲氧氯普胺	●		
Midazolam Hydrochloride 盐酸咪达唑仑	●		
Milrinone Lactate 乳酸米力农	●		
Mitoxantrone Hydrochloride 盐酸米托蒽醌	●		
Morphine Sulfate 硫酸吗啡	●		
Nafcillin Sodium 萘夫西林钠	●		
Neostigmine Methylsulfate 甲硫酸新斯的明	●		
Nicardipine Hydrochloride 盐酸尼卡地平	●		
Norepinephrine Bitartrate 重酒石酸去甲肾上腺素	●		
Ondansetron Hydrochloride 盐酸昂丹司琼	●		
Oxacillin Sodium 苯唑西林钠	●		
Oxaliplatin 奥沙利铂	●		
Oxytocin 缩宫素	●		
Paclitaxel 紫杉醇	●		
Pantoprazole Sodium 泮托拉唑钠	●		
Pemetrexed Disodium 培美曲塞二钠	●		
Penicillin G Potassium & Sodium 青霉素钾或青霉素钠	●		
Pentazocine Lactate 乳酸喷他佐辛	●		
Phenylephrine Hydrochloride 盐酸去氧肾上腺素	●		
Phenytoin Sodium 苯妥英钠		●	
Phytonadione 维生素 K_1	●		

药　品	可配伍	忌配伍	可　变
Piperacillin Sodium 哌拉西林钠	●		
Piperacillin Sodium-Tazobactam Sodium 哌拉西林钠－他唑巴坦钠	●		
Procainamide Hydrochloride 盐酸普鲁卡因胺	●		
Prochlorperazine Edisylate 乙二磺酸丙氯拉嗪	●		
Promethazine Hydrochloride 盐酸异丙嗪			●
Propofol 丙泊酚	●		
Propranolol Hydrochloride 盐酸普萘洛尔	●		
Pyridostigmine Bromide 溴吡斯的明	●		
Quinupristin-Dalfopristin 喹奴普丁－达福普丁	●		
Ranitidine Hydrochloride 盐酸雷尼替丁	●		
Remifentanil Hydrochloride 盐酸瑞芬太尼	●		
Sargramostim 沙格司亭	●		
Scopolamine Hydrobromide 氢溴酸东莨菪碱	●		
Sodium Bicarbonate 碳酸氢钠	●		
Sodium Nitroprusside 硝普钠	●		
Succinylcholine Chloride 氯琥珀胆碱	●		
Tacrolimus 他克莫司	●		
Teniposide 替尼泊苷	●		
Theophylline 茶碱	●		
Thiopental Sodium 硫喷妥钠	●		
Thiotepa 塞替派	●		
Tirofiban Hydrochloride 盐酸替罗非班	●		
Trimethobenzamide Hydrochloride 盐酸曲美苄胺	●		

药　品	可配伍	忌配伍	可　变
Vancomycin Hydrochloride 盐酸万古霉素	●		
Verapamil Hydrochloride 盐酸维拉帕米	●		
Vinorelbine Tartrate 酒石酸长春瑞滨	●		
Warfarin Sodium 华法林钠	●		
Zidovudine 齐多夫定	●		

Prochlorperazine Edisylate

乙二磺酸丙氯拉嗪

【描述】 一种吩噻嗪类镇静止吐药。

【制品】 **Compazine**：浓度为 5mg/ml，2ml 瓶装，或一次性注射器装和 10ml 多剂量瓶装。pH 值：4.2 ~ 6.2。

【制备】 用于静脉滴注，推荐配制溶液为将20mg本品溶于1L相容的溶液中。

【用法】 用于（肌肉丰富处）深部肌内注射。

静脉直接注射时，可用相容的稀释溶液稀释后注射，也可不稀释直接注射。不能用于静脉快速推注。静脉注射的速度不能超过 5mg/min。用相容的滴注溶液稀释后，可用于静脉滴注。

由于可引起局部疼痛，不建议使用皮下注射。

【稳定性】 未开启的本品在室温下避光贮存，防止高温和冷冻。溶液颜色呈轻微黄色时，药效不受影响。但是若有明显变色，则不能再使用。

配伍禁忌表

溶　液	可配伍	忌配伍	可　变
Dextrose 5% 5% 葡萄糖溶液	●		
Dextrose 5% in Ringer's Injection 5% 葡萄糖林格注射液	●		
Dextrose 5% in Ringer's Injection, Lactated 5% 葡萄糖乳酸盐林格注射液	●		

溶　液	可配伍	忌配伍	可　变
Dextrose 5% in Sodium Chloride 0.2%, 0.45%, & 0.9% 5% 葡萄糖 0.2% 或 0.45% 或 0.9% 氯化钠溶液	●		
Ringer's Injection 林格注射液	●		
Ringer's Injection, Lactated 乳酸盐林格注射液	●		
Sodium Chloride 0.45% & 0.9% 0.45% 或 0.9% 氯化钠溶液	●		

药　品	可配伍	忌配伍	可　变
Aldesleukin 阿地白介素		●	
Allopurinol Sodium 别嘌醇钠		●	
Amifostine 氨磷汀		●	
Amikacin Sulfate 硫酸阿米卡星	●		
Aminophylline 氨茶碱		●	
Amphotericin B Cholesteryl Sulfate Complex 两性霉素 B- 硫酸胆甾醇酯复合物		●	
Ascorbic Acid Injection 维生素 C 注射液	●		
Atropine Sulfate 硫酸阿托品	●		
Aztreonam 氨曲南		●	
Bivalirudin 比伐卢定		●	
Butorphanol Tartrate 酒石酸布托啡诺	●		
Calcium Gluconate 葡萄糖酸钙			●
Cefepime Hydrochloride 盐酸头孢吡肟		●	
Chloramphenicol Sodium Succinate 氯霉素琥珀酸钠		●	

药　品	可配伍	忌配伍	可　变
Chlorothiazide Sodium 氯噻嗪钠		●	
Chlorpromazine Hydrochloride 盐酸氯丙嗪	●		
Cimetidine Hydrochloride 盐酸西咪替丁	●		
Cisatracurium Besylate 苯磺酸顺阿曲库铵	●		
Cisplatin 顺铂	●		
Cladribine 克拉屈滨	●		
Cyclophosphamide 环磷酰胺	●		
Cytarabine 阿糖胞苷	●		
Dexamethasone Sodium Phosphate 地塞米松磷酸钠			●
Dexmedetomidine Hydrochloride 盐酸右美托咪啶	●		
Dimenhydrinate 茶苯海明			●
Diphenhydramine Hydrochloride 盐酸苯海拉明	●		
Docetaxel 多西他赛	●		
Doxorubicin Hydrochloride 盐酸多柔比星	●		
Doxorubicin Hydrochloride Liposome Injection 盐酸多柔比星脂质体注射液	●		
Droperidol 氟哌利多	●		
Erythromycin Lactobionate 乳糖酸红霉素	●		
Ethacrynate Sodium 依他尼酸钠	●		
Etoposide Phosphate 依托泊苷磷酸酯		●	
Fenoldopam Mesylate 甲磺酸非诺多泮		●	
Fentanyl Citrate 枸橼酸芬太尼	●		
Filgrastim 非格司亭		●	
Fluconazole 氟康唑	●		
Fludarabine Phosphate 磷酸氟达拉滨		●	

药　品	可配伍	忌配伍	可　变
Foscarnet Sodium 膦甲酸钠		●	
Furosemide 呋塞米		●	
Gallium Nitrate 硝酸镓		●	
Gemcitabine Hydrochloride 盐酸吉西他滨		●	
Glycopyrrolate 格隆溴铵	●		
Granisetron Hydrochloride 盐酸格拉司琼	●		
Heparin Sodium 肝素钠			●
Hextend 羟乙基淀粉电解质平衡溶液	●		
Hydrocortisone Sodium Succinate 氢化可的松琥珀酸钠			●
Hydromorphone Hydrochloride 盐酸氢吗啡酮			●
Hydroxyzine Hydrochloride 盐酸羟嗪	●		
Ketorolac Tromethamine 酮洛酸氨丁三醇		●	
Lansoprazole 兰索拉唑		●	
Lidocaine Hydrochloride 盐酸利多卡因	●		
Linezolid 利奈唑胺	●		
Melphalan Hydrochloride 盐酸美法仑	●		
Meperidine Hydrochloride 盐酸哌替啶	●		
Methotrexate Sodium 甲氨蝶呤钠	●		
Metoclopramide Hydrochloride 盐酸甲氧氯普胺	●		
Midazolam Hydrochloride 盐酸咪达唑仑		●	
Morphine Sulfate 硫酸吗啡			●
Nafcillin Sodium 萘夫西林钠	●		
Nalbuphine Hydrochloride 盐酸纳布啡	●		
Ondansetron Hydrochloride 盐酸昂丹司琼	●		
Oxaliplatin 奥沙利铂	●		

Prochlorperazine Edisylate 乙二磺酸丙氯拉嗪

药　品	可配伍	忌配伍	可　变
Paclitaxel 紫杉醇	●		
Pemetrexed Disodium 培美曲塞二钠		●	
Penicillin G Potassium 青霉素钾			●
Pentazocine Lactate 乳酸喷他佐辛	●		
Pentobarbital Sodium 戊巴比妥钠		●	
Phenytoin Sodium 苯妥英钠		●	
Piperacillin Sodium-Tazobactam Sodium 哌拉西林钠－他唑巴坦钠		●	
Potassium Chloride 氯化钾	●		
Prednisolone Sodium Phosphate 泼尼松龙磷酸钠		●	
Promethazine Hydrochloride 盐酸异丙嗪	●		
Propofol 丙泊酚	●		
Ranitidine Hydrochloride 盐酸雷尼替丁	●		
Remifentanil Hydrochloride 盐酸瑞芬太尼	●		
Sargramostim 沙格司亭	●		
Scopolamine Hydrobromide 氢溴酸东莨菪碱	●		
Sodium Bicarbonate 碳酸氢钠	●		
Sufentanil Citrate 枸橼酸舒芬太尼	●		
Teniposide 替尼泊苷	●		
Thiopental Sodium 硫喷妥钠		●	
Thiotepa 塞替派	●		
Topotecan Hydrochloride 盐酸拓扑替康	●		
Vinorelbine Tartrate 酒石酸长春瑞滨	●		

Promethazine Hydrochloride
盐酸异丙嗪

【描述】 一种具有抗组胺、止吐和镇静特性的吩噻嗪衍生物。

【制品】 非那根（**Phenergan**）：浓度为25mg/ml，或50mg/ml，安瓿装，或一次性注射器装。pH 值：4～5.5。

【用法】 用于深部肌内注射或静脉注射。静脉直接注射时，将浓度不超过 25mg/ml 的本品加至正在输液的输液装置内，速度不能超过 25mg/min。也可用于持续或间歇性静脉滴注。避免溢出。不能用于皮下注射或动脉注射。

【稳定性】 未开启的本品在室温下避光贮存，防止冷冻。与塑料静脉滴注袋、输液装置和输液管接触时，由于会被吸附，将造成盐酸异丙嗪显著损失。

配伍禁总表

溶 液	可配伍	忌配伍	可 变
Dextrose 5% 5% 葡萄糖溶液	●		
Dextrose 5% in Sodium Chloride 0.2%, 0.45%, & 0.9% 5% 葡萄糖 0.2% 或 0.45% 或 0.9% 氯化钠溶液	●		
Ringer's Injection 林格注射液	●		

溶　液	可配伍	忌配伍	可　变
Ringer's Injection, Lactated 乳酸盐林格注射液	●		
Sodium Chloride 0.45% & 0.9% 0.45% 或 0.9% 氯化钠溶液	●		

药　品	可配伍	忌配伍	可　变
Aldesleukin 阿地白介素		●	
Allopurinol Sodium 别嘌醇钠		●	
Amifostine 氨磷汀	●		
Amikacin Sulfate 硫酸阿米卡星	●		
Aminophylline 氨茶碱		●	
Amphotericin B Cholesteryl Sulfate Complex 两性霉素 B– 硫酸胆甾醇酯复合物		●	
Ascorbic Acid Injection 维生素 C 注射液	●		
Atropine Sulfate 硫酸阿托品	●		
Aztreonam 氨曲南	●		
Bivalirudin 比伐卢定	●		
Butorphanol Tartrate 酒石酸布托啡诺	●		
Cefazolin Sodium 头孢唑林钠			●
Cefepime Hydrochloride 盐酸头孢吡肟		●	
Cefotetan Disodium 头孢替坦二钠		●	
Ceftizoxime Sodium 头孢唑肟钠			●
Chloramphenicol Sodium Succinate 氯霉素琥珀酸钠		●	
Chlorothiazide Sodium 氯噻嗪钠		●	
Chlorpromazine Hydrochloride 盐酸氯丙嗪	●		
Cimetidine Hydrochloride 盐酸西咪替丁	●		
Ciprofloxacin 环丙沙星	●		

药　品	可配伍	忌配伍	可　变
Cisatracurium Besylate 苯磺酸顺阿曲库铵	●		
Cisplatin 顺铂	●		
Cladribine 克拉屈滨	●		
Cyclophosphamide 环磷酰胺	●		
Cytarabine 阿糖胞苷	●		
Dexmedetomidine Hydrochloride 盐酸右美托咪啶	●		
Diatrizoate Meglumine & Sodium 泛影葡胺或泛影酸钠		●	
Dihydroergotamine Mesylate 甲磺酸氢麦角胺	●		
Dimenhydrinate 茶苯海明		●	
Diphenhydramine Hydrochloride 盐酸苯海拉明	●		
Docetaxel 多西他赛	●		
Doxorubicin Hydrochloride 盐酸多柔比星	●		
Doxorubicin Hydrochloride Liposome Injection 盐酸多柔比星脂质体注射液		●	
Droperidol 氟哌利多	●		
Etoposide Phosphate 依托泊苷磷酸酯	●		
Fenoldopam Mesylate 甲磺酸非诺多泮	●		
Fentanyl Citrate 枸橼酸芬太尼	●		
Filgrastim 非格司亭	●		
Fluconazole 氟康唑	●		
Fludarabine Phosphate 磷酸氟达拉滨	●		
Foscarnet Sodium 膦甲酸钠		●	
Furosemide 呋塞米		●	
Gemcitabine Hydrochloride 盐酸吉西他滨	●		

药　品	可配伍	忌配伍	可　变
Glycopyrrolate 格隆溴铵	●		
Granisetron Hydrochloride 盐酸格拉司琼	●		
Heparin Sodium 肝素钠			●
Hextend 羟乙基淀粉电解质平衡溶液	●		
Hydrocortisone Sodium Succinate 氢化可的松琥珀酸钠			●
Hydromorphone Hydrochloride 盐酸氢吗啡酮	●		
Hydroxyzine Hydrochloride 盐酸羟嗪	●		
Iodipamide Meglumine 胆影葡胺		●	
Iothalamate Meglumine & Sodium 碘他拉葡胺或碘他拉酸钠		●	
Ketorolac Tromethamine 酮洛酸氨丁三醇		●	
Lansoprazole 兰索拉唑		●	
Linezolid 利奈唑胺	●		
Melphalan Hydrochloride 盐酸美法仑	●		
Meperidine Hydrochloride 盐酸哌替啶	●		
Methohexital Sodium 美索比妥钠		●	
Methotrexate Sodium 甲氨蝶呤钠		●	
Metoclopramide Hydrochloride 盐酸甲氧氯普胺	●		
Midazolam Hydrochloride 盐酸咪达唑仑	●		
Morphine Sulfate 硫酸吗啡			●
Nalbuphine Hydrochloride 盐酸纳布啡			●
Ondansetron Hydrochloride 盐酸昂丹司琼	●		
Oxaliplatin 奥沙利铂	●		
Pemetrexed Disodium 培美曲塞二钠	●		
Penicillin G Potassium 青霉素钾			●

药　品	可配伍	忌配伍	可　变
Penicillin G Sodium 青霉素钠			●
Pentazocine Lactate 乳酸喷他佐辛	●		
Pentobarbital Sodium 戊巴比妥钠			●
Phenobarbital Sodium 苯巴比妥钠		●	
Phenytoin Sodium 苯妥英钠		●	
Piperacillin Sodium-Tazobactam Sodium 哌拉西林钠－他唑巴坦钠		●	
Potassium Chloride 氯化钾			●
Prochlorperazine Edisylate 乙二磺酸丙氯拉嗪	●		
Ranitidine Hydrochloride 盐酸雷尼替丁	●		
Remifentanil Hydrochloride 盐酸瑞芬太尼	●		
Sargramostim 沙格司亭	●		
Scopolamine Hydrobromide 氢溴酸东莨菪碱	●		
Teniposide 替尼泊苷	●		
Thiopental Sodium 硫喷妥钠		●	
Thiotepa 塞替派	●		
Vinorelbine Tartrate 酒石酸长春瑞滨	●		

Propofol
丙泊酚

PUMP

【描述】 一种具有麻醉功能的不透明乳剂。

【制品】 得普利麻（**Diprivan**）：浓度为1%（10mg/ml）可直接使用的水包油乳剂。pH值：得普利麻为7～8.5，普通制剂为4.5～6.6。

【用法】 使用前充分摇匀。静脉注射或滴注，不用稀释，或者用5%的葡萄糖溶液稀释，但其稀释浓度不应低于2mg/ml。因为其脂质物有助于微生物的生长，在制备过程中需采用严格的无菌操作，包括用浓度为70%的异丙醇擦拭容器。

【稳定性】 未开启的本品在至高22℃的室温下避光贮存。如果水油相分离明显，不能使用。如果直接从药瓶中取用，应在12h内用完，以免降解。如果转移到注射器或别的容器中，生产商建议应尽快使用，并须在6h内用完。孔径小于5μm的过滤器不能用于丙泊酚乳剂的过滤。

配伍禁忌表

溶　液	可配伍	忌配伍	可　变
Dextrose 5% 5% 葡萄糖溶液	●		
Dextrose 5% in Ringer's Injection, Lactated 5% 葡萄糖乳酸盐林格注射液	●		

溶　液	可配伍	忌配伍	可　变
Dextrose 5% in Sodium Chloride 0.2% & 0.45% 5% 葡萄糖 0.2% 或 0.45% 氯化钠溶液	●		
Ringer's Injection, Lactated 乳酸盐林格注射液	●		

药　品	可配伍	忌配伍	可　变
Acyclovir Sodium 阿昔洛韦钠	●		
Alfentanil Hydrochloride 盐酸阿芬太尼	●		
Amikacin Sulfate 硫酸阿米卡星		●	
Aminophylline 氨茶碱	●		
Amphotericin B 两性霉素 B		●	
Ampicillin Sodium 氨苄西林钠	●		
Ascorbic Acid Injection 维生素 C 注射液			●
Atracurium Besylate 苯磺酸阿曲库铵		●	
Atropine Sulfate 硫酸阿托品			●
Aztreonam 氨曲南	●		
Bumetanide 布美他尼	●		
Buprenorphine Hydrochloride 盐酸丁丙诺啡	●		
Butorphanol Tartrate 酒石酸布托啡诺	●		
Calcium Chloride 氯化钙		●	
Calcium Gluconate 葡萄糖酸钙	●		
Carboplatin 卡铂	●		
Cefazolin Sodium 头孢唑林钠	●		
Cefepime Hydrochloride 盐酸头孢吡肟			●
Cefotaxime Sodium 头孢噻肟钠	●		
Cefotetan Disodium 头孢替坦二钠	●		
Cefoxitin Sodium 头孢西丁钠	●		

药　品	可配伍	忌配伍	可　变
Ceftazidime 头孢他啶			●
Ceftizoxime Sodium 头孢唑肟钠	●		
Ceftriaxone Sodium 头孢曲松钠	●		
Cefuroxime Sodium 头孢呋辛钠	●		
Chlorpromazine Hydrochloride 盐酸氯丙嗪	●		
Cimetidine Hydrochloride 盐酸西咪替丁	●		
Ciprofloxacin 环丙沙星		●	
Cisatracurium Besylate 苯磺酸顺阿曲库铵		●	
Cisplatin 顺铂	●		
Clindamycin Phosphate 磷酸克林霉素	●		
Cyclophosphamide 环磷酰胺	●		
Cyclosporine 环孢素	●		
Cytarabine 阿糖胞苷	●		
Dexamethasone Sodium Phosphate 地塞米松磷酸钠	●		
Dexmedetomidine Hydrochloride 盐酸右美托咪啶	●		
Diazepam 地西泮		●	
Digoxin 地高辛		●	
Diphenhydramine Hydrochloride 盐酸苯海拉明	●		
Dobutamine Hydrochloride 盐酸多巴酚丁胺	●		
Dopamine Hydrochloride 盐酸多巴胺	●		
Doxorubicin Hydrochloride 盐酸多柔比星		●	
Doxycycline Hyclate 盐酸多西环素	●		
Droperidol 氟哌利多	●		

药　品	可配伍	忌配伍	可　变
Enalaprilat 依那普利拉	●		
Ephedrine Sulfate 硫酸麻黄碱	●		
Epinephrine Hydrochloride 盐酸肾上腺素	●		
Esmolol Hydrochloride 盐酸艾司洛尔	●		
Famotidine 法莫替丁	●		
Fenoldopam Mesylate 甲磺酸非诺多泮	●		
Fentanyl Citrate 枸橼酸芬太尼	●		
Fluconazole 氟康唑	●		
Fluorouracil 氟尿嘧啶	●		
Furosemide 呋塞米	●		
Ganciclovir Sodium 更昔洛韦钠	●		
Gentamicin Sulfate 硫酸庆大霉素		●	
Glycopyrrolate 格隆溴铵	●		
Granisetron Hydrochloride 盐酸格拉司琼	●		
Haloperidol Lactate 乳酸氟哌啶醇	●		
Heparin Sodium 肝素钠	●		
Hydrocortisone Sodium Succinate 氢化可的松琥珀酸钠	●		
Hydromorphone Hydrochloride 盐酸氢吗啡酮	●		
Hydroxyzine Hydrochloride 盐酸羟嗪	●		
Ifosfamide 异环磷酰胺	●		
Imipenem-Cilastatin Sodium 亚胺培南－西司他丁钠	●		
Insulin, Regular 正规胰岛素	●		
Isoproterenol Hydrochloride 盐酸异丙肾上腺素	●		
Ketamine Hydrochloride 盐酸氯胺酮	●		

药 品	可配伍	忌配伍	可 变
Labetalol Hydrochloride 盐酸拉贝洛尔	●		
Levofloxacin 左氧氟沙星		●	
Lidocaine Hydrochloride 盐酸利多卡因			●
Lorazepam 劳拉西泮	●		
Magnesium Sulfate 硫酸镁	●		
Mannitol 甘露醇	●		
Meperidine Hydrochloride 盐酸哌替啶	●		
Methotrexate Sodium 甲氨蝶呤钠		●	
Methylprednisolone Sodium Succinate 甲泼尼龙琥珀酸钠		●	
Metoclopramide Hydrochloride 盐酸甲氧氯普胺		●	
Midazolam Hydrochloride 盐酸咪达唑仑			●
Milrinone Lactate 乳酸米力农	●		
Mitoxantrone Hydrochloride 盐酸米托蒽醌		●	
Morphine Sulfate 硫酸吗啡			●
Nafcillin Sodium 萘夫西林钠	●		
Nalbuphine Hydrochloride 盐酸纳布啡	●		
Naloxone Hydrochloride 盐酸纳洛酮	●		
Nitroglycerin 硝酸甘油	●		
Norepinephrine Bitartrate 重酒石酸去甲肾上腺素	●		
Ondansetron Hydrochloride 盐酸昂丹司琼	●		
Paclitaxel 紫杉醇	●		
Pancuronium Bromide 泮库溴铵			●
Pantoprazole Sodium 泮托拉唑钠			●
Pentobarbital Sodium 戊巴比妥钠	●		
Phenobarbital Sodium 苯巴比妥钠	●		

药　品	可配伍	忌配伍	可　变
Phenylephrine Hydrochloride 盐酸去氧肾上腺素			●
Phenytoin Sodium 苯妥英钠		●	
Piperacillin Sodium 哌拉西林钠	●		
Potassium Chloride 氯化钾	●		
Prochlorperazine Edisylate 乙二磺酸丙氯拉嗪	●		
Propranolol Hydrochloride 盐酸普萘洛尔	●		
Ranitidine Hydrochloride 盐酸雷尼替丁	●		
Scopolamine Hydrobromide 氢溴酸东莨菪碱	●		
Sodium Bicarbonate 碳酸氢钠	●		
Sodium Nitroprusside 硝普钠	●		
Succinylcholine Chloride 氯琥珀胆碱	●		
Sufentanil Citrate 枸橼酸舒芬太尼	●		
Thiopental Sodium 硫喷妥钠	●		
Ticarcillin Disodium-Clavulanate Potassium 替卡西林钠－克拉维酸钾	●		
Tobramycin Sulfate 硫酸妥布霉素		●	
Vancomycin Hydrochloride 盐酸万古霉素			●
Vecuronium Bromide 维库溴铵	●		
Verapamil Hydrochloride 盐酸维拉帕米		●	

Ranitidine Hydrochloride
盐酸雷尼替丁

PUMP

【描述】 一种组胺 H_2 受体拮抗药。

【制品】 善卫得（**Zantac**）：浓度为25mg/ml，2ml瓶装、6ml多倍剂量瓶装或40ml大包装，浓度为50mg/50ml的预制静脉滴注液包装。pH 值：6.7 ~ 7.3。

【用法】 用于肌内注射或静脉注射。用于静脉直接注射时，通常把50mg本品用相容的滴注溶液稀释为20ml溶液，注射时间至少5min。用于静脉间歇性滴注时，50mg本品可用100ml适当的相容的溶液稀释，滴注时间15 ~ 20min。用于静脉持续滴注时，150mg本品用250ml相容的静脉注射溶液稀释，以6.25mg/h的速度滴注24h。

【稳定性】 在温度低于30℃的条件下避光贮存。注射液颜色介于无色和黄色之间，为澄明溶液。颜色轻微变暗不影响其药效。

配伍禁忌表

溶　液	可配伍	忌配伍	可　变
Dextrose 5% & 10% 5% 或 10% 葡萄糖溶液	●		
Dextrose 5% in Ringer's Injection, Lactated 5% 葡萄糖乳酸盐林格注射液			●
Dextrose 5% in Sodium Chloride 0.45% 5% 葡萄糖 0.45% 氯化钠溶液	●		
Ringer's Injection, Lactated 乳酸盐林格注射液	●		

溶 液	可配伍	忌配伍	可 变
Sodium Bicarbonate 5% 5% 碳酸氢钠溶液	●		
Sodium Chloride 0.9% 0.9% 氯化钠溶液	●		

药 品	可配伍	忌配伍	可 变
Acetazolamide Hydrochloride 盐酸乙酰唑胺	●		
Acyclovir Sodium 阿昔洛韦钠	●		
Aldesleukin 阿地白介素	●		
Allopurinol Sodium 别嘌醇钠	●		
Amifostine 氨磷汀	●		
Amikacin Sulfate 硫酸阿米卡星	●		
Aminophylline 氨茶碱	●		
Amphotericin B 两性霉素 B		●	
Amphotericin B Cholesteryl Sulfate Complex 两性霉素 B- 硫酸胆甾醇酯复合物		●	
Ampicillin Sodium 氨苄西林钠			●
Atracurium Besylate 苯磺酸阿曲库铵			●
Atropine Sulfate 硫酸阿托品	●		
Aztreonam 氨曲南	●		
Bivalirudin 比伐卢定	●		
Cefamandole Nafate 头孢孟多钠		●	
Cefazolin Sodium 头孢唑林钠			●
Cefepime Hydrochloride 盐酸头孢吡肟	●		
Cefoxitin Sodium 头孢西丁钠			●
Ceftazidime 头孢他啶			●
Ceftizoxime Sodium 头孢唑肟钠	●		

药　品	可配伍	忌配伍	可　变
Cefuroxime Sodium 头孢呋辛钠			●
Chloramphenicol Sodium Succinate 氯霉素琥珀酸钠	●		
Chlorothiazide Sodium 氯噻嗪钠	●		
Chlorpromazine Hydrochloride 盐酸氯丙嗪			●
Ciprofloxacin 环丙沙星	●		
Cisatracurium Besylate 苯磺酸顺阿曲库铵	●		
Cisplatin 顺铂	●		
Cladribine 克拉屈滨	●		
Clindamycin Phosphate 磷酸克林霉素			●
Colistimethate Sodium 多粘菌素 E 甲磺酸钠	●		
Cyclophosphamide 环磷酰胺	●		
Cytarabine 阿糖胞苷	●		
Dexamethasone Sodium Phosphate 地塞米松磷酸钠	●		
Dexmedetomidine Hydrochloride 盐酸右美托咪啶	●		
Diazepam 地西泮			●
Digoxin 地高辛	●		
Diltiazem Hydrochloride 盐酸地尔硫䓬	●		
Dimenhydrinate 茶苯海明	●		
Diphenhydramine Hydrochloride 盐酸苯海拉明	●		
Dobutamine Hydrochloride 盐酸多巴酚丁胺	●		
Docetaxel 多西他赛	●		
Dopamine Hydrochloride 盐酸多巴胺	●		

药　品	可配伍	忌配伍	可　变
Doxapram Hydrochloride 盐酸多沙普仑	●		
Doxorubicin Hydrochloride 盐酸多柔比星	●		
Doxorubicin Hydrochloride Liposome Injection 盐酸多柔比星脂质体注射液	●		
Doxycycline Hyclate 盐酸多西环素	●		
Drotrecogin Alfa (Activated) α- 屈曲可近（重组人活化蛋白 C）			●
Enalaprilat 依那普利拉	●		
Epinephrine Hydrochloride 盐酸肾上腺素	●		
Erythromycin Lactobionate 乳糖酸红霉素	●		
Esmolol Hydrochloride 盐酸艾司洛尔	●		
Ethacrynate Sodium 依他尼酸钠		●	
Etoposide Phosphate 依托泊苷磷酸酯	●		
Fenoldopam Mesylate 甲磺酸非诺多泮	●		
Fentanyl Citrate 枸橼酸芬太尼	●		
Filgrastim 非格司亭	●		
Floxacillin Sodium 氟氯西林钠	●		
Fluconazole 氟康唑	●		
Fludarabine Phosphate 磷酸氟达拉滨	●		
Flumazenil 氟马西尼	●		
Foscarnet Sodium 膦甲酸钠	●		
Furosemide 呋塞米	●		
Gallium Nitrate 硝酸镓	●		
Gemcitabine Hydrochloride 盐酸吉西他滨	●		
Gentamicin Sulfate 硫酸庆大霉素	●		
Glycopyrrolate 格隆溴铵	●		
Granisetron Hydrochloride 盐酸格拉司琼	●		

药　品	可配伍	忌配伍	可　变
Heparin Sodium 肝素钠	●		
Hetastarch in Sodium Chloride 0.9% 羟乙基淀粉 0.9% 氯化钠溶液			●
Hextend 羟乙基淀粉电解质平衡溶液	●		
Hydromorphone Hydrochloride 盐酸氢吗啡酮	●		
Hydroxyzine Hydrochloride 盐酸羟嗪		●	
Idarubicin Hydrochloride 盐酸伊达比星	●		
Insulin, Regular 正规胰岛素			●
Isoproterenol Hydrochloride 盐酸异丙肾上腺素	●		
Labetalol Hydrochloride 盐酸拉贝洛尔	●		
Lansoprazole 兰索拉唑		●	
Lidocaine Hydrochloride 盐酸利多卡因	●		
Lincomycin Hydrochloride 盐酸林可霉素	●		
Linezolid 利奈唑胺	●		
Lorazepam 劳拉西泮			●
Melphalan Hydrochloride 盐酸美法仑	●		
Meperidine Hydrochloride 盐酸哌替啶	●		
Meropenem 美罗培南	●		
Methotrexate Sodium 甲氨蝶呤钠	●		
Methylprednisolone Sodium Succinate 甲泼尼龙琥珀酸钠	●		
Metoclopramide Hydrochloride 盐酸甲氧氯普胺	●		
Midazolam Hydrochloride 盐酸咪达唑仑			●
Milrinone Lactate 乳酸米力农	●		
Morphine Sulfate 硫酸吗啡	●		

药　品	可配伍	忌配伍	可　变
Nalbuphine Sulfate 硫酸纳布啡	●		
Nicardipine Hydrochloride 盐酸尼卡地平	●		
Nitroglycerin 硝酸甘油	●		
Norepinephrine Bitartrate 重酒石酸去甲肾上腺素			●
Ondansetron Hydrochloride 盐酸昂丹司琼	●		
Oxaliplatin 奥沙利铂	●		
Oxymorphone Hydrochloride 盐酸羟吗啡酮	●		
Paclitaxel 紫杉醇	●		
Pancuronium Bromide 泮库溴铵	●		
Pantoprazole Sodium 泮托拉唑钠		●	
Pemetrexed Disodium 培美曲塞二钠	●		
Penicillin G Potassium 青霉素钾	●		
Penicillin G Sodium 青霉素钠	●		
Pentazocine Lactate 乳酸喷他佐辛	●		
Pentobarbital Sodium 戊巴比妥钠		●	
Phenobarbital Sodium 苯巴比妥钠		●	
Phytonadione 维生素 K_1		●	
Piperacillin Sodium 哌拉西林钠	●		
Piperacillin Sodium-Tazobactam Sodium 哌拉西林钠－他唑巴坦钠	●		
Polymyxin B Sulfate 硫酸多粘菌素 B	●		
Potassium Chloride 氯化钾	●		
Procainamide Hydrochloride 盐酸普鲁卡因胺	●		
Prochlorperazine Edisylate 乙二磺酸丙氯拉嗪	●		
Promethazine Hydrochloride 盐酸异丙嗪	●		

药　品	可配伍	忌配伍	可　变
Propofol 丙泊酚	●		
Protamine Sulfate 硫酸鱼精蛋白	●		
Quinidine Gluconate 葡萄糖酸奎尼丁	●		
Remifentanil Hydrochloride 盐酸瑞芬太尼	●		
Sargramostim 沙格司亭	●		
Scopolamine Hydrobromide 氢溴酸东莨菪碱	●		
Sodium Nitroprusside 硝普钠	●		
Tacrolimus 他克莫司	●		
Teniposide 替尼泊苷	●		
Theophylline 茶碱	●		
Thiethylperazine Malate 马来酸硫乙拉嗪	●		
Thiopental Sodium 硫喷妥钠	●		
Thiotepa 塞替派	●		
Tobramycin Sulfate 硫酸妥布霉素	●		
Vancomycin Sulfate 硫酸万古霉素	●		
Vecuronium Bromide 维库溴铵	●		
Vinorelbine Tartrate 酒石酸长春瑞滨	●		
Warfarin Sodium 华法林钠	●		
Zidovudine 齐多夫定	●		

Sargramostim
沙格司亭

【描述】 一种重组人粒细胞巨噬细胞集落刺激因子。

【制品】 **Leukine**：250μg粉剂瓶装和浓度为 500μg/ml 的溶液剂包装。pH 值：7.1～7.7。

【制备】 沿着装有本品粉剂的瓶内侧壁加入 1ml 灭菌注射用水或含抑菌剂0.9%苯甲醇的注射用水，轻轻旋转以避免溶解时起泡，不能振摇。用于静脉滴注时，应用0.9%氯化钠溶液稀释后使用。当沙格司亭浓度低于 10μg/ml 时，应加入最终浓度为 0.1%（1mg/ml）的标准人血清白蛋白，以防止被吸附。

【用法】 用于皮下注射，不用进一步稀释。用于静脉滴注，用 0.9% 氯化钠溶液稀释，滴注时间通常为 2～4h。

【稳定性】 未开启的本品及溶液应冷藏贮存，防止冷冻。配制的溶液澄明、无色。如果稀释溶液是灭菌注射用水，应在6h内使用。如果稀释溶液是含抑菌剂的注射用水，且冷藏贮存，则应在 20d 内使用。如果注射液浓度低于 10μg/ml，沙格司亭将会被吸附于输液容器和输液管上，应在静脉注射液中加入最终浓度为 0.1% 的标准人血清白蛋白，以防止吸附。

配伍禁忌表

溶 液	可配伍	忌配伍	可 变
Sodium Chloride 0.9% 0.9% 氯化钠溶液	●		

药　品	可配伍	忌配伍	可　变
Acyclovir Sodium 阿昔洛韦钠		●	
Amikacin Sulfate 硫酸阿米卡星	●		
Aminophylline 氨茶碱	●		
Amphotericin B 两性霉素 B			●
Ampicillin Sodium 氨苄西林钠		●	
Ampicillin Sodium-Sulbactam Sodium 氨苄西林钠－舒巴坦钠		●	
Aztreonam 氨曲南	●		
Bleomycin Sulfate 硫酸博来霉素	●		
Butorphanol Tartrate 酒石酸布托啡诺	●		
Calcium Gluconate 葡萄糖酸钙	●		
Carboplatin 卡铂	●		
Carmustine 卡莫司汀	●		
Cefazolin Sodium 头孢唑林钠	●		
Cefepime Hydrochloride 盐酸头孢吡肟	●		
Cefotaxime 头孢噻肟	●		
Cefotetan Disodium 头孢替坦二钠	●		
Ceftazidime 头孢他啶			●
Ceftizoxime Sodium 头孢唑肟钠	●		
Ceftriaxone Sodium 头孢曲松钠	●		
Cefuroxime Sodium 头孢呋辛钠	●		
Chlorpromazine Hydrochloride 盐酸氯丙嗪		●	
Cimetidine Hydrochloride 盐酸西咪替丁	●		
Cisplatin 顺铂	●		
Clindamycin Phosphate 磷酸克林霉素	●		
Cyclophosphamide 环磷酰胺	●		
Cyclosporine 环孢素	●		
Cytarabine 阿糖胞苷	●		

药　品	可配伍	忌配伍	可　变
Dacarbazine 达卡巴嗪	●		
Dactinomycin 放线菌素 D	●		
Dexamethasone Sodium Phosphate 地塞米松磷酸钠	●		
Diphenhydramine Hydrochloride 盐酸苯海拉明	●		
Dopamine Hydrochloride 盐酸多巴胺	●		
Doxorubicin Hydrochloride 盐酸多柔比星	●		
Doxycycline Hyclate 盐酸多西环素	●		
Droperidol 氟哌利多	●		
Etoposide 依托泊苷	●		
Famotidine 法莫替丁	●		
Fentanyl Citrate 枸橼酸芬太尼	●		
Floxuridine 氟尿苷	●		
Fluconazole 氟康唑	●		
Fluorouracil 氟尿嘧啶	●		
Furosemide 呋塞米	●		
Ganciclovir Sodium 更昔洛韦钠		●	
Gentamicin Sulfate 硫酸庆大霉素	●		
Granisetron Hydrochloride 盐酸格拉司琼	●		
Haloperidol Lactate 乳酸氟哌啶醇		●	
Heparin Sodium 肝素钠	●		
Hydrocortisone Sodium Phosphate 氢化可的松磷酸钠		●	
Hydrocortisone Sodium Succinate 氢化可的松琥珀酸钠		●	
Hydromorphone Hydrochloride 盐酸氢吗啡酮		●	

药　品	可配伍	忌配伍	可　变
Hydroxyzine Hydrochloride 盐酸羟嗪		●	
Idarubicin Hydrochloride 盐酸伊达比星	●		
Ifosfamide 异环磷酰胺	●		
Imipenem-Cilastatin Sodium 亚胺培南－西司他丁钠		●	
Immune Globulin IV 静脉注射用免疫球蛋白	●		
Lorazepam 劳拉西泮		●	
Magnesium Sulfate 硫酸镁	●		
Mannitol 甘露醇	●		
Mechlorethamine Hydrochloride 盐酸氮芥	●		
Meperidine Hydrochloride 盐酸哌替啶	●		
Mesna 美司钠	●		
Methotrexate Sodium 甲氨蝶呤钠	●		
Methylprednisolone Sodium Succinate 甲泼尼龙琥珀酸钠		●	
Metoclopramide Hydrochloride 盐酸甲氧氯普胺	●		
Metronidazole 甲硝唑	●		
Mitomycin 丝裂霉素		●	
Mitoxantrone Hydrochloride 盐酸米托蒽醌	●		
Morphine Sulfate 硫酸吗啡		●	
Nalbuphine Hydrochloride 盐酸纳布啡		●	
Ondansetron Hydrochloride 盐酸昂丹司琼		●	
Pentostatin 喷司他丁	●		
Piperacillin Sodium 哌拉西林钠		●	
Piperacillin Sodium-Tazobactam Sodium 哌拉西林钠－他唑巴坦钠	●		
Potassium Chloride 氯化钾	●		

药　品	可配伍	忌配伍	可　变
Prochlorperazine Edisylate 乙二磺酸丙氯拉嗪	●		
Promethazine Hydrochloride 盐酸异丙嗪	●		
Ranitidine Hydrochloride 盐酸雷尼替丁	●		
Sodium Bicarbonate 碳酸氢钠		●	
Teniposide 替尼泊苷	●		
Ticarcillin Disodium-Clavulanate Potassium 替卡西林钠－克拉维酸钾	●		
Tobramycin Sulfate 硫酸妥布霉素		●	
Trimethoprim-Sulfamethoxazole 复方磺胺甲噁唑（甲氧苄啶－磺胺甲噁唑）	●		
Vancomycin Hydrochloride 盐酸万古霉素			●
Vinblastine Sulfate 硫酸长春碱	●		
Vincristine Sulfate 硫酸长春新碱	●		
Zidovudine 齐多夫定	●		

Scopolamine Hydrobromide
氢溴酸东莨菪碱

【描述】 一种由颠茄、莨菪等植物提取的具有副交感神经阻滞功能的生物碱。

【制品】 浓度为 0.4mg/ml 或 1mg/ml，1ml 瓶装。pH 值：3.5~6.5。

【用法】 用于皮下注射、肌内注射或静脉注射，用灭菌注射用水稀释后使用。

【稳定性】 在控制的室温下避光贮存。当pH值为3.5时，药品分解速度最低。

配伍禁忌表

药　品	可配伍	忌配伍	可　变
Atropine Sulfate 硫酸阿托品	●		
Buprenorphine Hydrochloride 盐酸丁丙诺啡	●		
Butorphanol Tartrate 酒石酸布托啡诺	●		
Chlorpromazine Hydrochloride 盐酸氯丙嗪	●		
Cimetidine Hydrochloride 盐酸西咪替丁	●		
Dimenhydrinate 茶苯海明	●		
Diphenhydramine Hydrochloride 盐酸苯海拉明	●		
Droperidol 氟哌利多	●		
Fentanyl Citrate 枸橼酸芬太尼	●		
Furosemide 呋塞米	●		

药　品	可配伍	忌配伍	可　变
Glycopyrrolate 格隆溴铵	●		
Heparin Sodium 肝素钠	●		
Hydrocortisone Sodium Succinate 氢化可的松琥珀酸钠	●		
Hydromorphone Hydrochloride 盐酸氢吗啡酮	●		
Hydroxyzine Hydrochloride 盐酸羟嗪	●		
Meperidine Hydrochloride 盐酸哌替啶	●		
Methadone Hydrochloride 盐酸美沙酮	●		
Methohexital Sodium 美索比妥钠		●	
Metoclopramide Hydrochloride 盐酸甲氧氯普胺	●		
Midazolam Hydrochloride 盐酸咪达唑仑	●		
Morphine Sulfate 硫酸吗啡	●		
Nalbuphine Hydrochloride 盐酸纳布啡	●		
Pentazocine Lactate 乳酸喷他佐辛	●		
Pentobarbital Sodium 戊巴比妥钠	●		
Potassium Chloride 氯化钾	●		
Prochlorperazine Edisylate 乙二磺酸丙氯拉嗪	●		
Promethazine Hydrochloride 盐酸异丙嗪	●		
Propofol 丙泊酚	●		
Ranitidine Hydrochloride 盐酸雷尼替丁	●		
Succinylcholine Chloride 氯琥珀胆碱	●		
Sufentanil Citrate 枸橼酸舒芬太尼	●		
Thiopental Sodium 硫喷妥钠	●		

Sodium Bicarbonate
碳酸氢钠

【描述】 一种电解质溶液，用于代谢性酸中毒和其他需要碱化的病症。

【制品】 注射液的浓度及装量有 8.4%：50mEq/50ml、10mEq/10ml；7.5%：44.6mEq/50ml；4.2%：5mEq/10ml；5%：297.5mEq/500ml。pH 值：7 ~ 8.5。

【用法】 用于静脉注射，可不用稀释，或用其他静脉滴注溶液稀释。如果稀释到等渗浓度，可用于皮下注射。

【稳定性】 未开启的本品为澄明、无色溶液，应在室温下贮存，防止冷冻和高温。澄明度降低或存在沉淀物的溶液不能使用。

配伍禁忌表

溶　液	可配伍	忌配伍	可　变
Dextrose 5% 5% 葡萄糖溶液	●		
Dextrose 5% in Ringer's Injection 5% 葡萄糖林格注射液	●		
Dextrose 5% in Ringer's Injection, Lactated 5% 葡萄糖乳酸盐林格注射液			●
Dextrose 5% in Sodium Chloride 0.2%, 0.45%,& 0.9% 5% 葡萄糖 0.2% 或 0.45% 或 0.9% 氯化钠溶液	●		

溶　液	可配伍	忌配伍	可　变
Ringer's Injection 林格注射液			●
Ringer's Injection, Lactated 乳酸盐林格注射液			●
Sodium Chloride 0.45% & 0.9% 0.45% 或 0.9% 氯化钠溶液	●		
Sodium Lactate 1/6 M 1/6 M 乳酸钠溶液			●

药　品	可配伍	忌配伍	可　变
Acyclovir Sodium 阿昔洛韦钠	●		
Allopurinol Sodium 别嘌醇钠		●	
Amifostine 氨磷汀	●		
Amikacin Sulfate 硫酸阿米卡星	●		
Aminophylline 氨茶碱	●		
Amiodarone Hydrochloride 盐酸胺碘酮		●	
Amobarbital Sodium 异戊巴比妥钠	●		
Amphotericin B 两性霉素 B			●
Amphotericin B Cholesteryl Sulfate Complex 两性霉素 B－硫酸胆甾醇酯复合物		●	
Ampicillin Sodium 氨苄西林钠			●
Ascorbic Acid Injection 维生素 C 注射液		●	
Asparaginase 门冬酰胺酶	●		
Atropine Sulfate 硫酸阿托品	●		
Aztreonam 氨曲南	●		
Bivalirudin 比伐卢定	●		
Bupivacaine Hydrochloride 盐酸布比卡因			●
Caffeine Citrate 枸橼酸咖啡因	●		

药　品	可配伍	忌配伍	可　变
Calcium Chloride 氯化钙			●
Calcium Gluconate 葡萄糖酸钙			●
Carboplatin 卡铂		●	
Carmustine 卡莫司汀		●	
Cefepime Hydrochloride 盐酸头孢吡肟	●		
Cefotaxime Sodium 头孢噻肟钠		●	
Cefoxitin Sodium 头孢西丁钠	●		
Ceftazidime 头孢他啶	●		
Ceftriaxone Sodium 头孢曲松钠	●		
Chloramphenicol Sodium Succinate 氯霉素琥珀酸钠	●		
Chlorothiazide Sodium 氯噻嗪钠	●		
Chloroprocaine Hydrochloride 盐酸氯普鲁卡因			●
Cimetidine Hydrochloride 盐酸西咪替丁	●		
Ciprofloxacin 环丙沙星			●
Cisatracurium Besylate 苯磺酸顺阿曲库铵			●
Cisplatin 顺铂		●	
Cladribine 克拉屈滨	●		
Clindamycin Phosphate 磷酸克林霉素	●		
Corticotropin 促皮质素			●
Cyclophosphamide 环磷酰铵	●		
Cytarabine 阿糖胞苷	●		
Daunorubicin Hydrochloride 盐酸柔红霉素	●		
Dexamethasone Sodium Phosphate 地塞米松磷酸钠	●		
Dexmedetomidine Hydrochloride 盐酸右美托咪啶	●		

药品	可配伍	忌配伍	可变
Diltiazem Hydrochloride 盐酸地尔硫䓬			●
Dimenhydrinate 茶苯海明		●	
Dobutamine Hydrochloride 盐酸多巴酚丁胺		●	
Docetaxel 多西他赛	●		
Dopamine Hydrochloride 盐酸多巴胺		●	
Doxorubicin Hydrochloride 盐酸多柔比星	●		
Doxorubicin Hydrochloride Liposome Injection 盐酸多柔比星脂质体注射液		●	
Epinephrine Hydrochloride 盐酸肾上腺素		●	
Ergonovine Maleate 马来酸麦角新碱	●		
Erythromycin Lactobionate 乳糖酸红霉素	●		
Esmolol Hydrochloride 盐酸艾司洛尔	●		
Etoposide 依托泊苷	●		
Etoposide Phosphate 依托泊苷磷酸酯	●		
Famotidine 法莫替丁	●		
Fenoldopam Mesylate 甲磺酸非诺多泮		●	
Filgrastim 非格司亭	●		
Fludarabine Phosphate 磷酸氟达拉滨	●		
Furosemide 呋塞米	●		
Gallium Nitrate 硝酸镓	●		
Gemcitabine Hydrochloride 盐酸吉西他滨	●		
Glycopyrrolate 格隆溴铵		●	
Granisetron Hydrochloride 盐酸格拉司琼	●		
Heparin Sodium 肝素钠	●		
Hextend 羟乙基淀粉电解质平衡溶液		●	
Hyaluronidase 玻璃酸酶	●		
Hydrocortisone Sodium Phosphate 氢化可的松磷酸钠	●		

药品	可配伍	忌配伍	可变
Hydrocortisone Sodium Succinate 氢化可的松琥珀酸钠	●		
Hydromorphone Hydrochloride 盐酸氢吗啡酮		●	
Idarubicin Hydrochloride 盐酸伊达比星		●	
Ifosfamide 异环磷酰胺	●		
Imipenem-Cilastatin Sodium 亚胺培南－西司他丁钠		●	
Indomethacin Sodium Trihydrate 吲哚美辛钠三水合物	●		
Insulin, Regular 正规胰岛素	●		
Isoproterenol Hydrochloride 盐酸异丙肾上腺素		●	
Kanamycin Sulfate 硫酸卡那霉素	●		
Labetalol Hydrochloride 盐酸拉贝洛尔		●	
Lansoprazole 兰索拉唑		●	
Leucovorin Calcium 亚叶酸钙		●	
Levofloxacin 左氧氟沙星	●		
Lidocaine Hydrochloride 盐酸利多卡因			●
Linezolid 利奈唑胺	●		
Magnesium Sulfate 硫酸镁		●	
Mannitol 甘露醇	●		
Melphalan Hydrochloride 盐酸美法仑	●		
Meperidine Hydrochloride 盐酸哌替啶			●
Mepivacaine Hydrochloride 盐酸甲哌卡因		●	
Meropenem 美罗培南		●	
Mesna 美司钠	●		
Methotrexate Sodium 甲氨蝶呤钠	●		

药　品	可配伍	忌配伍	可　变
Methyldopate Hydrochloride 盐酸甲基多巴	●		
Methylprednisolone Sodium Succinate 甲泼尼龙琥珀酸钠			●
Metoclopramide Hydrochloride 盐酸甲氧氯普胺		●	
Midazolam Hydrochloride 盐酸咪达唑仑		●	
Milrinone Lactate 乳酸米力农	●		
Morphine Sulfate 硫酸吗啡			●
Nafcillin Sodium 萘夫西林钠	●		
Nalbuphine Hydrochloride 盐酸纳布啡		●	
Nalmefene Hydrochloride 盐酸纳美芬	●		
Nicardipine Hydrochloride 盐酸尼卡地平		●	
Norepinephrine Bitartrate 重酒石酸去甲肾上腺素		●	
Ondansetron Hydrochloride 盐酸昂丹司琼		●	
Oxacillin Sodium 苯唑西林钠			●
Oxytocin 缩宫素	●		
Paclitaxel 紫杉醇	●		
Pantoprazole Sodium 泮托拉唑钠		●	
Pemetrexed Disodium 培美曲塞二钠	●		
Penicillin G Potassium 青霉素钾		●	
Pentazocine Lactate 乳酸喷他佐辛		●	
Pentobarbital Sodium 戊巴比妥钠			●
Phenobarbital Sodium 苯巴比妥钠	●		
Phenylephrine Hydrochloride 盐酸去氧肾上腺素	●		
Phenytoin Sodium 苯妥英钠	●		
Phytonadione 维生素 K_1	●		

药　品	可配伍	忌配伍	可　变
Piperacillin Sodium-Tazobactam Sodium 哌拉西林钠－他唑巴坦钠	●		
Potassium Chloride 氯化钾	●		
Procaine Hydrochloride 盐酸普鲁卡因		●	
Prochlorperazine Edisylate 乙二磺酸丙氯拉嗪	●		
Propofol 丙泊酚	●		
Remifentanil Hydrochloride 盐酸瑞芬太尼	●		
Sargramostim 沙格司亭		●	
Sodium Lactate 乳酸钠			●
Streptomycin Sulfate 硫酸链霉素		●	
Succinylcholine Chloride 氯琥珀胆碱		●	
Tacrolimus 他克莫司	●		
Teniposide 替尼泊苷	●		
Thiopental Sodium 硫喷妥钠			●
Thiotepa 塞替派	●		
Ticarcillin Disodium-Clavulanate Potassium 替卡西林钠－克拉维酸钾		●	
Vancomycin Hydrochloride 盐酸万古霉素			●
Verapamil Hydrochloride 盐酸维拉帕米			●
Vincristine Sulfate 硫酸长春新碱		●	
Vinorelbine Tartrate 酒石酸长春瑞滨		●	

Sufentanil Citrate
枸橼酸舒芬太尼

【描述】 一种合成的阿片受体激动药。

【制品】 舒芬太尼（**Sufenta**）：浓度为 50μg/ml，1ml、2ml 或 5ml 安瓿装。pH 值：3.5～6。

【制备】 用于静脉注射时不用稀释。静脉滴注时用相容的溶液稀释。

【用法】 用于缓慢的静脉直接注射或静脉滴注。也可用于硬膜外注射和肌内注射。

【稳定性】 枸橼酸舒芬太尼是澄明、无色液体。在室温下避光贮存。在 pH 值小于或等于 3 的酸性溶液中会缓慢水解。PVC/Kalex CADD 泵的塑料容器会吸附本品。

配伍禁忌表

溶　液	可配伍	忌配伍	可　变
Dextrose 5% 5% 葡萄糖溶液	●		
Sodium Chloride 0.9% 0.9% 氯化钠溶液			●

药 品	可配伍	忌配伍	可 变
Amphotericin B Cholesteryl Sulfate Complex 两性霉素 B– 硫酸胆甾醇酯复合物	●		
Atracurium Besylate 苯磺酸阿曲库铵	●		
Atropine Sulfate 硫酸阿托品	●		
Bivalirudin 比伐卢定	●		
Bupivacaine Hydrochloride 盐酸布比卡因	●		
Cefepime Hydrochloride 盐酸头孢吡肟	●		
Ceftazidime 头孢他啶	●		
Cisatracurium Besylate 苯磺酸顺阿曲库铵	●		
Dexamethasone Sodium Phosphate 地塞米松磷酸钠	●		
Dexmedetomidine Hydrochloride 盐酸右美托咪啶	●		
Diazepam 地西泮			●
Diphenhydramine Hydrochloride 盐酸苯海拉明	●		
Etomidate 依托咪酯	●		
Fenoldopam Mesylate 甲磺酸非诺多泮	●		
Haloperidol Lactate 乳酸氟哌啶醇	●		
Hextend 羟乙基淀粉电解质平衡溶液	●		
Hydroxyzine Hydrochloride 盐酸羟嗪	●		
Ketorolac Tromethamine 酮洛酸氨丁三醇	●		
Lansoprazole 兰索拉唑	●		
Levobupivacaine Hydrochloride 盐酸左布比卡因	●		
Linezolid 利奈唑胺	●		
Lorazepam 劳拉西泮		●	

药　品	可配伍	忌配伍	可　变
Metoclopramide Hydrochloride 盐酸甲氧氯普胺	●		
Midazolam Hydrochloride 盐酸咪达唑仑	●		
Phenobarbital Sodium 苯巴比妥钠			●
Phenytoin Sodium 苯妥英钠		●	
Prochlorperazine Edisylate 乙二磺酸丙氯拉嗪	●		
Propofol 丙泊酚	●		
Remifentanil Hydrochloride 盐酸瑞芬太尼	●		
Ropivacaine Hydrochloride 盐酸罗哌卡因	●		
Scopolamine Hydrobromide 氢溴酸东莨菪碱	●		
Thiopental Sodium 硫喷妥钠		●	

Tacrolimus
他克莫司

【描述】 一种有效的免疫抑制剂，用于预防肝脏移植后的排斥反应。

【制品】 普乐可复（**Prograf**）：浓度为5mg/ml，1ml安瓿装。

【制备】 用于静脉滴注时，须用5%葡萄糖溶液或0.9%氯化钠溶液在玻璃或聚乙烯容器中将本品稀释到浓度为0.004～0.02mg/ml，不能在含有增塑剂DEHP的聚氯乙烯（PVC）容器或输液装置中稀释。

【用法】 用于静脉滴注，适当稀释后可用于静脉滴注。

【稳定性】 未开启的本品在5～25℃下贮存。他克莫司在pH值2～6时最稳定。当pH值大于6时，分解速度明显提高。在玻璃或聚乙烯容器内，用5%葡萄糖溶液或0.9%氯化钠溶液稀释到浓度为0.004～0.02mg/ml的注射液，在室温下24h内保持稳定。他克莫司会被静脉注射用聚氯乙烯塑料袋吸附。他克莫司内含的表面活性剂能使聚氯乙烯溶液袋或输液装置释出增塑剂DEHP。所以，推荐使用玻璃或聚乙烯容器和不含增塑剂DEHP的输液装置，应避免使用聚氯乙烯容器和输液装置。

配伍禁忌表

溶　液	可配伍	忌配伍	可　变
Dextrose 5% 5% 葡萄糖溶液	●		
Sodium Chloride 0.9% 0.9% 氯化钠溶液	●		

药　品	可配伍	忌配伍	可　变
Acyclovir Sodium 阿昔洛韦钠		●	
Aminophylline 氨茶碱	●		
Amphotericin B 两性霉素 B	●		
Ampicillin Sodium 氨苄西林钠	●		
Ampicillin Sodium-Sulbactam Sodium 氨苄西林钠－舒巴坦钠	●		
Calcium Gluconate 葡萄糖酸钙	●		
Cefazolin Sodium 头孢唑林钠	●		
Cefotetan Disodium 头孢替坦二钠	●		
Ceftazidime 头孢他啶	●		
Ceftriaxone Sodium 头孢曲松钠	●		
Cefuroxime Sodium 头孢呋辛钠	●		
Chloramphenicol Sodium Succinate 氯霉素琥珀酸钠	●		
Cimetidine Hydrochloride 盐酸西咪替丁	●		
Ciprofloxacin 环丙沙星	●		
Clindamycin Phosphate 磷酸克林霉素	●		
Dexamethasone Sodium Phosphate 地塞米松磷酸钠	●		
Digoxin 地高辛	●		
Diphenhydramine Hydrochloride 盐酸苯海拉明	●		
Dobutamine Hydrochloride 盐酸多巴酚丁胺	●		
Dopamine Hydrochloride 盐酸多巴胺	●		
Doxycycline Hyclate 盐酸多西环素	●		
Erythromycin Lactobionate 乳糖酸红霉素	●		
Esmolol Hydrochloride 盐酸艾司洛尔	●		

药　品	可配伍	忌配伍	可　变
Fluconazole 氟康唑	●		
Furosemide 呋塞米	●		
Ganciclovir Sodium 更昔洛韦钠		●	
Gentamicin Sulfate 硫酸庆大霉素	●		
Haloperidol Lactate 乳酸氟哌啶醇	●		
Heparin Sodium 肝素钠	●		
Hydrocortisone Sodium Succinate 氢化可的松琥珀酸钠	●		
Hydromorphone Hydrochloride 盐酸氢吗啡酮	●		
Imipenem-Cilastatin Sodium 亚胺培南－西司他丁钠	●		
Insulin, Regular 正规胰岛素	●		
Isoproterenol Hydrochloride 盐酸异丙肾上腺素	●		
Leucovorin Calcium 亚叶酸钙	●		
Lorazepam 劳拉西泮	●		
Methylprednisolone Sodium Succinate 甲泼尼龙琥珀酸钠	●		
Metoclopramide Hydrochloride 盐酸甲氧氯普胺	●		
Metronidazole 甲硝唑	●		
Morphine Sulfate 硫酸吗啡	●		
Multivitamins 复合维生素制剂	●		
Nitroglycerin 硝酸甘油	●		
Oxacillin Sodium 苯唑西林钠	●		
Penicillin G Potassium 青霉素钾	●		
Phenytoin Sodium 苯妥英钠	●		

药　品	可配伍	忌配伍	可　变
Piperacillin Sodium 哌拉西林钠	●		
Potassium Chloride 氯化钾	●		
Propranolol Hydrochloride 盐酸普萘洛尔	●		
Ranitidine Hydrochloride 盐酸雷尼替丁	●		
Sodium Bicarbonate 碳酸氢钠	●		
Sodium Nitroprusside 硝普钠	●		
Tobramycin Sulfate 硫酸妥布霉素	●		
Trimethoprim-Sulfamethoxazole 复方磺胺甲噁唑（甲氧苄啶－磺胺甲噁唑）	●		
Vancomycin Hydrochloride 盐酸万古霉素	●		

Teniposide
替尼泊苷

【描述】 一种具有抗肿瘤功能的半合成鬼臼毒素衍生物。

【制品】 卫萌（Vumon）：浓度为10mg/ml，5ml安瓿装。pH值：约5。

【制备】 用于静脉滴注时，须用5%葡萄糖溶液或0.9%氯化钠溶液在玻璃或聚乙烯容器内将本品稀释到浓度为0.1～1mg/ml。不能用含有增塑剂DEHP的聚氯乙烯（PVC）容器或输液装置。

【用法】 适当稀释后，用于静脉滴注，滴注时间为30～60min。应避免溢出，以免刺激组织和引起静脉炎。

【稳定性】 未开启的本品应在原包装内避光冷藏贮存。浓缩液是澄明的，但稀释后滴注液可能会呈轻微的乳白色。在玻璃或聚乙烯容器内，用5%葡萄糖溶液或0.9%氯化钠溶液稀释到浓度为0.1～0.4mg/ml的溶液，在室温下24h内保持稳定。当浓度为1mg/ml时，产生沉淀的可能性加大，所以滴注应在4h内完成。在0.1mg/ml左右的低浓度情况下，替尼泊苷虽然化学上稳定，但其水稀释溶液会出现不规则和不可预知的沉淀物。替尼泊苷内含的表面活性剂能使聚氯乙烯溶液袋或输液装置释出增塑剂DEHP。所以，推荐使用玻璃或聚乙烯容器和不含增塑剂DEHP的输液装置，应避免使用聚氯乙烯容器和输液装置。

配伍禁忌表

溶　液	可配伍	忌配伍	可　变
Dextrose 5% 5% 葡萄糖溶液	●		
Ringer's Injection, Lactated 乳酸盐林格注射液	●		
Sodium Chloride 0.9% 0.9% 氯化钠溶液	●		

药　品	可配伍	忌配伍	可　变
Acyclovir Sodium 阿昔洛韦钠	●		
Allopurinol Sodium 别嘌醇钠	●		
Amifostine 氨磷汀	●		
Amikacin Sulfate 硫酸阿米卡星	●		
Aminophylline 氨茶碱	●		
Amphotericin B 两性霉素 B	●		
Ampicillin Sodium 氨苄西林钠	●		
Ampicillin Sodium-Sulbactam Sodium 氨苄西林钠－舒巴坦钠	●		
Aztreonam 氨曲南	●		
Bleomycin Sulfate 硫酸博来霉素	●		
Bumetanide 布美他尼	●		
Buprenorphine Hydrochloride 盐酸丁丙诺啡	●		
Butorphanol Tartrate 酒石酸布托啡诺	●		
Calcium Gluconate 葡萄糖酸钙	●		
Carboplatin 卡铂	●		
Carmustine 卡莫司汀	●		
Cefazolin Sodium 头孢唑林钠	●		
Cefotaxime Sodium 头孢噻肟钠	●		

药　品	可配伍	忌配伍	可　变
Cefotetan Disodium 头孢替坦二钠	●		
Cefoxitin Sodium 头孢西丁钠	●		
Ceftazidime 头孢他啶	●		
Ceftizoxime Sodium 头孢唑肟钠	●		
Ceftriaxone Sodium 头孢曲松钠	●		
Cefuroxime Sodium 头孢呋辛钠	●		
Chlorpromazine Hydrochloride 盐酸氯丙嗪	●		
Cimetidine Hydrochloride 盐酸西咪替丁	●		
Ciprofloxacin 环丙沙星	●		
Cisplatin 顺铂	●		
Cladribine 克拉屈滨	●		
Clindamycin Phosphate 磷酸克林霉素	●		
Cyclophosphamide 环磷酰胺	●		
Cytarabine 阿糖胞苷	●		
Dacarbazine 达卡巴嗪	●		
Dactinomycin 放线菌素 D	●		
Daunorubicin Hydrochloride 盐酸柔红霉素	●		
Dexamethasone Sodium Phosphate 地塞米松磷酸钠	●		
Diphenhydramine Hydrochloride 盐酸苯海拉明	●		
Doxorubicin Hydrochloride 盐酸多柔比星	●		
Doxycycline Hyclate 盐酸多西环素	●		
Droperidol 氟哌利多	●		
Enalaprilat 依那普利拉	●		
Etoposide 依托泊苷	●		
Etoposide Phosphate 依托泊苷磷酸酯	●		

药　品	可配伍	忌配伍	可　变
Famotidine 法莫替丁	●		
Floxuridine 氟尿苷	●		
Fluconazole 氟康唑	●		
Fludarabine Phosphate 磷酸氟达拉滨	●		
Fluorouracil 氟尿嘧啶	●		
Furosemide 呋塞米	●		
Gallium Nitrate 硝酸镓	●		
Ganciclovir Sodium 更昔洛韦钠	●		
Gemcitabine Hydrochloride 盐酸吉西他滨	●		
Gentamicin Sulfate 硫酸庆大霉素	●		
Granisetron Hydrochloride 盐酸格拉司琼	●		
Haloperidol Lactate 乳酸氟哌啶醇	●		
Heparin Sodium 肝素钠		●	
Hydrocortisone Sodium Phosphate 氢化可的松磷酸钠	●		
Hydrocortisone Sodium Succinate 氢化可的松琥珀酸钠	●		
Hydromorphone Hydrochloride 盐酸氢吗啡酮	●		
Hydroxyzine Hydrochloride 盐酸羟嗪	●		
Idarubicin Hydrochloride 盐酸伊达比星		●	
Ifosfamide 异环磷酰胺	●		
Imipenem-Cilastatin Sodium 亚胺培南－西司他丁钠	●		
Leucovorin Calcium 亚叶酸钙	●		
Lorazepam 劳拉西泮	●		
Mannitol 甘露醇	●		
Mechlorethamine Hydrochloride 盐酸氮芥	●		

药　品	可配伍	忌配伍	可　变
Melphalan Hydrochloride 盐酸美法仑	●		
Meperidine Hydrochloride 盐酸哌替啶	●		
Mesna 美司钠	●		
Methotrexate Sodium 甲氨蝶呤钠	●		
Methylprednisolone Sodium Succinate 甲泼尼龙琥珀酸钠	●		
Metoclopramide Hydrochloride 盐酸甲氧氯普胺	●		
Metronidazole 甲硝唑	●		
Mitomycin 丝裂霉素	●		
Mitoxantrone Hydrochloride 盐酸米托蒽醌	●		
Morphine Sulfate 硫酸吗啡	●		
Nalbuphine Hydrochloride 盐酸纳布啡	●		
Ondansetron Hydrochloride 盐酸昂丹司琼	●		
Piperacillin Sodium 哌拉西林钠	●		
Potassium Chloride 氯化钾	●		
Prochlorperazine Edisylate 乙二磺酸丙氯拉嗪	●		
Promethazine Hydrochloride 盐酸异丙嗪	●		
Ranitidine Hydrochloride 盐酸雷尼替丁	●		
Sargramostim 沙格司亭	●		
Sodium Bicarbonate 碳酸氢钠	●		
Streptozocin 链佐星	●		
Thiotepa 塞替派	●		
Ticarcillin Disodium-Clavulanate Potassium 替卡西林钠－克拉维酸钾	●		
Tobramycin Sulfate 硫酸妥布霉素	●		

药　品	可配伍	忌配伍	可　变
Trimethoprim-Sulfamethoxazole 复方磺胺甲噁唑（甲氧苄啶－磺胺甲噁唑）	●		
Vancomycin Hydrochloride 盐酸万古霉素	●		
Vinblastine Sulfate 硫酸长春碱	●		
Vincristine Sulfate 硫酸长春新碱	●		
Vinorelbine Tartrate 酒石酸长春瑞滨	●		
Zidovudine 齐多夫定	●		

Theophylline
茶碱

PUMP

【描述】 一种具有支气管扩张功能的黄嘌呤衍生物。

【制品】 浓度为0.4～4mg/ml，5%葡萄糖溶液为稀释液，有多种容器和包装。pH值：3.5～6.5。

【用法】 用于持续或间歇性静脉滴注，滴注宜缓慢，推荐速度不超过20mg/min。一次给药量通常为400～600mg（给药时间20～30min）。

【稳定性】 未开启的本品在室温下贮存，防止冷冻和过热。120℃的温度下，高压灭菌消毒20min后，未发现茶碱含量减少。

配伍禁忌表

药　品	可配伍	忌配伍	可　变
Acyclovir Sodium 阿昔洛韦钠	●		
Ampicillin Sodium 氨苄西林钠	●		
Ampicillin Sodium-Sulbactam Sodium 氨苄西林钠－舒巴坦钠	●		
Ascorbic Acid Injection 维生素C注射液		●	
Aztreonam 氨曲南	●		
Bivalirudin 比伐卢定	●		
Cefazolin Sodium 头孢唑林钠	●		
Cefepime Hydrochloride 盐酸头孢吡肟	●		
Cefotetan Disodium 头孢替坦二钠	●		
Ceftazidime 头孢他啶	●		
Ceftriaxone Sodium 头孢曲松钠			●

药　品	可配伍	忌配伍	可　变
Chlorpromazine Hydrochloride 盐酸氯丙嗪	●		
Cimetidine Hydrochloride 盐酸西咪替丁			●
Cisatracurium Besylate 苯磺酸顺阿曲库铵	●		
Clindamycin Phosphate 磷酸克林霉素	●		
Dexamethasone Sodium Phosphate 地塞米松磷酸钠	●		
Dexmedetomidine Hydrochloride 盐酸右美托咪啶	●		
Diltiazem Hydrochloride 盐酸地尔硫䓬	●		
Dobutamine Hydrochloride 盐酸多巴酚丁胺	●		
Dopamine Hydrochloride 盐酸多巴胺	●		
Doxycycline Hyclate 盐酸多西环素	●		
Erythromycin Lactobionate 乳糖酸红霉素	●		
Famotidine 法莫替丁	●		
Fenoldopam Mesylate 甲磺酸非诺多泮	●		
Fluconazole 氟康唑	●		
Furosemide 呋塞米	●		
Gentamicin Sulfate 硫酸庆大霉素	●		
Haloperidol Lactate 乳酸氟哌啶醇	●		
Heparin Sodium 肝素钠	●		
Hetastarch in Sodium Chloride 0.9% 羟乙基淀粉 0.9% 氯化钠溶液		●	
Hextend 羟乙基淀粉电解质平衡溶液	●		
Hydrocortisone Sodium Succinate 氢化可的松琥珀酸钠	●		
Lansoprazole 兰索拉唑		●	
Lidocaine Hydrochloride 盐酸利多卡因	●		

药　品	可配伍	忌配伍	可　变
Linezolid 利奈唑胺	●		
Methyldopate Hydrochloride 盐酸甲基多巴	●		
Methylprednisolone Sodium Succinate 甲泼尼龙琥珀酸钠	●		
Metronidazole 甲硝唑	●		
Midazolam Hydrochloride 盐酸咪达唑仑	●		
Milrinone Lactate 乳酸米力农	●		
Nafcillin Sodium 萘夫西林钠	●		
Nitroglycerin 硝酸甘油	●		
Oxaliplatin 奥沙利铂	●		
Papaverine Hydrochloride 盐酸罂粟碱	●		
Penicillin G Potassium 青霉素钾	●		
Phenytoin Sodium 苯妥英钠		●	
Piperacillin Sodium 哌拉西林钠	●		
Potassium Chloride 氯化钾	●		
Ranitidine Hydrochloride 盐酸雷尼替丁	●		
Remifentanil Hydrochloride 盐酸瑞芬太尼	●		
Sodium Nitroprusside 硝普钠	●		
Ticarcillin Disodium-Clavulanate Potassium 替卡西林钠－克拉维酸钾	●		
Tobramycin Sulfate 硫酸妥布霉素	●		
Vancomycin Hydrochloride 盐酸万古霉素	●		
Verapamil Hydrochloride 盐酸维拉帕米	●		

Thiopental Sodium

硫喷妥钠

【描述】 一种短效的巴比妥类麻醉剂。

【制品】 喷妥撒钠（**Pentothal Sodium**）：250mg～5g多种含量包装。pH值：在2.5%水溶液中为10～11。

【制备】 用灭菌注射用水、0.9%氯化钠溶液或5%葡萄糖溶液配制成浓度为2%～5%的注射液。用5%葡萄糖溶液、0.9%氯化钠或pH为7.4的标准R溶液*（Normosol-R）配制成浓度为0.2%～0.4%的注射液。

【用法】 仅用于缓慢静脉滴注。用于间歇性静脉滴注时，选用灭菌注射用水、0.9%氯化钠溶液或5%葡萄糖溶液配制成注射液，浓度通常在2%～2.5%之间，但也可达到5%。用于持续性静脉滴注时，选用5%葡萄糖溶液、0.9%氯化钠溶液或pH为7.4的标准R溶液配制成浓度为0.2%～0.4%的注射液。在配制低浓度注射液时，不能使用灭菌注射用水，因为低渗溶液有引起溶血的危险。应避免溢出，不能使用高碱性溶液进行动脉注射。

【稳定性】 未开启的本品在室温下贮存。制备好的注射液在室温下3d内保持稳定，冷藏7d内保持稳定。塑料滴注液袋和输液装置对本品有明显的吸附性，特别是在低pH值的情况下。

***译者注**：Normosol-R是由美国雅培制药有限公司生产的电解质平衡调节溶液，含葡萄糖、醋酸钠、氯化钠、氯化镁、氯化钾、葡萄糖酸钠等，暂译为标准R溶液。

配伍禁忌表

溶　液	可配伍	忌配伍	可　变
Dextrose 5% 5% 葡萄糖溶液	●		
Dextrose 5% in Ringer's Injection, Lactated 5% 葡萄糖乳酸盐林格注射液		●	
Dextrose 5% in Sodium Chloride 0.2% & 0.45% 5% 葡萄糖 0.2% 或 0.45% 氯化钠溶液	●		
Dextrose 5% in Sodium Chloride 0.9% 5% 葡萄糖 0.9% 氯化钠溶液			●
Normosol R, pH 7.4 pH 7.4 标准 R 溶液	●		
Other Normosol solutions 其他标准溶液		●	
Ringer's Injection 林格注射液		●	
Ringer's Injection, Lactated 乳酸盐林格注射液		●	
Sodium Chloride 0.9% 0.9% 氯化钠溶液	●		

药　品	可配伍	忌配伍	可　变
Alfentanil Hydrochloride 盐酸阿芬太尼		●	
Amikacin Sulfate 硫酸阿米卡星		●	
Aminophylline 氨茶碱	●		
Ascorbic Acid Injection 维生素 C 注射液		●	
Atracurium Besylate 苯磺酸阿曲库铵		●	
Atropine Sulfate 硫酸阿托品		●	
Bivalirudin 比伐卢定	●		

药品	可配伍	忌配伍	可变
Chloramphenicol Sodium Succinate 氯霉素琥珀酸钠	●		
Chlorpromazine Hydrochloride 盐酸氯丙嗪		●	
Cimetidine Hydrochloride 盐酸西咪替丁		●	
Cisatracurium Besylate 苯磺酸顺阿曲库铵			●
Clindamycin Phosphate 磷酸克林霉素		●	
Diltiazem Hydrochloride 盐酸地尔硫䓬		●	
Dimenhydrinate 茶苯海明		●	
Diphenhydramine Hydrochloride 盐酸苯海拉明		●	
Dobutamine Hydrochloride 盐酸多巴酚丁胺		●	
Dopamine Hydrochloride 盐酸多巴胺		●	
Doxapram Hydrochloride 盐酸多沙普仑		●	
Droperidol 氟哌利多		●	
Ephedrine Sulfate 硫酸麻黄碱			●
Epinephrine Hydrochloride 盐酸肾上腺素		●	
Fenoldopam Mesylate 甲磺酸非诺多泮		●	
Fentanyl Citrate 枸橼酸芬太尼			●
Furosemide 呋塞米		●	
Glycopyrrolate 格隆溴铵		●	
Heparin Sodium 肝素钠	●		
Hextend 羟乙基淀粉电解质平衡溶液	●		
Hyaluronidase 玻璃酸酶	●		
Hydrocortisone Sodium Succinate 氢化可的松琥珀酸钠	●		
Hydromorphone Hydrochloride 盐酸氢吗啡酮		●	
Insulin, Regular 正规胰岛素		●	

Thiopental Sodium 硫喷妥钠

药　品	可配伍	忌配伍	可　变
Isoproterenol Hydrochloride 盐酸异丙肾上腺素		●	
Labetalol Hydrochloride 盐酸拉贝洛尔		●	
Lidocaine Hydrochloride 盐酸利多卡因		●	
Lorazepam 劳拉西泮			●
Meperidine Hydrochloride 盐酸哌替啶		●	
Midazolam Hydrochloride 盐酸咪达唑仑		●	
Milrinone Lactate 乳酸米力农	●		
Mivacurium Chloride 米库氯铵	●		
Morphine Sulfate 硫酸吗啡			●
Neostigmine Methylsulfate 甲硫酸新斯的明	●		
Nicardipine Hydrochloride 盐酸尼卡地平		●	
Nitroglycerin 硝酸甘油	●		
Norepinephrine Bitartrate 重酒石酸去甲肾上腺素		●	
Oxytocin 缩宫素	●		
Pancuronium Bromide 泮库溴铵		●	
Pantoprazole Sodium 泮托拉唑钠		●	
Penicillin G Potassium 青霉素钾		●	
Pentazocine Lactate 乳酸喷他佐辛		●	
Pentobarbital Sodium 戊巴比妥钠	●		
Phenobarbital Sodium 苯巴比妥钠	●		
Phenylephrine Hydrochloride 盐酸去氧肾上腺素		●	
Potassium Chloride 氯化钾	●		
Prochlorperazine Edisylate 乙二磺酸丙氯拉嗪		●	
Promethazine Hydrochloride 盐酸异丙嗪		●	

药　品	可配伍	忌配伍	可　变
Propofol 丙泊酚	●		
Ranitidine Hydrochloride 盐酸雷尼替丁	●		
Remifentanil Hydrochloride 盐酸瑞芬太尼	●		
Scopolamine Hydrobromide 氢溴酸东莨菪碱	●		
Sodium Bicarbonate 碳酸氢钠			●
Succinylcholine Chloride 氯琥珀胆碱		●	
Sufentanil Citrate 枸橼酸舒芬太尼		●	
Thiamine Hydrochloride 维生素 B_1		●	
Tubocurarine Chloride 氯化筒箭毒碱			●
Vecuronium Bromide 维库溴铵		●	

Ticarcillin Disodium-Clavulanate Potassium

替卡西林钠－克拉维酸钾

【描述】 一种半合成青霉素和β-内酰胺酶抑制剂的复合物。

【制品】 特美汀（**Timentin**）：每瓶含3g替卡西林钠盐、100mg克拉维酸钾盐，3.1g瓶装或便携输液装置（piggyback）装。pH值：5.5～7.5。

【制备】 每瓶替卡西林钠－克拉维酸钾加入13ml灭菌注射用水或0.9%氯化钠溶液，充分摇匀，配制成替卡西林浓度为200mg/ml、克拉维酸浓度为6.7mg/ml的注射液。用于静脉滴注时，用相容的稀释溶液稀释成替卡西林浓度为10～100mg/ml的注射液。

便携输液装置装替卡西林钠－克拉维酸钾选用0.9%氯化钠溶液、5%葡萄糖溶液或乳酸盐林格注射液50～100ml配制成注射液。

【用法】 用于间歇性静脉滴注，滴注时间应在30min以上。

【稳定性】 本品为白色或浅黄色的粉剂，24℃以下贮存，高于此温度将引起克拉维酸钾的降解，导致溶液颜色变暗。浓缩液的颜色介于无色和浅黄色之间，温度在21～24℃时6h内保持稳定，冷藏72h内保持稳定。

配伍禁忌表

溶　液	可配伍	忌配伍	可　变
Dextrose 5% * 5% 葡萄糖溶液 *	●		
Ringer's Injection, Lactated * 乳酸盐林格注射液 *	●		
Sodium Chloride 0.9% * 0.9% 氯化钠溶液 *	●		
Sterile Water for Injection * 灭菌注射用水 *	●		

注：* 稀释替卡西林溶液的浓度至 10～100mg/ml。

药　品	可配伍	忌配伍	可　变
Allopurinol Sodium 别嘌醇钠	●		
Amifostine 氨磷汀	●		
Aminoglycosides 氨基糖苷类抗生素		●	
Amphotericin B Cholesteryl Sulfate Complex 两性霉素 B- 硫酸胆甾醇酯复合物		●	
Azithromycin 阿奇霉素		●	
Aztreonam 氨曲南	●		
Bivalirudin 比伐卢定	●		
Cefepime Hydrochloride 盐酸头孢吡肟	●		
Ciprofloxacin 环丙沙星			●
Cisatracurium Besylate 苯磺酸顺阿曲库铵			●
Cyclophosphamide 环磷酰胺	●		
Dexmedetomidine Hydrochloride 盐酸右美托咪啶	●		
Diltiazem Hydrochloride 盐酸地尔硫䓬	●		
Docetaxel 多西他赛	●		

药　品	可配伍	忌配伍	可　变
Doxorubicin Hydrochloride Liposome Injection 盐酸多柔比星脂质体注射液	●		
Drotrecogin Alfa（Activated） α-屈曲可近（重组人活化蛋白 C）		●	
Etoposide Phosphate 依托泊苷磷酸酯	●		
Famotidine 法莫替丁	●		
Fenoldopam Mesylate 甲磺酸非诺多泮	●		
Filgrastim 非格司亭	●		
Fluconazole 氟康唑	●		
Fludarabine Phosphate 磷酸氟达拉滨	●		
Foscarnet Sodium 膦甲酸钠	●		
Gallium Nitrate 硝酸镓	●		
Gemcitabine Hydrochloride 盐酸吉西他滨	●		
Granisetron Hydrochloride 盐酸格拉司琼	●		
Heparin Sodium 肝素钠	●		
Hextend 羟乙基淀粉电解质平衡溶液	●		
Insulin, Regular 正规胰岛素	●		
Lansoprazole 兰索拉唑		●	
Melphalan Hydrochloride 盐酸美法仑	●		
Meperidine Hydrochloride 盐酸哌替啶	●		
Milrinone Lactate 乳酸米力农	●		
Morphine Sulfate 硫酸吗啡	●		
Ondansetron Hydrochloride 盐酸昂丹司琼	●		
Pantoprazole Sodium 泮托拉唑钠	●		
Pemetrexed Disodium 培美曲塞二钠	●		
Propofol 丙泊酚	●		
Remifentanil Hydrochloride 盐酸瑞芬太尼	●		
Sargramostim 沙格司亭	●		

药　品	可配伍	忌配伍	可　变
Sodium Bicarbonate 碳酸氢钠		●	
Teniposide 替尼泊苷	●		
Theophylline 茶碱	●		
Thiotepa 塞替派	●		
Topotecan Hydrochloride 盐酸拓扑替康			●
Vancomycin Hydrochloride 盐酸万古霉素			●
Vinorelbine Tartrate 酒石酸长春瑞滨	●		

Tobramycin Sulfate
硫酸妥布霉素

【描述】 一种氨基糖苷类抗生素。

【制品】 **Nebcin**：浓度为40mg/ml，2ml瓶装或30ml瓶装，1.5ml或2ml一次性注射器装；浓度为10mg/ml（儿科用），2ml瓶装。也有用0.9%氯化钠溶液预先稀释好的溶液，规格为0.8mg/ml（80mg）、1.2mg/ml（60mg）或1.6mg/ml（80mg）等包装。pH值：3～6.5。

【制备】 用于静脉滴注，成年人用时，应用50～100ml相容的滴注溶液稀释。儿童用时，用量应相应减少。

【用法】 用于肌内注射或静脉滴注，滴注时间20～60min。

【稳定性】 未开启的本品在室温下贮存，防止高温和冷冻。本品在溶液状态时非常稳定，高压灭菌不会影响其药效。塑料静脉注射袋、输液装置、过滤器和注射器不吸附本品。

配伍禁忌表

溶　液	可配伍	忌配伍	可　变
Dextrose 5% & 10% 5% 或 10% 葡萄糖溶液	●		
Dextrose 5% in Polysal 5% 葡萄糖多糖溶液		●	
Dextrose 5% in Sodium Chloride 0.9% 5% 葡萄糖 0.9% 氯化钠溶液	●		
Isolyte E, M, & P in Dextrose 5% 5% 葡萄糖复方氯化镁注射液 -E, -M, 或 -P		●	

溶　液	可配伍	忌配伍	可　变
Ringer's Injection 林格注射液	●		
Ringer's Injection, Lactated 乳酸盐林格注射液	●		
Sodium Chloride 0.9% 0.9% 氯化钠溶液	●		

译者注：Isolyte E, M, & P in Dextrose 5% 为美国雅培制药有限公司生产的注射溶液，含氯化镁、醋酸钠、氯化钠、氯化钾、氯化钙、醋酸、葡萄糖等活性成分，暂译为 5% 葡萄糖复方氯化镁注射液 -E, -M, 或 -P 。

药　品	可配伍	忌配伍	可　变
Acyclovir Sodium 阿昔洛韦钠	●		
Aldesleukin 阿地白介素	●		
Allopurinol Sodium 别嘌醇钠		●	
Amifostine 氨磷汀	●		
Amiodarone Hydrochloride 盐酸胺碘酮	●		
Amphotericin B Cholesteryl Sulfate Complex 两性霉素 B- 硫酸胆甾醇酯复合物		●	
Azithromycin 阿奇霉素		●	
Aztreonam 氨曲南	●		
Bivalirudin 比伐卢定	●		
Bleomycin Sulfate 硫酸博来霉素	●		
Calcium Gluconate 葡萄糖酸钙	●		
Cefamandole Nafate 头孢孟多钠		●	
Cefepime Hydrochloride 盐酸头孢吡肟			●
Cefotaxime Sodium 头孢噻肟钠		●	
Cefotetan Disodium 头孢替坦二钠		●	
Cefoxitin Sodium 头孢西丁钠	●		

药　品	可配伍	忌配伍	可　变
Ceftazidime 头孢他啶	●		
Ciprofloxacin 环丙沙星	●		
Cisatracurium Besylate 苯磺酸顺阿曲库铵	●		
Clindamycin Phosphate 磷酸克林霉素			●
Cyclophosphamide 环磷酰胺	●		
Dexmedetomidine Hydrochloride 盐酸右美托咪啶	●		
Diltiazem Hydrochloride 盐酸地尔硫䓬	●		
Dimenhydrinate 茶苯海明	●		
Docetaxel 多西他赛	●		
Doxapram Hydrochloride 盐酸多沙普仑	●		
Doxorubicin Hydrochloride Liposome Injection 盐酸多柔比星脂质体注射液	●		
Drotrecogin Alfa (Activated) α- 屈曲可近（重组人活化蛋白 C）		●	
Enalaprilat 依那普利拉	●		
Esmolol Hydrochloride 盐酸艾司洛尔	●		
Etoposide Phosphate 依托泊苷磷酸酯	●		
Fenoldopam Mesylate 甲磺酸非诺多泮	●		
Filgrastim 非格司亭	●		
Fluconazole 氟康唑	●		
Fludarabine Phosphate 磷酸氟达拉滨	●		
Foscarnet Sodium 膦甲酸钠	●		
Furosemide 呋塞米	●		
Gemcitabine Hydrochloride 盐酸吉西他滨	●		
Granisetron Hydrochloride 盐酸格拉司琼	●		
Heparin Sodium 肝素钠		●	

药　品	可配伍	忌配伍	可　变
Hetastarch in Sodium Chloride 0.9% 羟乙基淀粉 0.9% 氯化钠溶液		●	
Hextend 羟乙基淀粉电解质平衡溶液	●		
Hydromorphone Hydrochloride 盐酸氢吗啡酮	●		
Indomethacin Sodium Trihydrate 吲哚美辛钠三水合物		●	
Insulin, Regular 正规胰岛素	●		
Labetalol Hydrochloride 盐酸拉贝洛尔	●		
Lansoprazole 兰索拉唑		●	
Linezolid 利奈唑胺	●		
Magnesium Sulfate 硫酸镁			●
Melphalan Hydrochloride 盐酸美法仑	●		
Meperidine Hydrochloride 盐酸哌替啶	●		
Metronidazole 甲硝唑	●		
Midazolam Hydrochloride 盐酸咪达唑仑	●		
Milrinone Lactate 乳酸米力农	●		
Morphine Sulfate 硫酸吗啡	●		
Nicardipine Hydrochloride 盐酸尼卡地平	●		
Pantoprazole Sodium 泮托拉唑钠		●	
Pemetrexed Disodium 培美曲塞二钠		●	
Piperacillin Sodium 哌拉西林钠		●	
Propofol 丙泊酚		●	
Ranitidine Hydrochloride 盐酸雷尼替丁	●		
Remifentanil Hydrochloride 盐酸瑞芬太尼	●		
Sargramostim 沙格司亭		●	
Tacrolimus 他克莫司	●		

药　品	可配伍	忌配伍	可　变
Teniposide 替尼泊苷	●		
Theophylline 茶碱	●		
Verapamil Hydrochloride 盐酸维拉帕米	●		
Vinorelbine Tartrate 酒石酸长春瑞滨	●		
Zidovudine 齐多夫定	●		

Trimethoprim-Sulfamethoxazole
复方磺胺甲噁唑（甲氧苄啶－磺胺甲噁唑）

【描述】 两种具有抗感染功能的叶酸合成阻断剂的复方制剂。

【制品】 **Bactrim**，**Septra**：每瓶浓度为甲氧苄啶 16mg/ml、磺胺甲噁唑80mg/ml，5ml、10ml或20ml瓶装，必须稀释后使用。pH 值：约 10。

【制备】 用于静脉滴注，每 5ml 本品用 5% 葡萄糖溶液 100 ~ 125ml（或者当限制液体摄入量时用 75ml）稀释。

【用法】 仅用于静脉滴注，滴注时间 60 ~ 90min。

【稳定性】 在室温下贮存，不能冷藏。甲氧苄啶在水溶液中的溶解度部分依赖于溶液的pH值，其溶解度在碱性pH值时较低。塑料静脉滴注袋、输液装置和注射器不吸附本品。

配伍禁忌表

溶　液	可配伍	忌配伍	可　变
Dextrose 5% 5% 葡萄糖溶液			●
Dextrose 5% in Sodium Chloride 0.45% 5% 葡萄糖 0.45% 氯化钠溶液			●
Ringer's Injection, Lactated 乳酸盐林格注射液			●
Sodium Chloride 0.45% & 0.9% 0.45% 或 0.9% 氯化钠溶液			●

注：滴注溶液 pH 值和药物浓度不同，可出现沉淀，应密切注意。

药　品	可配伍	忌配伍	可　变
Acyclovir Sodium 阿昔洛韦钠	●		
Aldesleukin 阿地白介素	●		
Allopurinol Sodium 别嘌醇钠	●		
Amifostine 氨磷汀	●		
Amphotericin B Cholesteryl Sulfate Complex 两性霉素 B- 硫酸胆甾醇酯复合物	●		
Atracurium Besylate 苯磺酸阿曲库铵	●		
Aztreonam 氨曲南	●		
Bivalirudin 比伐卢定	●		
Cefepime Hydrochloride 盐酸头孢吡肟	●		
Cisatracurium Besylate 苯磺酸顺阿曲库铵			●
Cyclophosphamide 环磷酰胺	●		
Dexmedetomidine Hydrochloride 盐酸右美托咪啶	●		
Diltiazem Hydrochloride 盐酸地尔硫䓬	●		
Dimenhydrinate 茶苯海明	●		
Docetaxel 多西他赛	●		
Doxorubicin Hydrochloride Liposome Injection 盐酸多柔比星脂质体注射液	●		
Enalaprilat 依那普利拉	●		
Esmolol Hydrochloride 盐酸艾司洛尔	●		
Etoposide Phosphate 依托泊苷磷酸酯	●		
Fenoldopam Mesylate 甲磺酸非诺多泮	●		
Filgrastim 非格司亭	●		
Fluconazole 氟康唑		●	
Fludarabine Phosphate 磷酸氟达拉滨	●		
Foscarnet Sodium 膦甲酸钠			●

药　品	可配伍	忌配伍	可　变
Gallium Nitrate 硝酸镓	●		
Gemcitabine Hydrochloride 盐酸吉西他滨	●		
Granisetron Hydrochloride 盐酸格拉司琼	●		
Heparin Sodium 肝素钠	●		
Hextend 羟乙基淀粉电解质平衡溶液	●		
Hydromorphone Hydrochloride 盐酸氢吗啡酮	●		
Labetalol Hydrochloride 盐酸拉贝洛尔	●		
Lansoprazole 兰索拉唑	●		
Linezolid 利奈唑胺		●	
Lorazepam 劳拉西泮	●		
Magnesium Sulfate 硫酸镁	●		
Melphalan Hydrochloride 盐酸美法仑	●		
Meperidine Hydrochloride 盐酸哌替啶	●		
Midazolam Hydrochloride 盐酸咪达唑仑		●	
Morphine Sulfate 硫酸吗啡	●		
Nicardipine Hydrochloride 盐酸尼卡地平	●		
Pancuronium Bromide 泮库溴铵	●		
Pantoprazole Sodium 泮托拉唑钠		●	
Pemetrexed Disodium 培美曲塞二钠	●		
Piperacillin Sodium-Tazobactam Sodium 哌拉西林钠－他唑巴坦钠	●		
Remifentanil Hydrochloride 盐酸瑞芬太尼	●		
Sargramostim 沙格司亭	●		
Tacrolimus 他克莫司	●		
Teniposide 替尼泊苷	●		
Thiotepa 塞替派	●		

药　品	可配伍	忌配伍	可　变
Vecuronium Bromide 维库溴铵	●		
Verapamil Hydrochloride 盐酸维拉帕米		●	
Vinorelbine Tartrate 酒石酸长春瑞滨		●	
Zidovudine 齐多夫定	●		

Vancomycin Hydrochloride

盐酸万古霉素

【描述】 一种对多种革兰阳性菌具有抗菌作用的糖肽类抗生素。

【制品】 稳可信（**Vancocin Hydrochloride**）：500mg/ 瓶，1g/ 瓶，500mg 或 1g 预制冷冻溶液包装。pH 值：制备后溶液为 2.5 ~ 4.5。

【制备】 500mg/ 瓶用 10ml 灭菌注射用水，1g/ 瓶用 20ml 灭菌注射用水，配制成浓度为 50mg/ml 的溶液。用于间歇性静脉滴注时，再加入 5% 葡萄糖溶液或 0.9% 氯化钠溶液 100 ~ 200ml。

【用法】 用于持续或间歇性静脉滴注，滴注时间至少 1h。不能用于肌内注射。在静脉滴注期间应避免溢出，以免引起剧烈疼痛和可能发生的局部坏死。使用浓度为2.5 ~ 5mg/ml的滴注液和变换注射部位，可以最大程度地减少出现血栓性静脉炎的可能性。

【稳定性】 未开启的本品在控制的室温下贮存。配制好的注射液在室温和冷藏条件下 14d 内保持稳定。在 −20℃ 下冷冻 12 周后几乎没有效价丢失。解冻的预制冷冻溶液在室温下72h内稳定，冷藏30d内稳定。塑料静脉滴注袋、注射器和过滤器不吸附本品。

配伍禁忌表

溶　液	可配伍	忌配伍	可　变
Dextrose 5% & 10% 5% 或 10% 葡萄糖溶液	●		
Dextrose 5% in Ringer's Injection, Lactated 5% 葡萄糖乳酸盐林格注射液	●		
Dextrose 5% in Sodium Chloride 0.9% 5% 葡萄糖 0.9% 氯化钠溶液	●		
Ringer's Injection, Lactated 乳酸盐林格注射液	●		
Sodium Chloride 0.9% 0.9% 氯化钠溶液	●		

药　品	可配伍	忌配伍	可　变
Acyclovir Sodium 阿昔洛韦钠	●		
Albumin 人血白蛋白		●	
Aldesleukin 阿地白介素	●		
Allopurinol Sodium 别嘌醇钠	●		
Amifostine 氨磷汀	●		
Amikacin Sulfate 硫酸阿米卡星	●		
Aminophylline 氨茶碱			●
Amiodarone Hydrochloride 盐酸胺碘酮	●		
Amobarbital Sodium 异戊巴比妥钠		●	
Amphotericin B Cholesteryl Sulfate Complex 两性霉素 B- 硫酸胆甾醇酯复合物		●	
Ampicillin Sodium 氨苄西林钠			●
Ampicillin Sodium-Sulbactam Sodium 氨苄西林钠 - 舒巴坦钠			●
Atracurium Besylate 苯磺酸阿曲库铵	●		

药　品	可配伍	忌配伍	可　变
Aztreonam 氨曲南			●
Bivalirudin 比伐卢定		●	
Caffeine Citrate 枸橼酸咖啡因	●		
Calcium Gluconate 葡萄糖酸钙	●		
Cefazolin Sodium 头孢唑林钠			●
Cefepime Hydrochloride 盐酸头孢吡肟			●
Cefotaxime Sodium 头孢噻肟钠			●
Cefotetan Disodium 头孢替坦二钠			●
Cefoxitin Sodium 头孢西丁钠			●
Ceftazidime 头孢他啶			●
Ceftizoxime Sodium 头孢唑肟钠			●
Ceftriaxone Sodium 头孢曲松钠			●
Cefuroxime Sodium 头孢呋辛钠			●
Chloramphenicol Sodium Succinate 氯霉素琥珀酸钠		●	
Chlorothiazide Sodium 氯噻嗪钠		●	
Cimetidine Hydrochloride 盐酸西咪替丁	●		
Cisatracurium Besylate 苯磺酸顺阿曲库铵	●		
Corticotropin 促皮质素	●		
Cyclophosphamide 环磷酰胺	●		
Dexamethasone Sodium Phosphate 地塞米松磷酸钠		●	
Dexmedetomidine Hydrochloride 盐酸右美托咪啶	●		
Diltiazem Hydrochloride 盐酸地尔硫䓬	●		
Dimenhydrinate 茶苯海明			●
Docetaxel 多西他赛	●		
Doxapram Hydrochloride 盐酸多沙普仑	●		

药　品	可配伍	忌配伍	可　变
Doxorubicin Hydrochloride Liposome Injection 盐酸多柔比星脂质体注射液	●		
Drotrecogin Alfa（Activated） α- 屈曲可近（重组人活化蛋白 C）		●	
Enalaprilat 依那普利拉	●		
Esmolol Hydrochloride 盐酸艾司洛尔	●		
Etoposide Phosphate 依托泊苷磷酸酯	●		
Famotidine 法莫替丁	●		
Fenoldopam Mesylate 甲磺酸非诺多泮	●		
Filgrastim 非格司亭	●		
Fluconazole 氟康唑	●		
Fludarabine Phosphate 磷酸氟达拉滨	●		
Foscarnet Sodium 膦甲酸钠			●
Gallium Nitrate 硝酸镓	●		
Gemcitabine Hydrochloride 盐酸吉西他滨	●		
Granisetron Hydrochloride 盐酸格拉司琼	●		
Heparin Sodium 肝素钠			●
Hextend 羟乙基淀粉电解质平衡溶液	●		
Hydrocortisone Sodium Succinate 氢化可的松琥珀酸钠			●
Hydromorphone Hydrochloride 盐酸氢吗啡酮	●		
Idarubicin Hydrochloride 盐酸伊达比星		●	
Insulin, Regular 正规胰岛素	●		
Labetalol Hydrochloride 盐酸拉贝洛尔	●		
Lansoprazole 兰索拉唑		●	
Levofloxacin 左氧氟沙星	●		
Linezolid 利奈唑胺	●		

药　品	可配伍	忌配伍	可　变
Lorazepam 劳拉西泮	●		
Magnesium Sulfate 硫酸镁	●		
Melphalan Hydrochloride 盐酸美法仑	●		
Meperidine Hydrochloride 盐酸哌替啶	●		
Meropenem 美罗培南	●		
Methotrexate Sodium 甲氨蝶呤钠	●		
Midazolam Hydrochloride 盐酸咪达唑仑	●		
Milrinone Lactate 乳酸米力农	●		
Morphine Sulfate 硫酸吗啡	●		
Nafcillin Sodium 萘夫西林钠			●
Nicardipine Hydrochloride 盐酸尼卡地平	●		
Ondansetron Hydrochloride 盐酸昂丹司琼	●		
Paclitaxel 紫杉醇	●		
Pancuronium Bromide 泮库溴铵	●		
Pantoprazole Sodium 泮托拉唑钠	●		
Pemetrexed Disodium 培美曲塞二钠	●		
Penicillin G Potassium 青霉素钾		●	
Pentobarbital Sodium 戊巴比妥钠		●	
Phenobarbital Sodium 苯巴比妥钠		●	
Phenytoin Sodium 苯妥英钠		●	
Piperacillin Sodium 哌拉西林钠			●
Piperacillin Sodium-Tazobactam Sodium 哌拉西林钠－他唑巴坦钠			●
Potassium Chloride 氯化钾	●		
Propofol 丙泊酚	●		
Ranitidine Hydrochloride 盐酸雷尼替丁	●		
Remifentanil Hydrochloride 盐酸瑞芬太尼	●		
Sargramostim 沙格司亭			●

药　品	可配伍	忌配伍	可　变
Sodium Bicarbonate 碳酸氢钠			●
Tacrolimus 他克莫司	●		
Teniposide 替尼泊苷	●		
Theophylline 茶碱	●		
Thiotepa 塞替派	●		
Ticarcillin Disodium-Clavulanate Potassium 替卡西林钠－克拉维酸钾			●
Vecuronium Bromide 维库溴铵	●		
Verapamil Hydrochloride 盐酸维拉帕米	●		
Vinorelbine Tartrate 酒石酸长春瑞滨	●		
Warfarin Sodium 华法林钠			●
Zidovudine 齐多夫定	●		

Vecuronium Bromide

维库溴铵

【描述】 一种合成的非去极化肌松剂。

【制品】 **诺科隆（Norcuron）**：10mg/瓶或20mg/瓶。pH值：约4。

【制备】 10mg/瓶和20mg/瓶本品，分别用10ml和20ml含抑菌剂的注射用水或灭菌注射用水配制成浓度为1mg/ml的溶液。含抑菌剂的注射用水不能用于婴儿。用于静脉滴注时，用相容的稀释溶液稀释成浓度为0.1～0.2mg/ml的溶液。

【用法】 用于快速静脉注射，或将注射液稀释成0.1～0.2mg/ml的溶液后，使用滴注控制装置进行静脉滴注。

【稳定性】 未开启的本品在室温下避光贮存。用含抑菌剂的注射用水配制的注射液，在室温或冷藏条件下5d内保持稳定。用灭菌注射用水配制的注射液应在24h内使用。维库溴铵和碱性药物在一起时不稳定。

配伍禁忌表

溶　液	可配伍	忌配伍	可　变
Dextrose 5% 5% 葡萄糖溶液	●		
Dextrose 5% in Sodium Chloride 0.9% 5% 葡萄糖 0.9% 氯化钠溶液	●		
Ringer's Injection, Lactated 乳酸盐林格注射液	●		

溶　液	可配伍	忌配伍	可　变
Sodium Chloride 0.9% 0.9% 氯化钠溶液	●		

药　品	可配伍	忌配伍	可　变
Aminophylline 氨茶碱	●		
Amiodarone Hydrochloride 盐酸胺碘酮	●		
Amphotericin B Cholesteryl Sulfate Complex 两性霉素 B- 硫酸胆甾醇酯复合物		●	
Cefazolin Sodium 头孢唑林钠	●		
Cefuroxime Sodium 头孢呋辛钠	●		
Cimetidine Hydrochloride 盐酸西咪替丁	●		
Ciprofloxacin 环丙沙星	●		
Diazepam 地西泮		●	
Diltiazem Hydrochloride 盐酸地尔硫䓬	●		
Dobutamine Hydrochloride 盐酸多巴酚丁胺	●		
Dopamine Hydrochloride 盐酸多巴胺	●		
Epinephrine Hydrochloride 盐酸肾上腺素	●		
Esmolol Hydrochloride 盐酸艾司洛尔	●		
Etomidate 依托咪酯		●	
Fenoldopam Mesylate 甲磺酸非诺多泮	●		
Fentanyl Citrate 枸橼酸芬太尼	●		
Fluconazole 氟康唑	●		
Furosemide 呋塞米		●	
Gentamicin Sulfate 硫酸庆大霉素	●		
Heparin Sodium 肝素钠	●		
Hextend 羟乙基淀粉电解质平衡溶液	●		
Hydrocortisone Sodium Succinate 氢化可的松琥珀酸钠	●		

药　品	可配伍	忌配伍	可　变
Hydromorphone Hydrochloride 盐酸氢吗啡酮	●		
Isoproterenol Hydrochloride 盐酸异丙肾上腺素	●		
Labetalol Hydrochloride 盐酸拉贝洛尔	●		
Linezolid 利奈唑胺	●		
Lorazepam 劳拉西泮	●		
Midazolam Hydrochloride 盐酸咪达唑仑	●		
Milrinone Lactate 乳酸米力农	●		
Morphine Sulfate 硫酸吗啡	●		
Nicardipine Hydrochloride 盐酸尼卡地平	●		
Nitroglycerin 硝酸甘油	●		
Norepinephrine Bitartrate 重酒石酸去甲肾上腺素	●		
Pantoprazole Sodium 泮托拉唑钠		●	
Propofol 丙泊酚	●		
Ranitidine Hydrochloride 盐酸雷尼替丁	●		
Sodium Nitroprusside 硝普钠	●		
Thiopental Sodium 硫喷妥钠		●	
Trimethoprim-Sulfamethoxazole 复方磺胺甲噁唑（甲氧苄啶－磺胺甲噁唑）	●		
Vancomycin Hydrochloride 盐酸万古霉素	●		

Verapamil Hydrochloride
盐酸维拉帕米

【描述】 一种钙离子慢通道阻滞剂类抗心律失常药。

【制品】 **异博定（Isoptin）**：浓度为2.5mg/ml，2ml瓶装或4ml瓶装。pH 值：4 ~ 6.5。

【用法】 用于缓慢静脉注射。静脉直接注射至少用 2 ~ 3min 完成。也用于静脉滴注。

【稳定性】 在室温下避光贮存，防止冷冻。当 pH 值在 3 ~ 6 时物理相容，但在pH值大于6时可能出现沉淀。玻璃、聚氯乙烯（PVC）或聚烯烃容器不吸附本品。

配伍禁忌表

溶　液	可配伍	忌配伍	可　变
Dextrose 5% 5% 葡萄糖溶液	●		
Dextrose 5% in Ringer's Injection 5% 葡萄糖林格注射液	●		
Dextrose 5% in Ringer's Injection, Lactated 5% 葡萄糖乳酸盐林格注射液	●		
Ringer's Injection 林格注射液	●		
Ringer's Injection, Lactated 乳酸盐林格注射液	●		
Sodium Chloride 0.45% & 0.9% 0.45% 或 0.9% 氯化钠溶液	●		

药　品	可配伍	忌配伍	可　变
Albumin 人血白蛋白		●	
Amikacin Sulfate 硫酸阿米卡星	●		
Aminophylline 氨茶碱			●
Amiodarone Hydrochloride 盐酸胺碘酮	●		
Amphotericin B 两性霉素 B		●	
Amphotericin B Cholesteryl Sulfate Complex 两性霉素 B– 硫酸胆甾醇酯复合物		●	
Ampicillin Sodium 氨苄西林钠			●
Argatroban 阿加曲班	●		
Ascorbic Acid Injection 维生素 C 注射液	●		
Atropine Sulfate 硫酸阿托品	●		
Bivalirudin 比伐卢定	●		
Calcium Chloride 氯化钙	●		
Calcium Gluconate 葡萄糖酸钙	●		
Cefamandole Nafate 头孢孟多钠	●		
Cefazolin Sodium 头孢唑林钠	●		
Cefotaxime Sodium 头孢噻肟钠	●		
Cefoxitin Sodium 头孢西丁钠	●		
Chloramphenicol Sodium Succinate 氯霉素琥珀酸钠	●		
Cimetidine Hydrochloride 盐酸西咪替丁	●		
Ciprofloxacin 环丙沙星	●		
Clindamycin Phosphate 磷酸克林霉素	●		
Dexamethasone Sodium Phosphate 地塞米松磷酸钠	●		
Dexmedetomidine Hydrochloride 盐酸右美托咪啶	●		
Diazepam 地西泮	●		

药 品	可配伍	忌配伍	可 变
Digoxin 地高辛	●		
Dimenhydrinate 茶苯海明	●		
Dobutamine Hydrochloride 盐酸多巴酚丁胺			●
Dopamine Hydrochloride 盐酸多巴胺	●		
Epinephrine Hydrochloride 盐酸肾上腺素	●		
Erythromycin Lactobionate 乳糖酸红霉素	●		
Famotidine 法莫替丁	●		
Fenoldopam Mesylate 甲磺酸非诺多泮	●		
Furosemide 呋塞米			●
Gentamicin Sulfate 硫酸庆大霉素	●		
Heparin Sodium 肝素钠	●		
Hextend 羟乙基淀粉电解质平衡溶液	●		
Hydralazine Hydrochloride 盐酸肼屈嗪			●
Hydrocortisone Sodium Phosphate 氢化可的松磷酸钠	●		
Hydrocortisone Sodium Succinate 氢化可的松琥珀酸钠	●		
Hydromorphone Hydrochloride 盐酸氢吗啡酮	●		
Insulin, Regular 正规胰岛素	●		
Isoproterenol Hydrochloride 盐酸异丙肾上腺素	●		
Lansoprazole 兰索拉唑		●	
Lidocaine Hydrochloride 盐酸利多卡因	●		
Linezolid 利奈唑胺	●		
Magnesium Sulfate 硫酸镁	●		
Mannitol 甘露醇	●		
Meperidine Hydrochloride 盐酸哌替啶	●		

药　品	可配伍	忌配伍	可　变
Methyldopate Hydrochloride 盐酸甲基多巴	●		
Methylprednisolone Sodium Succinate 甲泼尼龙琥珀酸钠	●		
Metoclopramide Hydrochloride 盐酸甲氧氯普胺	●		
Milrinone Lactate 乳酸米力农	●		
Morphine Sulfate 硫酸吗啡	●		
Multivitamins 复合维生素制剂	●		
Nafcillin Sodium 萘夫西林钠			●
Naloxone Hydrochloride 盐酸纳洛酮	●		
Nitroglycerin 硝酸甘油	●		
Norepinephrine Bitartrate 重酒石酸去甲肾上腺素	●		
Oxacillin Sodium 苯唑西林钠			●
Oxaliplatin 奥沙利铂	●		
Oxytocin 缩宫素	●		
Pancuronium Bromide 泮库溴铵	●		
Pantoprazole Sodium 泮托拉唑钠		●	
Penicillin G Potassium 青霉素钾	●		
Penicillin G Sodium 青霉素钠	●		
Pentobarbital Sodium 戊巴比妥钠	●		
Phenobarbital Sodium 苯巴比妥钠	●		
Phenytoin Sodium 苯妥英钠	●		
Piperacillin Sodium 哌拉西林钠	●		
Potassium Chloride 氯化钾	●		
Potassium Phosphates 磷酸钾	●		
Procainamide Hydrochloride 盐酸普鲁卡因胺	●		

药　品	可配伍	忌配伍	可　变
Propofol 丙泊酚		●	
Propranolol Hydrochloride 盐酸普萘洛尔	●		
Protamine Sulfate 硫酸鱼精蛋白	●		
Quinidine Gluconate 葡萄糖酸奎尼丁	●		
Sodium Bicarbonate 碳酸氢钠			●
Sodium Nitroprusside 硝普钠	●		
Theophylline 茶碱	●		
Tobramycin Sulfate 硫酸妥布霉素	●		
Trimethoprim-Sulfamethoxazole 复方磺胺甲噁唑（甲氧苄啶－磺胺甲噁唑）		●	
Vancomycin Hydrochloride 盐酸万古霉素	●		
Vasopressin 加压素	●		

Vinorelbine Tartrate
酒石酸长春瑞滨

【描述】 一种半合成的长春花生物碱类抗肿瘤药。

【制品】 **诺维本（Navelbine）**：浓度为10mg/ml，1ml或5ml单剂量瓶装。pH值：约3.5。

【制备】 必须稀释后使用。若用注射器注射时，浓度应稀释为1.5～3mg/ml；若从小袋（minibag）注入到静脉滴注液侧口给药，浓度应稀释为0.5～2mg/ml。

【用法】 只能用于静脉给药，经注射器或小袋注入到其他静脉滴注液侧口，给药时间6～10min。给药后，要用75～125ml溶液冲洗静脉。避免溢出，以防止刺激组织，引起组织坏死或血栓性静脉炎。

每个本品注射液包装上应做如下标识：**警示：诺维本仅限于静脉使用。鞘内注射能致死。**

【稳定性】 未开启的本品澄明，颜色介于无色和淡黄色之间，应避光冷藏，防止冷冻。未开启的本品在室温下72h内保持稳定。稀释后溶液在室温或冷藏条件下24h内保持稳定。没有因被聚氯乙烯（PVC）塑料吸附造成的药物损失。

配伍禁忌表

溶　液	可配伍	忌配伍	可　变
Dextrose 5% 5% 葡萄糖溶液	●		
Dextrose 5% in Sodium Chloride 0.45% 5% 葡萄糖 0.45% 氯化钠溶液	●		
Ringer's Injection 林格注射液	●		
Ringer's Injection, Lactated 乳酸盐林格注射液	●		
Sodium Chloride 0.45% & 0.9% 0.45% 或 0.9% 氯化钠溶液	●		

药　品	可配伍	忌配伍	可　变
Acyclovir Sodium 阿昔洛韦钠		●	
Allopurinol Sodium 别嘌醇钠		●	
Amikacin Sulfate 硫酸阿米卡星	●		
Aminophylline 氨茶碱		●	
Amphotericin B 两性霉素 B		●	
Amphotericin B Cholesteryl Sulfate Complex 两性霉素 B- 硫酸胆甾醇酯复合物		●	
Ampicillin Sodium 氨苄西林钠		●	
Aztreonam 氨曲南	●		
Bleomycin Sulfate 硫酸博来霉素	●		
Bumetanide 布美他尼	●		
Buprenorphine Hydrochloride 盐酸丁丙诺啡	●		
Butorphanol Tartrate 酒石酸布托啡诺	●		
Calcium Gluconate 葡萄糖酸钙	●		
Carboplatin 卡铂	●		

药　品	可配伍	忌配伍	可　变
Carmustine 卡莫司汀	●		
Cefazolin Sodium 头孢唑林钠		●	
Cefotaxime Sodium 头孢噻肟钠	●		
Cefotetan Disodium 头孢替坦二钠		●	
Ceftazidime 头孢他啶	●		
Ceftizoxime Sodium 头孢唑肟钠	●		
Ceftriaxone Sodium 头孢曲松钠		●	
Cefuroxime Sodium 头孢呋辛钠		●	
Chlorpromazine Hydrochloride 盐酸氯丙嗪	●		
Cimetidine Hydrochloride 盐酸西咪替丁	●		
Ciprofloxacin 环丙沙星	●		
Cisplatin 顺铂	●		
Clindamycin Phosphate 磷酸克林霉素	●		
Cyclophosphamide 环磷酰胺	●		
Cytarabine 阿糖胞苷	●		
Dacarbazine 达卡巴嗪	●		
Dactinomycin 放线菌素 D	●		
Daunorubicin Hydrochloride 盐酸柔红霉素	●		
Dexamethasone Sodium Phosphate 地塞米松磷酸钠	●		
Diphenhydramine Hydrochloride 盐酸苯海拉明	●		
Doxorubicin Hydrochloride 盐酸多柔比星	●		
Doxorubicin Hydrochloride Liposome Injection 盐酸多柔比星脂质体注射液	●		
Doxycycline Hyclate 盐酸多西环素	●		
Droperidol 氟哌利多	●		

药　品	可配伍	忌配伍	可　变
Enalaprilat 依那普利拉	●		
Etoposide 依托泊苷	●		
Famotidine 法莫替丁	●		
Filgrastim 非格司亭	●		
Floxuridine 氟尿苷	●		
Fluconazole 氟康唑	●		
Fludarabine Phosphate 磷酸氟达拉滨	●		
Fluorouracil 氟尿嘧啶		●	
Furosemide 呋塞米		●	
Gallium Nitrate 硝酸镓	●		
Ganciclovir Sodium 更昔洛韦钠		●	
Gemcitabine Hydrochloride 盐酸吉西他滨	●		
Gentamicin Sulfate 硫酸庆大霉素	●		
Haloperidol Lactate 乳酸氟哌啶醇	●		
Heparin Sodium 肝素钠			●
Hydrocortisone Sodium Phosphate 氢化可的松磷酸钠	●		
Hydrocortisone Sodium Succinate 氢化可的松琥珀酸钠	●		
Hydromorphone Hydrochloride 盐酸氢吗啡酮	●		
Hydroxyzine Hydrochloride 盐酸羟嗪	●		
Idarubicin Hydrochloride 盐酸伊达比星	●		
Ifosfamide 异环磷酰胺	●		
Imipenem-Cilastatin Sodium 亚胺培南－西司他丁钠	●		
Lansoprazole 兰索拉唑		●	
Lorazepam 劳拉西泮	●		

药　品	可配伍	忌配伍	可　变
Mannitol 甘露醇	●		
Mechlorethamine Hydrochloride 盐酸氮芥	●		
Melphalan Hydrochloride 盐酸美法仑	●		
Meperidine Hydrochloride 盐酸哌替啶	●		
Mesna 美司钠	●		
Methotrexate Sodium 甲氨蝶呤钠	●		
Methylprednisolone Sodium Succinate 甲泼尼龙琥珀酸钠		●	
Metoclopramide Hydrochloride 盐酸甲氧氯普胺	●		
Metronidazole 甲硝唑	●		
Minocycline Hydrochloride 盐酸米诺环素	●		
Mitomycin 丝裂霉素		●	
Mitoxantrone Hydrochloride 盐酸米托蒽醌	●		
Morphine Sulfate 硫酸吗啡	●		
Nalbuphine Hydrochloride 盐酸纳布啡	●		
Ondansetron Hydrochloride 盐酸昂丹司琼	●		
Oxaliplatin 奥沙利铂	●		
Piperacillin Sodium 哌拉西林钠		●	
Potassium Chloride 氯化钾	●		
Prochlorperazine Edisylate 乙二磺酸丙氯拉嗪	●		
Promethazine Hydrochloride 盐酸异丙嗪	●		
Ranitidine Hydrochloride 盐酸雷尼替丁	●		
Sodium Bicarbonate 碳酸氢钠		●	
Streptozocin 链佐星	●		
Teniposide 替尼泊苷	●		
Thiotepa 塞替派		●	

药　品	可配伍	忌配伍	可　变
Ticarcillin Disodium-Clavulanate Potassium 替卡西林钠－克拉维酸钾	●		
Tobramycin Sulfate 硫酸妥布霉素	●		
Trimethoprim-Sulfamethoxazole 复方磺胺甲噁唑（甲氧苄啶－磺胺甲噁唑）		●	
Vancomycin Hydrochloride 盐酸万古霉素	●		
Vinblastine Sulfate 硫酸长春碱	●		
Vincristine Sulfate 硫酸长春新碱	●		
Zidovudine 齐多夫定	●		

Zidovudine
齐多夫定

【描述】 一种合成的核苷类抗病毒药。

【制品】 **Retrovir**：浓度为10mg/ml，20ml单剂量瓶装。pH值：约5.5。

【制备】 用5%葡萄糖溶液稀释为浓度不超过4mg/ml的注射液。

【用法】 用于1h恒速的静脉滴注或持续静脉滴注。避免肌内注射、静脉推注和快速静脉滴注。

【稳定性】 未开启的本品应在控制的室温下避光贮存。

配伍禁忌表

溶液	可配伍	忌配伍	可变
Dextrose 5% 5% 葡萄糖溶液	●		
Sodium Chloride 0.9% 0.9% 氯化钠溶液	●		

药品	可配伍	忌配伍	可变
Acyclovir Sodium 阿昔洛韦钠	●		
Allopurinol Sodium 别嘌醇钠	●		
Amifostine 氨磷汀	●		
Amikacin Sulfate 硫酸阿米卡星	●		
Amphotericin B 两性霉素 B	●		

药　品	可配伍	忌配伍	可　变
Amphotericin B Cholesteryl Sulfate Complex 两性霉素 B－硫酸胆甾醇酯复合物	●		
Aztreonam 氨曲南	●		
Cefepime Hydrochloride 盐酸头孢吡肟	●		
Ceftazidime 头孢他啶	●		
Ceftriaxone Sodium 头孢曲松钠	●		
Cimetidine Hydrochloride 盐酸西咪替丁	●		
Cisatracurium Besylate 苯磺酸顺阿曲库铵	●		
Clindamycin Phosphate 磷酸克林霉素	●		
Dexamethasone Sodium Phosphate 地塞米松磷酸钠	●		
Dobutamine Hydrochloride 盐酸多巴酚丁胺	●		
Docetaxel 多西他赛	●		
Dopamine Hydrochloride 盐酸多巴胺	●		
Doxorubicin Hydrochloride Liposome Injection 盐酸多柔比星脂质体注射液	●		
Erythromycin Lactobionate 乳糖酸红霉素	●		
Etoposide Phosphate 依托泊苷磷酸酯	●		
Filgrastim 非格司亭	●		
Fluconazole 氟康唑	●		
Fludarabine Phosphate 磷酸氟达拉滨	●		
Gemcitabine Hydrochloride 盐酸吉西他滨	●		
Gentamicin Sulfate 硫酸庆大霉素	●		
Granisetron Hydrochloride 盐酸格拉司琼	●		
Heparin Sodium 肝素钠	●		
Imipenem-Cilastatin Sodium 亚胺培南－西司他丁钠	●		

药　品	可配伍	忌配伍	可　变
Lansoprazole 兰索拉唑		●	
Linezolid 利奈唑胺	●		
Lorazepam 劳拉西泮	●		
Melphalan Hydrochloride 盐酸美法仑	●		
Meropenem 美罗培南			●
Metoclopramide Hydrochloride 盐酸甲氧氯普胺	●		
Morphine Sulfate 硫酸吗啡	●		
Nafcillin Sodium 萘夫西林钠	●		
Ondansetron Hydrochloride 盐酸昂丹司琼	●		
Oxacillin Sodium 苯唑西林钠	●		
Oxytocin 缩宫素	●		
Paclitaxel 紫杉醇	●		
Pantoprazole Sodium 泮托拉唑钠	●		
Pemetrexed Disodium 培美曲塞二钠	●		
Pentamidine Isethionate 依西酸喷他脒	●		
Phenylephrine Hydrochloride 盐酸去氧肾上腺素	●		
Piperacillin Sodium 哌拉西林钠	●		
Piperacillin Sodium-Tazobactam Sodium 哌拉西林钠－他唑巴坦钠	●		
Potassium Chloride 氯化钾	●		
Ranitidine Hydrochloride 盐酸雷尼替丁	●		
Remifentanil Hydrochloride 盐酸瑞芬太尼	●		
Sargramostim 沙格司亭	●		
Teniposide 替尼泊苷	●		
Thiotepa 塞替派	●		

药　品	可配伍	忌配伍	可　变
Tobramycin Sulfate 硫酸妥布霉素	●		
Trimethoprim-Sulfamethoxazole 复方磺胺甲噁唑（甲氧苄啶－磺胺甲噁唑）	●		
Trimetrexate Glucuronate 葡萄糖醛酸三甲曲沙	●		
Vancomycin Hydrochloride 盐酸万古霉素	●		
Vinorelbine Tartrate 酒石酸长春瑞滨	●		

英文索引

A

B

C

D

E

F

G

H

I

K

L

M

N

O

P

U

V

X

Z

中文索引

A

B

C

D

K

L

Z